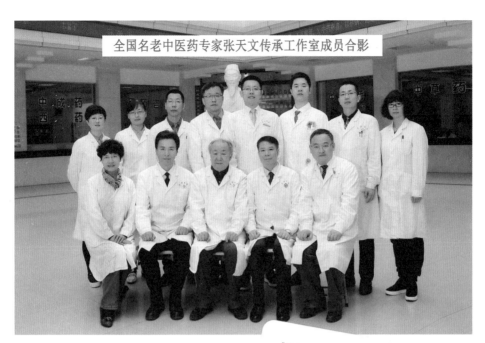

全国名老中医药专家张天文传承工作室成员合影

U0307996

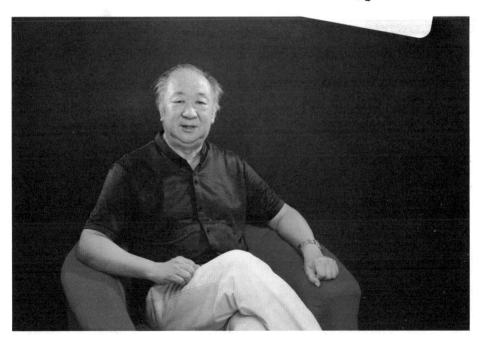

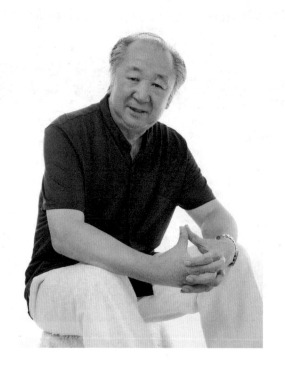

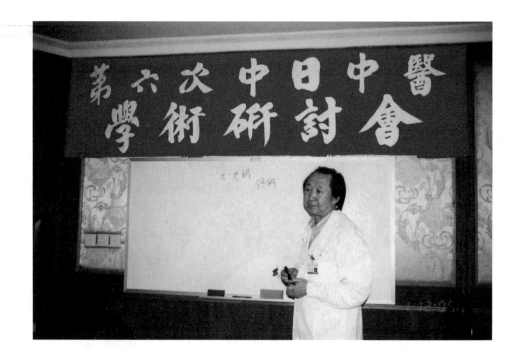

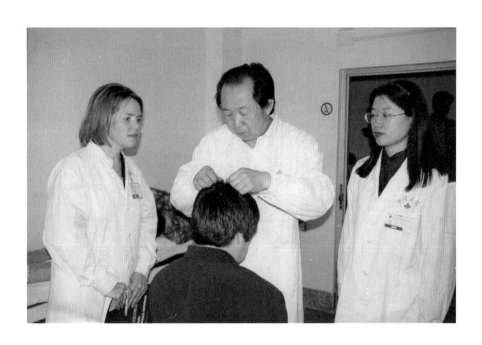

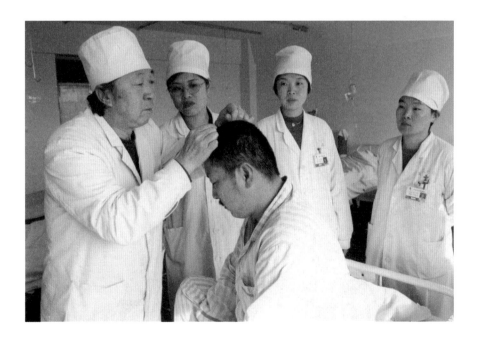

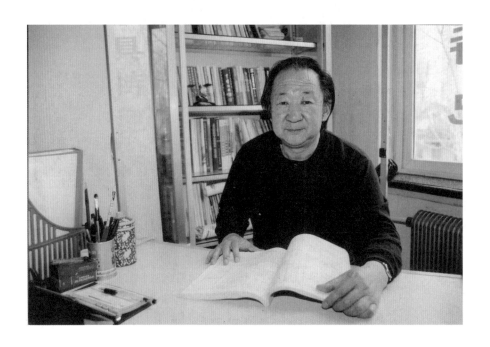

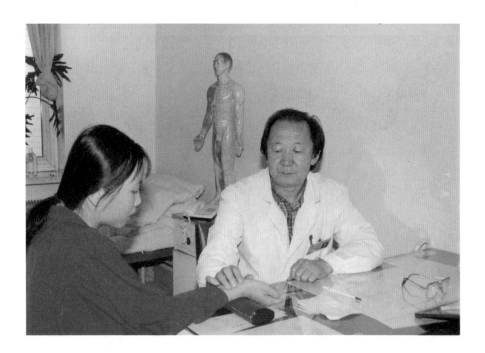

张天文临证经验集

◆ 张天文／主编

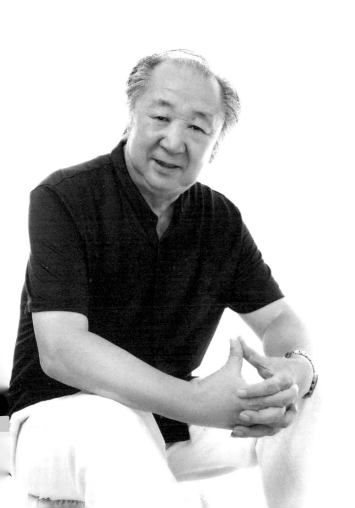

中国中医药出版社

·北京·

图书在版编目（CIP）数据

张天文临证经验集 / 张天文主编 . —北京：中国中医药出版社，2017.10

ISBN 978 – 7 – 5132 – 4425 – 1

Ⅰ . ①张…　Ⅱ . ①张…　Ⅲ . ①中医临床—经验—中国—现代

Ⅳ . ① R249.7

中国版本图书馆 CIP 数据核字（2017）第 219462 号

中国中医药出版社出版

北京市朝阳区北三环东路 28 号易亨大厦 16 层

邮政编码　100013

传真　010 64405750

河北省武强县画业有限责任公司印刷

各地新华书店经销

开本 710×1000　1/16　印张 16.25　彩插 0.25　字数 259 千字

2017 年 10 月第 1 版　2017 年 10 月第 1 次印刷

书号　ISBN 978 – 7 – 5132 – 4425 – 1

定价　68.00 元

网址　www.cptcm.com

社 长 热 线　010-64405720

购 书 热 线　010-89535836

维 权 打 假　010-64405753

微信服务号　zgzyycbs

微商城网址　https://kdt.im/LIdUGr

官方微博　http://e.weibo.com/cptcm

天猫旗舰店网址　https://zgzyycbs.tmall.com

如有印装质量问题请与本社出版部联系（010-64405510）

序

张天文先生，辽宁省大连市人，生于1943年12月。幼承庭训，随父学医，敦厚好学，博古通今，熟谙经典，尤通《金鉴》，明内外妇儿诸科之理，临证时针药并举，获效良殊，深受欢迎。

张天文主任行医五十余载，为人正直，淡泊名利，佛手丹心；传道授业，桃李天下。先生常言："凡为医之道，必先正己，然后正物。正己者，谓能明理以尽术也。正物者，谓能用药以对病也……若不能正己，岂能正物；不能正物，则岂能愈疾。"并以此训作为修身行医之座右铭。

时值全国名老中医药专家张天文传承工作室成立之际，张老率众弟子将其临床经验整理成《张天文临证经验集》，内容包括医路、论病论方、医案等，该书基本反映了张天文主任的学术特点和临证思想，对后学具有较强的参考性、借鉴性、启迪性。书稿付梓之际，命余作序，身为弟子，欣然从之；且理当以先生为榜样，将其学术思想发扬光大，爰为之序。

辽宁省名中医

大连市中医医院院长　张有民

丁酉年立夏

引言——吾之医路

——医路是漫长之路，是艰辛痛苦之路，也是欢欣之路。

一、勤奋好学，奠定基础

吾自幼受父业熏陶，稍长即可初识中药，并能用立式法碾压中药，喜闻药香，不以为苦。1959 年正值狂热之风尚存，因吾学业尚优，故初中毕业直接考进辽宁科技大学。然好景不长，竟是天灾人祸，自然灾害降临大地。此时一个年仅 18 岁的青少学子，只身赴沈就读，数九寒天，食不果腹，常靠小豆冰棍充饥。其艰难困苦之状，可想而知，故不足一月便溜回大连，至此就与中医结下不解之缘，随父习学岐黄之术，迈向今生漫漫中医之长路……

自踏进医学殿堂，家父要求甚严。首先要求三个月背熟《药性赋》《汤头歌》《濒湖脉学》，并补学《中国医学史》，目的是要插班考进大连市中医学校二年级。结果如愿以偿，并且经五年系统学习，最后以优异成绩进入三甲而毕业。回首往事，可谓不易，在校期间除完成学业外，尚需利用业余时间，按照父之规定加背《黄帝内经》《金匮要略》《医宗金鉴·心法要诀》、针灸腧穴及针灸歌赋等。尤其父嘱背熟中医第一临床要书《医宗金鉴》。若一时疏忽、懈怠，出现差错，不能熟背，必遭家父训斥，并会在亲友面前加以责问，羞愧难当，不能不努力，不敢不努力。"自古成人不自在，自在到老不成人。"久而久之便养成了定时读书，按时背诵经典之习惯。晚间灯下夜读，清晨五点半准时到中山公园，不管刮风下雨，还是酷暑严寒，诵读背诵经典之音于晨雾中唱响，朗朗之声常引路人驻足观望。就这样日积月累，为植根杏林、开创新天地，奠定了坚实的基础。

家父曾谆谆教导："理论基础靠什么夯实？靠的是勤奋，靠的是好学，靠的是要多读书、熟读书、活读书、死背书、广泛涉猎多科知识。不论中医西医、传统现代、人文哲学，多读一些，日后必有用途。"古人云："读方三年，便谓天下无病不治；治病三年，乃知天下无可用之方。"实践中确实如此，追忆往昔，真乃金石之言。以今身之体会，中医是中国传统文化之部分，是精华，是国粹，只有融合到中国传统文化之海洋里，才能体会到中医学的博大精深。

吾从医的五十多年，也是临床实践的五十多年。家父经常引用业内的一句名言："熟读王叔和，不如临证多。"意思是书读再熟，理论再好，也不如临床实践重要。理论是为实践服务的，实践是临床的基础。多临床，多实践，就会见多识广。理论联系实践，才会不断得到提高。理论基础和实践基础相结合，才是牢固的基础，坚实的基础，走向成熟的基础，走向巅峰的基础。吾恪守着这一名言，一直走下去。

"学海无涯苦作舟"，吾 1965 年毕业就一直致力于基层地区医院，那是吾实践的广阔天地。当时空有满腹经典却与实践相去甚远，无法对接，也不知如何对接，实践与理论严重脱节。来急诊遇到重危病人，手足无措，不知所以，只能硬着头皮向前闯。白天向同行请教，向西医请教，向护士请教……晚间秉烛夜读，带着白日遇到的问题，向书本请教，急补实践之缺。在基层的九年中，吾自学了当时西医最权威的《实用内科学》。在大连市中心医院院长、全国著名脑病专家范基昌，内科专家宋成廉、杨立波主任的指导下，强化了应对急、危、重症的能力。并与之合作首次进行了中医药治疗乙型脑炎、钩端螺旋体病的临床观察，证明白虎汤加味的确切疗效，以及针刺防治乙脑后遗症，避免抽搐、失明等的确切疗效，大大鼓舞吾对中医药运用的信心。此外，在基层还积累了一些基础临床经验，学会了打针、输液、简单外伤缝合、腰椎穿刺等一些基层医务人员的基本技能。在基层体会到运用乌梅丸加味治疗蛔厥（胆道蛔虫症、肠蛔虫症）的优越性，辨证治疗急慢性胃炎、结肠炎、胆囊炎，妇科之宫血、痛经，针灸治疗头痛、中风半身不遂等疾病的成功喜悦。年复一年之临床实践，基础慢慢在筑牢，临床功力慢慢在增长，临床经验慢慢在积累。功夫不负有心人，1974 年大连市为充实中医院力量，需在每个县各选一名优秀人才调进，吾有幸被选中，从此进入中医院之大舞台，有如鱼得水之感。

二、厚积薄发，走向成熟

吾之大半生是在临床实践中度过，除秉承家学、师承名师外，还曾聆听多位名师的教诲与指导。这是吾能在人才济济，学士、硕士、博士比比皆是之地破土脱颖而出的重要原因。吾曾跟随全国名医周鸣岐老师学习内科、妇科；师从全国名医谷铭三老师，深得杂病、肿瘤诊治真传；随朱子良先生学习中医外科治疗骨结核、骨髓炎、淋巴结核、痈肿、肿块以及痰核流注之经验；赴抚顺市中医院拜全国治疗肾病尿毒症专家项景明院长为师，学习治疗尿毒症之方法；从身患残疾却有真才实学的李正俊老师处学会了运用独活寄生汤、桂枝芍药知母汤治疗风湿、类风湿关节炎之成功经验；南下无锡中医院拜会全国针灸手法大师杜晓山先生学习针灸手法……承继众长，结合家学，融于自身治学之中，确实受益匪浅，受用终生。吾临证之每一天都渗透着每位师长心血之成果。

学习的目的是应用，博采众长是要进步，进步之目的是要开创。吾之一生从不墨守成规、死板继承，而是师古不泥、古为今用、衷中参西、洋为中用，博采众长，为吾所用。在这一思想指导下，吾逐渐形成了具有个人风格之学术思想、学术经验。

1. 古为今用，师古不泥，灵活运用，讲究实效

以《伤寒论》经方为例，吾用大、小柴胡汤不是来治"伤寒病"，而是根据其和解表里、疏泄三焦之功能，治疗急慢性胆囊炎、胰腺炎、泌尿系感染、胆石症、呃逆、失眠以及妇科月经不调、乳腺增生等疾病，每每奏效；用麻黄附子细辛汤合参附汤治疗心动过缓、病态窦房结综合征；根据葛根汤"项背强几几"的描述，来治疗颈椎病、痉挛性斜颈、高血压等，亦常可获效。《外科证治全生集》中阳和汤为治疗外科阴疽之方，吾据其温肾补髓、散寒通滞的特点来治疗脑、脊髓病变。只要掌握辨证施治法则，敢于越雷池一步，就可在当代大显神通。

2. 辨证与辨病，衷中参西

辨证是基础，辨证是核心，辨证应层次分明、分型有别、彰显个性，从而区别治疗。辨病应定位清楚、定向明确，从而难易易辨、预后易判。辨证与辨病都要通过对各种具体现象对比分析、辨别判断、抓住本质，由于其都是从人体各不相同的侧面来认识疾病，因此都有其片面性。辨证是中医之长，辨病则是西医之长，把二者之长结合起来，临床就可收到很好的疗效，吾喜欢这样做，也确实尝到了甜头。衷中参西也是如此，参西的核心是不背中、不离中、为中服务、为中创新。

3. 宏观辨证与微观辨证相结合

宏观辨证从整体出发，认识疾病，以人为本，大局观强。微观辨证，从细微入手，认识疾病，越深入则越接近疾病本质。微观辨证是形势的需要，是时代的需求。以肾病为例，水肿消退、体力增加、精神转好、气色恢复、脉如平常，既往就意味着痊愈，可是现今则不然。通过微观分析检查，若尿有蛋白、潜血，则视为不愈，是夙根潜留的证据。蛋白尿是什么？吾以为蛋白是精微物质，在特定的时候也是痰浊湿邪。潜血则表明阴虚内热或瘀血未清。按此辨证，或益肾填精，或健脾化湿，或滋阴清热，或活血化瘀，便能拨云见日，清除病霾。因此，二者结合对提高中医辨证水平、进一步提高疗效，大有裨益。

4. 君臣有序，主次分明，病有主型，方有主药

中医治病，处方用药，自古就十分讲究君臣佐使。现经实践，用药讲君臣，选药有主次，也十分必要。否则，杂乱无章，主次混淆，百药平分，既不看主症，又抓不住主要矛盾，如何愈病。在长期实践中，吾总结出一条经验，或者说是一条基本规律：每种疾病，必有主症，必有主型；每一主型必有主方；每一主方必有主药。比如：脑中风，主症半身不遂，主型气虚血瘀，主方补阳还五汤，主药黄芪。其他诸病，基本如此。

5. 针药并用，相得益彰

或用药，或用针，或针药并用，各取所长，相互为用，也是吾在实践中摸索出的一条经验，也是在实践中尝到的甜头。吾认为，做一名中医医生若只会用药不会用针，或只会用针不会用药，都是一种缺欠。孙思邈说："若针而不灸，灸而不针，皆非良医也；针灸不药，药不针灸，尤非良医；知药知针，固是良医。"随着时代的发展，以及西医对中医负效应的影响，西方之风越刮越烈，科系分工越分越细，有些中医学者，亦步亦趋，跟风而行，这种缺欠也就越来越明显了，也就越来越不像中医了。吾以为参西不背中，洋为中用，把轨铺向世界，而不是接轨翻车，这才是吾辈需要努力的。

三、德艺双馨，直至巅峰

当代医家，尤其大医，十分注重医德。吾自踏入医界，便被身边多名恩师所感染，他们的一言一行都在不断默化吾之心灵。"医乃仁术"，仁是仁义，是仁德；术是始终贯穿于德的技术，是救苦难病痛中人的技术。每每读"大医精诚"之语，吾不禁肃然起敬，而且不知不觉竟成激励吾前进之座右铭。尽管吾非大医之才，然做布衫良医，亦是吾之追求。"良乃善良，德以统之，良乃技良，术以领之。"

吾从医五十余载，始终沿着以德统才之路，不断前行。即便年逾古稀，仍以解除病患痛苦为己任。每日门诊百余人，求治者趾踵相接，门庭若市，络绎不绝，依然不辞辛苦，风雨无阻，一心奉职，深受病家爱戴。看到布满诊室之一面面锦旗，听到患者及其家人赞美之词，劳累一天、身心俱疲之躯也就豁然释怀，变得轻松了。

为此，吾在 20 世纪 90 年代获得辽宁省五一奖章，大连市劳动模范、大连市总工会"职工之友"、大连市卫生系统医德医风十大标兵之一、辽宁省卫生系统医德医风先进个人等称号。也曾是大连市连续五届政协委员，两届中山区人民代表。这些荣誉是党和人民给的，吾将矢志不移，勇往直前，为振兴、发扬光大中医事业，贡献余生。

吾在中医院工作近四十年，吾之成长，吾之成熟，吾之业绩，吾之辉煌，大部分都在中医医院。20 世纪 70 年代，吾与吾之团队打破皮肤病不宜拔罐刺血，以免感染扩散之禁锢，在全国首创点刺火罐疗法，治疗银屑病、玫瑰糠疹，以及单纯运用火罐疗法治疗带状疱疹之新技术。发表论文于 1976 年《中医杂志》上，并参加世界针灸联合大会张贴交流以及小组交流。带状疱疹、玫瑰糠疹之论文亦发表在《中国针灸》杂志中。20 世纪 90 年代，吾又创立"三联运动针法治疗急性脑梗死"之新技术，并作为国家中医药管理局适宜技术推广全国，其科研项目分获省市成果奖。

20世纪90年代是吾人生发展的黄金时期，先后接收、培训来自美国、法国、德国、日本、俄罗斯、韩国之海外学员，并走出国门，到俄罗斯、日本讲学，把中医之轨铺向世界。还被黑龙江中医药大学、长春中医学院、辽宁中医药大学、大连医科大学、大连大学医学院聘为教授，任硕士、博士研究生导师，培养了一批又一批中医新生力量和高层次中医人才。也就是在这一期间，吾和吾之团队，把一个在医院垫底、力量薄弱、门庭冷落之针灸科，带出、闯出了一条新路，组建了在全国中医院中除武汉中医院之外的第二个针灸专科病房，也是全国最大的针灸专科病房。数年间又相继扩充建立了3个病区共120张床的大型科室，这在当年也是辽宁省、大连市（包括西医院在内）最大的专科病房，病房的诊治病种也逐渐扩大，后改为中医脑病病房，并率先在吾院第一个踏进全国重点专科行列。同时，吾被任命为脑病专科大科主任以及中医院首席主任中医师。在学术团体中，还担任全国中医学会脑病专业委员会委员、养生学会委员、东北针灸经络研究会理事、辽宁省血栓病专业委员会副主任、辽宁省针灸学会常务理事、大连市中医药学会副理事长、针灸学会会长等职务。此时进入吾从医生涯中的鼎盛时期，不畏险阻，攀登高峰，既有付出的艰辛，亦有收获的喜悦。

退休之后，依然故我，仍活跃在临床的第一线。为解除病家痛苦，不忘初心，同时也为中医传承默默耕耘。2003年，吾被国家中医药管理局及四部委指定为第四批全国老中医药专家学术经验继承工作指导老师。2016年10月，又在中医院建立了全国名医传承工作室。目前，吾正带领吾之团队和众多弟子，为弘扬祖国医学，尽心竭力，努力奋斗。为祖国医学奉献，为后继学子奉献，为百姓健康奉献，吾将义不容辞。

夕阳红似火，余霞映满天，暮年志不减，桃李天下多。

张天文

目 录

论病及论方 ······························· 1

一、谈缺血性中风气虚痰瘀证的诊治 ·········· 2

二、中风病失语、半身不遂之辨治经验 ········ 7

三、论重症肌无力的诊治 ···················· 8

四、眩晕诊治体会 ························· 16

五、关于抑郁症、焦虑症、失眠症的诊治 ······ 22

六、慢性肾病、蛋白尿、肾功能不全之琐谈 ···· 25

七、崩漏（功能性子宫出血）之临床诊治经验 ·· 28

八、自拟定带汤治疗带下病之经验体会 ········ 35

九、"增减参苓四神汤"辨证治疗五更泻的临床经验 ·· 40

十、自拟解郁养血安神汤治疗失眠 ············ 43

十一、归脾汤临床应用经验 ·················· 46

十二、补阳还五汤临床应用经验谈 ············ 49

十三、论血府逐瘀汤 ······················· 54

十四、论温胆汤之衍化方与其延伸 ············ 58

张天文医案 ···························· 65

一、丛集性头痛案 ························· 66

二、紧张型头痛案 ························· 67

三、偏头痛案 …………………………………………………… 69

四、三叉神经痛案 ………………………………………………… 70

五、面肌痉挛案 …………………………………………………… 72

六、特发性面神经麻痹四案 ……………………………………… 74

七、动眼神经麻痹案 ……………………………………………… 78

八、尺神经麻痹案 ………………………………………………… 80

九、桡神经麻痹案 ………………………………………………… 82

十、腋神经损伤案 ………………………………………………… 83

十一、腓总神经麻痹案 …………………………………………… 84

十二、酒精中毒性周围神经病案 ………………………………… 86

十三、带状疱疹后神经痛二案 …………………………………… 87

十四、短暂性脑缺血发作案 ……………………………………… 90

十五、后循环缺血眩晕案 ………………………………………… 91

十六、脑梗死案 …………………………………………………… 93

十七、脑梗死复视案 ……………………………………………… 94

十八、脑梗死失语案 ……………………………………………… 96

十九、心源性脑栓塞案 …………………………………………… 97

二十、脑出血昏迷案 ……………………………………………… 99

二十一、吉兰巴雷综合征案 ……………………………………… 101

二十二、多系统变性案 …………………………………………… 102

二十三、脊髓脱髓鞘病案 ………………………………………… 104

二十四、帕金森综合征案 ………………………………………… 106

二十五、重症肌无力三案 ………………………………………… 107

二十六、不安腿综合征案 ………………………………………… 113

二十七、神经痛性肌萎缩案 ……………………………………… 115

二十八、脑外伤瘫痪、共济失调案 ……………………………… 116

二十九、运动神经元病案 ………………………………………… 118

三十、急性脊髓炎案 ……………………………………………… 120

三十一、植物人案 ················ 123

三十二、外伤性截瘫案 ·············· 125

三十三、小儿癫痫案 ················ 126

三十四、抽动秽语综合征三案 ·········· 128

三十五、顽固呃逆案 ················ 131

三十六、神经性呕吐三案 ············· 133

三十七、植物神经功能紊乱案 ·········· 137

三十八、抑郁症二案 ················ 138

三十九、恐惧症案 ················· 142

四十、精神分裂症二案 ·············· 143

四十一、上呼吸道感染案 ············· 146

四十二、长期不明原因发热案 ·········· 148

四十三、高血压案 ················· 149

四十四、冠心病心绞痛案 ············· 151

四十五、重症肺炎、呼吸衰竭、肾衰案 ···· 153

四十六、胃柿石症案 ················ 155

四十七、慢性胆囊炎急性发作案 ········· 156

四十八、慢性胰腺炎急性发作案 ········· 158

四十九、慢性肾盂肾炎急性发作案 ······· 160

五十、肾病综合征案 ················ 161

五十一、慢性肾脏病 5 期（尿毒症）案 ···· 163

五十二、慢性非特异性结肠炎案 ········· 165

五十三、真性红细胞增多症案 ·········· 167

五十四、干燥综合征案 ·············· 169

五十五、痛风案 ·················· 170

五十六、颈部肿物二案 ·············· 172

五十七、乳腺增生、甲状腺结节案 ······· 174

五十八、肾结石案 ················· 176

五十九、梗阻性黄疸案 ·· 177

六十、肩关节周围炎案 ·· 179

六十一、腰椎间盘突出症案 ······································ 180

六十二、类风湿关节炎案 ·· 182

六十三、下肢血栓性静脉炎案 ···································· 183

六十四、雷诺病案 ·· 185

六十五、过敏性鼻炎二案 ·· 187

六十六、耳鸣耳聋二案 ·· 189

六十七、梅尼埃病案 ·· 192

六十八、口腔扁平苔藓案 ·· 193

六十九、带状疱疹案 ·· 194

七十、丹毒案 ·· 196

七十一、玫瑰糠疹案 ·· 197

七十二、荨麻疹案 ·· 198

七十三、银屑病案 ·· 200

七十四、不孕症二案 ·· 201

七十五、功能性子宫出血案 ······································ 203

七十六、痛经案 ·· 205

七十七、慢性宫颈炎案 ·· 206

七十八、钩端螺旋体病案 ·· 208

张天文弟子医案 ·· 211

一、产后多汗症案 ·· 212

二、复发性口腔溃疡案 ·· 213

三、焦虑案 ·· 214

四、失眠症二案 ·· 215

五、牙龈疼痛案 ·· 217

六、精神分裂症案 ·· 218

七、胸腔巨大淋巴结引发的顽固性咳嗽案 ············· 219

八、嗜酸性粒细胞增多症案 ························· 221

九、顽固性面瘫案 ······························· 223

十、神经性耳鸣案 ······························· 225

十一、枕神经痛案 ······························· 226

十二、急性支气管炎、前巩膜炎案 ················· 228

十三、恐惧性神经症案 ··························· 229

十四、食道神经官能症案 ························· 231

十五、荨麻疹案 ································· 232

十六、慢性肥厚性咽炎案 ························· 233

十七、多发胸腰椎压扁骨折（脆性骨折）案 ··········· 234

十八、梅杰综合征案 ····························· 236

十九、小舞蹈病案 ······························· 238

二十、嗳气案 ································· 239

二十一、精神性眩晕案 ··························· 240

后记 ····································· 243

论病及论方

一、谈缺血性中风气虚痰瘀证的诊治

中风是一种严重危害人类健康的常见疾病，特别对中老年人，是重要的致残和死亡原因，并且是人类三大死亡原因之一。各类中风病中，缺血性中风发病率最高，约占 70%，故对缺血性中风的临床研究十分重要。今仅就此加以讨论，主要谈一下缺血性中风气虚痰瘀证之诊治。

（一）气虚痰瘀是缺血性中风的主要病机

缺血性中风是本虚标实的病证。本虚是由气血津亏、阴阳失调所致，其中以气虚为本。这一点，古代先贤早有论述。《灵枢·刺节真邪》讲："虚邪偏客于身半，其入深，内居荣卫，荣卫稍衰，则真气去，邪气独留，发为偏枯。"揭示了真气去（虚）是中风发病的重要病理基础。其后李东垣提出"气虚致中"，并且在《医学发明》中说："中风者，非外来风邪，乃本气病也。凡人年逾四旬，气衰者，多有此疾。壮年之际，无有也。若肥盛，则间有之，亦形盛气衰而如此。"进一步阐明，中老年在情志不遂或体盛气虚的情况下易患此病，发展了前人对病机的认识。明代张景岳讲中风"总由气虚于上而然"；清代王清任则更加具体地阐明，本病是在元气亏虚、"血管无气"的情况下发生的。故气虚是缺血性中风的发病基础。一般情况下，单纯气虚不会发病，只有在气虚日久、气病及血、推动无力、血流不畅、气止血止、瘀阻脉络，或气津不布、聚湿成痰、痰浊阻痹、内有所瘀、外有所激、内外合邪、脑窍闭阻的情况下，方可发病。

瘀血与痰浊乃标实之证，常贯穿于整个病期，是中风发病的重要因素。此外，两者也是其病理过程中的病理产物。《本草新编》讲"中风未有不成于痰瘀者也"。气虚为本，痰瘀为标，气虚是促成"血瘀"的条件，同时也是产生痰浊的条件。气血津液密切相关，生则同生，行则同行，病则同病。当气血津液生化布达发生紊乱、气虚不守或气化不及时，就会导致水液成痰或血滞为瘀，痰瘀血停，阻滞脉道，影响津液输布，从而聚为痰浊。可见，瘀血一旦发生，也就意味着痰浊的形成。故痰凝不散也可继发为血瘀之证，二者相互作用，互相影响。

当缺血性中风处于急性期，"血之与气并走于上"，肝阳暴亢，痰火内郁，腑实内结，故此期以痰火痰热为主。临床表现为突发昏仆、不省人事、痰涎壅盛、大便秘结、半身不遂、语言謇涩或完全失语、舌苔黄厚腻、舌质红、脉象弦滑等中脏腑之证。严重者可出现闭脱之证。对于中经络者也是如此，如半身麻木、语謇笨拙、舌黄苔白腻、脉象弦滑等表现，皆可谓痰火痰热作祟。

当邪热鸱张达到鼎盛，病势渐渐由盛变衰，气渐复返，痰火痰热也由强变弱。由于急性期耗伤大量气阴，导致体机气虚阴伤，在进入恢复期时，尤其是恢复期初期，就形成了以气虚为主导的病机阶段。《黄帝内经》云"精气夺则虚"，此之谓也。王清任更加明确地讲："元气既虚，必不能达于血管。血管无气，必停留而瘀。"

在恢复期初始，单纯之气虚血瘀证较多。最近接诊一位来自吉林省的王姓缺血性中风病人。其右半身不遂，右上肢肌力 2～3 级，右下肢 4 级，虽可缓慢行走，但十分软弱无力。精神委顿，面色萎黄，形体瘦弱。尤其显著的是其语言低弱，有气无力，勉强可以听清，且口角流涎，舌淡白，苔少，脉象沉细无力。四诊皆显示该患者为典型之气虚为主、血脉瘀阻证，但不兼风痰，故采用王清任益气活血之法。方药：黄芪 50g，生晒参 15g，当归 15g，桃仁 15g，桂枝 10g，地龙 15g，川芎 15g，远志 10g，牛膝 15g，桑枝 15g，赤芍 15g。并配合针刺治疗，结果良好。

随着病期之延后，凡单纯之气虚血瘀证，经益气活血等治疗，大部分患者可较快康复，甚至痊愈。然而临床病证复杂多变，往往不会单一出现某一证型，而以复合证型居多。吾认为其中以气虚痰瘀型居多。其临床表现除有气虚之证外，尚见半身不遂或麻木、语言謇涩或失语、口角流涎、饮水呛咳、脉象弦滑等症状。

当病期进入后遗症期，表现为肢体瘫痪、逐渐变硬，甚至患肢拘急挛缩、麻木沉重。由于大部分病人患有原发病，如高血压、糖尿病等，该原发病未能去除，尚有宿根，病情慢慢死灰复燃者有之，故缺血性中风后遗症属难治阶段。中风后遗症病理因素虽多，吾认为气虚未复、血滞遗留、痰浊未清仍是三大重要原因，并且三者相互关联、互相影响。气以行为用，气虚不运，则血滞经脉；气虚不化，则津聚成痰；气虚未复，则痰瘀不化；若久结不除，深入经隧络脉，将致其胶着不化，顽固难除。痰瘀不清，病久迁延，正气必受戕伤，故治宜补虚化痰、补虚化瘀。益气、活血、祛痰，即为治疗缺血性中风后遗症的重要治法。其中益气为主，活血、祛瘀为辅。临床吾喜用补阳还五汤为基础方化裁治疗，方药：黄芪40～50g，当归15g，川芎15g，桃仁15g，红花15g，赤芍15g，丹参15g，地龙15g。肢体麻木沉重者，加薏苡仁20g，乌梢蛇15g；风痰阻痹、语言謇涩者，合涤痰汤，半夏10g，胆南星15g，天竺黄10g，远志10g，橘红15g，石菖蒲10g；若头晕目眩、恶心呕吐者，合半夏白术天麻汤加减，半夏10g，天麻15g，炒白术15g，陈皮15g，菊花15g。在具体临证中，要辨清痰与瘀之孰轻孰重，或痰瘀并重，以确立祛痰或活血药之轻重与比例。

【典型病例】郭某，男，57岁，旅顺人。右半身不遂伴失语9个月，既往高血压病史。2010年3月11日清晨如厕，突然右半身麻木无力，头晕恶心，继则语言不利。急诊于大连某医院，收治入院，经核磁共振、CT等证实，诊为"脑梗死、高血压"，经治好转。出院后仍留右半身不遂，混合性失语，时有哭笑。来诊时，面黄神疲，乘坐轮椅，右半身瘫，不能行走，语言完全丧失，只有"啊啊"之声，舌淡胖，苔白薄腻，脉象弦滑。血压150/100mmHg。结合脉诊，证属气虚痰瘀，目前以气虚为本，痰瘀阻痹，痰结明显。故拟益气化痰解语，佐以活血通络治之。方药：黄芪50g，当归15g，赤芍15g，半夏10g，橘红15g，石菖蒲10g，川芎15g，地龙15g，桃仁15g，红花15g，远志10g，胆南星15g，天竺黄10g，茯苓15g，牛膝15g，每日1剂，水煎服。同时用头手足三联针法，加语言训练。2周后，肢体运动改善，在人搀扶下可行走10余步，语言亦有转机。1个月后，可独自步行50余米，可说简单词语，并可以反复喊出爱人名字。3个月后，勉强可以简单对话，可步行100余米，生活部分自理，目前仍在治疗中。

缺血性中风进入后遗症期，大部分难以达到理想康复水平，出血性中风则不然。出血性中风虽然急性期十分凶险危重，死亡率较高，但一旦挽救成功，痰火痰蒙会由盛变衰，较快消退，后期则以气虚血滞为主，故用补阳还五汤，大剂量用黄芪50～120g，小剂量灵活化裁，瘀血一般会较快被吸收，肢体运动随之较快恢复。吾在临床曾用上法救治了一位姜姓男患，其脑叶出血100mL，最终患者生活大部分可以自理。类似这样的病例尚有不少。

缺血性中风在后遗症期的治疗较为棘手，故吾主张采用综合疗法，如中药、针刺、推拿、康复训练等，强化语言训练以及心理治疗，以增强战胜疾病的信心和自主运动的决心。

（二）针刺是治疗缺血性中风的重要手段

在诸多疗法中，针刺作为独特的治疗方法，从古至今诸多医家累积了丰富的经验，时至今日仍然是防治缺血性中风的重要手段。针刺治疗缺血性中风的作用途径是多方面的，如改善血液流变学、增加缺血脑组织的血液供应、改善缺血脑组织的能量代谢、抑制细胞凋亡、对抗自由基等方面。

针刺治疗缺血性中风疗效确切，对后遗症也是如此。吾曾治疗一位来自日本的病人。其患脑梗死 25 年，左半身硬瘫，拄拐杖来大连做生意，经针药并用治疗半个月好转。其后又反复来诊数度，间断治疗半年左右，尽管步履有些蹒跚不利，但却能弃杖而行。

吾在近 20 年中医治疗脑病的实践中，体会到针灸在临床中具有不可替代的作用。既能独立取效，更能合用除疾，尤其在治疗缺血性中风时，用三联运动针法治疗，效果较好。

吾之"三联运动针法"是在"脑为中枢"理论的指导下，根据《医宗金鉴》"头为诸阳之首，位居至高，内涵脑髓，脑为元神之府，以统全身"的观点，开创而立。主取督脉交会诸阳之首的百会穴，针向病侧，过足太阳通天穴，直插足少阳正营穴，一穴连三经；二刺目窗、正营，针向督脉，仍然过足太阳，直指督脉神庭、囟会穴；再针正营透曲鬓，神庭向百会，以此来重点调动头三阳经之经气，激发诸阳以统全身。另外还取体针之长，根据《黄帝内经》"上病治下"的原则，选患侧远端诸穴，如：太冲透涌泉，平肝潜阳，以调血压；太溪透昆仑，从阴引阳，滋水涵木；合谷透劳宫，内关透外关，行气活血，开窍醒神，并以此强化阳末之经气，促使瘫痪肢体精细动作之恢复。

"三联运动针法"治疗缺血性中风，不论是急性期、恢复期，还是后遗症期，都有卓效。通过长期的临床实践，吾认为针药并用、多法结合、相互协同、医患同心，缺一不可。

（三）对中风后遗症中的难点要努力解决

当然，方法虽好却不是万能，在本病病情行进的轨迹中尚有不少难题无良法解决，尤其在后遗症期。如：①硬瘫，肢体拘急、拘挛如何缓解？②足内翻如何矫正？③失语如何恢复？④痫病如何控制与治疗？⑤呛咳（假性球麻痹）如何解决？⑥肩手综合征、中风后抑郁症等如何处置？今仅就气虚痰瘀证常出现的或并发的顽症说说自己的经验：

1. 硬瘫（肢体拘急拘挛）

（1）方药：在主方基础上加水蛭、全蝎、木瓜、龙骨、牡蛎等破血化瘀，养血息风，舒缓筋急。

（2）针刺：头针为主，强力快速捻转；体针不取阳明经穴，少取太阳、少阳经穴，适当多取三阴经腧穴，如三阴交、阴陵泉、太溪等。手法用补，若阴经穴刺之亦发生痉挛，则停止施体针。

（3）强化康复、按摩，以舒缓筋脉拘急。

2. 呛咳（延髓麻痹）

（1）方药：以主方为基础合血府逐瘀汤化裁。

（2）针刺：头针加项7针（风池、风府、完骨、翳风），针刺方向朝向喉结，舌下2针（金津、玉液）快刺，咽后壁1针快刺。

（3）按摩颈项，上下捏提（从廉泉至天突穴），每次200回，每天2～3次。

3. 失语

（1）方药：基础方合涤痰汤化裁。

（2）针刺：头针加项3针（风池、风府），舌下2针（金津、玉液）快刺，针刺语言区。

（3）加强语言训练。

（4）强化心理治疗。

至于卒中后抑郁症、肩手综合征、继发癫痫的治疗，以及其他并发症的处置等，均有较详细的经验记述，故不再赘述。

气虚血瘀痰阻是缺血性中风最重要的病机，其中痰凝、血瘀是导致动脉硬化的主要病理改变。故益气活血、祛痰通络是当前治疗缺血性中风最重要的方法之一，也是大部分医者所公认最有效的方法之一。吾辈应当以临床为基础，进一步深入研究证治规律，开创新方法，解决诸多难题，减少致残率，提高治愈率，这是每位医者的责任，吾愿与广大同仁共同努力，不懈研究探求。

二、中风病失语、半身不遂之辨治经验

中风是中医内科常见病之一，也是四大难症之一，起病急骤，症见多端，变化迅速，以猝然昏仆、不省人事、口舌㖞斜、半身不遂、语言不利为主症。总结古人的经验，结合西医学知识，吾认为本病的发生主要在于肝阳化风，气血并逆，直冲犯脑，使脑之血脉受邪，造成脑脉脆而不坚、刚而不柔，清窍闭塞，元神散乱。

病因主要有积损正衰，饮食不节，情志所伤，气虚邪中。

病机较为复杂，归纳起来有风、火、痰、瘀、虚。此五端在一定条件下，互相影响，相互作用，总以气血失和、肝肾阴虚为其根本。

中风病情有轻重缓急的差别，轻者仅限于血脉经络，重者则波及脏腑，所以临床上常将中风分为中经络和中脏腑两大类，二者的鉴别点在于是否有神志改变。如《金匮要略·中风历节病》所说："邪在于络，肌肤不仁；邪在于经，即重不胜；邪入于腑，即不识人；邪入于脏，舌即难言，口吐涎。"

中风急性期治疗以通为用，破血化瘀、泻热醒神、豁痰开窍俱为急救之准绳。可以静脉滴注清开灵、醒脑静、血塞通等注射液，口服或鼻饲安宫牛黄丸等，或高位灌肠中药汤剂，总以祛邪为务，但要注意中病即止，谨防正气虚损。症见脱证时，可用参脉或参附注射液静脉点滴，注意调理阴阳。

急性期过后，患者多留有半身不遂和失语等常见症状，要抓紧时机，综合使用中药内服外用、针灸、推拿、康复锻炼等方法积极治疗。

吾认为，王清任以气虚血瘀立说所创的补阳还五汤治疗偏瘫，值得借鉴。软瘫以气虚血滞为主要病机，治以补气活血，补阳还五汤为首选方。方中使用大剂量黄芪作为君药，50～120g为宜，伍以赤芍、桃仁、红花、当归等养血活血药，

酌加牛膝、土鳖虫、桑枝等增强通经活络之力。下肢无力甚者可加桑寄生、鹿角胶等补肾壮筋之品。硬瘫则属肝血不足，筋脉失养，阴虚风动，加重痉挛，治疗以补益肝肾、养血息风、柔肝止痉为原则。方用镇肝息风汤、地黄汤系列化裁，重用生地黄、木瓜、白芍等缓急养肝柔筋之品，生地黄和白芍用量可以加大至50g。

失语以风痰阻络为主要病机，治宜祛风除痰，宣窍通络，方用解语丹加减。我院开发自制药"化痰解语颗粒"很有特色，主要由胆南星、石菖蒲、瓜蒌、橘红、丹参、川芎、郁金、枳实、降香等药物组成。另外，针刺也是治疗失语的主要手段之一，头部取穴：百会透正营，正营透曲鬓，正营透囟会，目窗透神庭，透刺为主，快速捻转 150 ～ 200 转 / 分钟才能达到治疗效果。辅用针刺舌面、金津、玉液、上廉泉等穴位以提高疗效。

根据多年的针灸临床经验，吾创立了"头手足三联运动针法"治疗中风，取得很好疗效，针法详见文末附篇。

三、论重症肌无力的诊治

（一）西医学对重症肌无力的认识

重症肌无力是一种神经肌肉接头传递障碍的获得性自身免疫性疾病，病变部位在神经肌肉接头的突触后膜。临床表现为骨骼肌极易疲劳，活动后症状加重，休息和应用胆碱酯酶抑制剂治疗后症状明显减轻。

1. 病因与发病机制

其与自身免疫功能障碍有关，即神经肌肉接头的突触后膜乙酰胆碱受体（ACHR）被自身抗体攻击而引起的自身免疫性疾病。

2. 临床表现

（1）发病年龄：任何年龄组均可发病，但有两个发病年龄高峰，即 20 ～ 40 岁和 40 ～ 60 岁。

（2）起病方式及病程：大多数为隐袭发病，呈进展性或缓解与复发交替性发展，部分严重者呈持续性。偶有亚急性起病，进展较快。

（3）肌无力分布特点：全身骨骼肌均可受累，但在发病早期可单独出现眼外肌无力、咽部肌肉无力或肢体肌无力。颅神经支配的肌肉较脊神经支配的肌肉更易受累。常从一组肌群无力开始，逐步累及到其他肌群，直到全身骨骼肌。

（4）肌无力特点：骨骼肌易疲劳或肌无力呈波动性。大多数表现为持续肌肉收缩后出现肌无力甚至瘫痪，休息后症状减轻或缓解。多数患者晨起肌无力症状较轻，下午或傍晚明显加重，称为"晨轻暮重"现象。首发症状常为一侧或双侧眼外肌麻痹，如上睑下垂、斜视和复视。若累及面部肌肉和口咽肌则出现表情淡漠、苦笑面容；连续咀嚼无力、进食时间长；说话带鼻音、饮水呛咳、吞咽困难。若胸锁乳突肌和斜方肌受累则颈软，抬头困难，转颈、耸肩无力。四肢肌肉受累以近端为重，表现为抬臂、梳头、上楼梯困难。呼吸肌受累出现呼吸困难者为重症肌无力危象，是本病直接致死的原因。

（5）临床分型：依骨骼肌受累的范围和病情的严重程度，采用 Osserman 分型法，成年型重症肌无力可分为以下 5 个类型：

Ⅰ型：即单纯眼肌型，占 15% ～ 20%。病变始终仅限于眼外肌，表现为上睑下垂和复视。

ⅡA 型：即轻度全身型，占 30%。四肢肌群轻度受累，伴或不伴眼外肌受累，通常无咀嚼、吞咽和构音障碍，生活能自理。病情进展缓慢，且较轻，无危象出现，对药物治疗有效。

ⅡB 型：即中度全身型，占 25%。四肢肌群中度受累，伴或不伴眼外肌受累，通常有咀嚼、吞咽和构音障碍，生活自理困难。无危象出现，对药物治疗欠佳。

Ⅲ型：重度激进型，占 15%。起病急、进展快，发病数周或数月内累及咽喉肌；半年内累及呼吸肌，伴重症肌无力危象，需做气管切开，死亡率高。

Ⅳ型：迟发重度型，占 10%。隐袭起病，缓慢进展。两年内逐渐进展，由Ⅰ、ⅡA、ⅡB 型进展而来，累及呼吸肌。症状同Ⅲ型，常合并胸腺瘤，死亡率高。

Ⅴ型：肌萎缩型，起病半年内可出现骨骼肌萎缩、无力。

3. 辅助检查

（1）疲劳试验：如嘱患者用力眨眼 30 次后，眼裂明显变小；两臂持续平举后出现上臂下垂，休息后恢复则为阳性；起蹲 10 ～ 20 次后，则不能再继续进行。

（2）新斯的明试验：一次性肌肉注射甲基硫酸新斯的明 1.5mg（成人），10 ～ 20 分钟后症状明显减轻者为阳性，为防止新斯的明的不良反应，一般同时注射阿托品 0.5mg。

（3）重复神经电刺激（RNES）检查：典型改变为低频（2 ～ 5Hz）和高频（> 10Hz）重复刺激尺神经、面神经和副神经等运动神经时，若出现动作电位波幅的递减，且低频递减程度在 10% ～ 15% 以上，高频递减程度在 30% 以上，则为阳性，可支持本病诊断。

（4）ACHR 抗体滴度测定：80% 以上重症肌无力病例的血清中 ACHR 抗体浓度明显升高，但眼肌型病例的 ACHR 抗体升高不明显。

（5）胸腺 CT、核磁共振或 X 线断层扫描检查：主要是了解是否有胸腺增生、肥大或肿瘤。

4. 诊断

根据病变所累及的骨骼肌无力呈波动性和晨轻暮重的特点，肌疲劳试验阳性，应考虑本病的可能；若新斯的明试验阳性，重复神经电刺激提示波幅呈递减现象，以及 ACHR 抗体滴度增高者，可明确本病的诊断。

5. 药物治疗

（1）胆碱酯酶抑制剂：主要是改善症状。溴吡斯的明为最常用的药物。成人每次口服 60 ～ 120mg，每日 3 ～ 4 次。

（2）肾上腺皮质激素：可抑制免疫反应，适用于各种类型的重症肌无力。

激素冲击疗法适用于住院患者。甲泼尼龙 1000mg，静脉滴注，每日 1 次，连用 3 ～ 5 天，随后每日减半量，即 500mg、250mg、125mg，继之改为口服泼尼松 50mg；最后酌情逐渐减量。也可应用地塞米松 10 ～ 20mg，静脉滴注，每日 1 次，连用 7 ～ 10 天，之后改为口服泼尼松 50mg，并酌情逐渐减量。也可直接口服泼尼松 60 ～ 100mg，症状减轻后，酌情逐渐减量。

（3）免疫抑制剂：适用于对肾上腺皮质激素不能应用、不耐受或疗效不佳者。常用以下药物：

①硫唑嘌呤：每次口服 50 ～ 100mg，每日 1 次，可长期应用。

②环磷酰胺：每次口服 50mg，每日 2 ～ 3 次；或 200mg，每周 2 ～ 3 次静脉注射，总量 10 ～ 20g；或静脉滴注 1000mg，每 5 日 1 次，连用 10 ～ 20 次。

③环孢霉素 A：口服 6mg/（kg·d），12 个月为一疗程。

（二）论重症肌无力的中医诊断和治疗

重症肌无力总体属于"痿病"范畴。根据其不同的临床表现，又可归属于不同的病症，如眼睑无力下垂属"睑废"，复视属"视歧"，四肢痿软无力属"痿病"，呼吸困难属"中气下陷"等。

1. 病因病机

吾认为重症肌无力以脾虚为主，与肺、肝、肾相关。

脾为气血生化之源，五脏六腑、四肢百骸都赖脾运化之水谷精微濡养；且脾主四肢、肌肉，眼睑在五轮学说中为"肉轮"，也属于脾土。本病病位在肌肉，往往以眼睑无力为首发症状，常见四肢痿软无力，故与脾脏的气血亏损关系最为密切。

肺主气司呼吸，脾气升清上输于肺，清气和水谷精气结为宗气，出于肺，呼则出，吸则入，使呼吸调匀通畅，肺气虚则声低息微，宗气不足则呼吸困难。《医学衷中参西录》曰："胸中大气下陷，气短不足以息，或努力呼吸，有似乎喘，或气息将停，危在顷刻。"其描述与重症肌无力累及呼吸肌的危重症状相似。

肝藏血，主筋。精血充盛，则筋骨坚强，活动正常。若久病体虚，伤及肝肾，阴精亏损，不能荣养筋肉，则致痿软无力。肝之精血循经上注于目，肝血不足则视物不清，血虚风动则双目斜视。

肾藏精，主一身之阴阳。五脏六腑之阴，非肾阴不能滋养；五脏六腑之阳，非肾阳不能温煦。其对全身各脏腑组织起着滋养和濡润作用。久病累及肾脏，则见诸脏腑虚衰之征。肾又主纳气，肾气虚衰，摄纳无权，气浮于上，则会出现呼吸表浅，或呼多吸少，动则气喘等。肾脉循喉咙，挟舌本，其又与发音、吞咽功能相关。

总之，重症肌无力以脾虚为基本病机，或见脾肺气虚，肝肾不足，脾肾虚损，亦可兼夹痰浊、瘀血等病理产物。

2. 临床表现与脏腑功能定位

（1）眼睑下垂：中医称为"上胞下垂、睢目、睑废"等。《诸病源候论·睢目候》曰："目是腑脏血气之精华……其皮缓纵，垂覆于目，则不能开，世呼为睢目。"《银海指南》气病论："中气不足，为眼皮宽纵。"《目经大成》称之为"睑废"。睑胞在眼科五轮部位中定为"肉轮"，属脾土，司眼之开合，脾气虚弱，以致下垂不举。

（2）复视：中医称为"视歧"。《灵枢·大惑论》曰："五脏六腑之精气，皆上注于目而为之精，精之窠为眼，骨之精为瞳子……肌肉之精为约束，裹撷筋骨血气之精而与脉并为系……邪其精，其精所中不相比也，则精散，精散则视歧，视歧见两物。"视歧与五脏六腑的精气虚衰有关，尤其与肝肾精亏关系更为密切。

（3）咀嚼无力，言语不清，吞咽困难。口唇为脾之官；咽喉为水谷之道；足少阴肾脉系舌本，足太阴脾经连舌本、散舌下。由此可见咀嚼、言语、吞咽之功能与脾肾盛衰最密切。

（4）抬头困难。《灵枢·口问》曰："上气不足……头为之苦倾。"阳气不能输布于上，则抬头无力。涉及脏腑，则肺、脾、肾与气之生成与输布关系最为密切。

（5）四肢无力。为脾病之证候。《灵枢·本神》："脾气虚则四支不用。"

（6）呼吸困难。《医学衷中参西录》曰："胸中大气下陷，气短不足以息，或努力呼吸，有似乎喘，或气息将停，危在顷刻。"此为脾肾久损，涉及肺虚，大气下陷的缘故。

3. 辨证治疗

重症肌无力的证候表现复杂，临床医家分型也多不统一，吾在临床中根据其常见表现，认为可以简化分为以下四型。

（1）脾肺气虚

主症：眼睑下垂，视物成双，朝轻暮重，少气懒言，气短胸闷，肢软无力，或咀嚼无力，吞咽困难，便溏。舌淡白，舌胖大有齿痕，苔薄白，脉细弱。主要见于重症肌无力初期。

治法：益气升阳。

主方：补中益气汤加减。

基本处方：黄芪 30～100g，人参 10g，炒白术 15g，茯苓 15g，山药 20g，枳实 15g，升麻 3g，柴胡 3g，葛根 15g，陈皮 10g，炙甘草 10g。

随症加减：复视明显加菊花、蒺藜、枸杞子补肾明目；有痰加半夏、桔梗；便溏加薏苡仁、苍术；纳差加炒麦芽、鸡内金、焦山楂。

（2）脾肾亏虚

主症：全身无力，眼睑下垂，常伴复视，口齿不清，言语不利，饮食呛咳，咀嚼无力，少气微言，活动后气短加重，畏寒肢冷，腰膝酸软，夜尿频，便溏。舌体胖，舌质淡，苔白或薄白，脉沉细无力。主要见于重症肌无力病久者。

治法：温补脾肾。

主方：补中益气汤合右归饮加减。

基本处方：生黄芪 30～100g，人参 10g，炒白术 15g，茯苓 15g，陈皮 10g，山药 20g，升麻 3g，熟地黄 20g，枸杞子 10g，菟丝子 10g，杜仲 10g，制附子 10g，肉桂 5g（后下），淫羊藿 15g，炙甘草 10g。

随症加减：面暗唇青，舌暗红，脉细涩加三七、当归；失眠多梦加首乌藤、灵芝。

（3）气阴两虚

主症：全身无力，眼睑下垂，吞咽困难，咀嚼无力，五心烦热，腰膝酸软，气短懒言，咽干口燥，心悸少寐，盗汗，纳果食少。舌质红、少苔，脉沉细微数。多见于长期服用激素者。

治法：益气养阴。

主方：黄芪生脉散合二至丸加减。

基本处方：生黄芪 30～100g，人参 10g，麦冬 15g，五味子 10g，女贞子 10g，墨旱莲 10g，生白术 15g，茯苓 15g，生山药 15g，山茱萸 10g，枸杞子 10g，地骨皮 15g，玄参 10g，葛根 20g，炙甘草 10g。

随症加减：便干加生地黄、白芍；低热加青蒿、银柴胡。

（4）大气下陷

主症：呼吸困难，痰涎壅盛，气息将停，危在顷刻。伴抬头无力，四肢痿软，汗出淋漓，纳呆便溏。舌淡胖、边有齿痕，苔厚腻，脉细弱或大而无力。主要见于肌无力危象者。

治法：回阳救逆。

主方：补中益气汤合附桂理中汤加减。

基本处方：生黄芪 60 ～ 100g，人参 15g，炒白术 15g，枳实 15g，柴胡 3g，升麻 3g，陈皮 10g，制附子 30 ～ 60g（先煎），肉桂 10g（后下），干姜 10g，炙甘草 10g。

随症加减：咳痰加款冬花、紫菀、鲜竹沥、桔梗；汗出欲脱加山茱萸、生龙骨、生牡蛎。

4. 针灸治疗

针灸治疗应以补脾益气、提升气机为主要治法，取穴以督脉穴、任脉穴、背俞穴、阳明经穴为主。

取穴：百会、脾俞、气海、关元、血海、足三里、三阴交。

刺法：针刺用补法，可加灸法。

加减：眼肌型加攒竹、阳白、四白、太阳；单纯上睑下垂取阳辅、申脉；发音不清者，加金津、玉液、廉泉；吞咽困难者加天突、哑门、风池；咀嚼无力加合谷、颊车、地仓、下关；躯体型加肩髃、曲池、合谷、外关、环跳、阳陵泉、伏兔、太冲。

5. 重症肌无力的诊治主线

本病病机虽然复杂，但主要是脾胃虚损，脾气虚弱，气血亏虚，中气下陷。所以治疗主线也要以补脾益气为基本原则。不论临床何种证型，都应将"益气"治法作为主导，贯穿于治病始终，以补中益气汤为基本方，以补气要药黄芪为君药，并且应该大量使用。

在治疗中要注意：①脾胃虚损多兼痰湿之邪；②患病日久可兼脾肾阳虚；③久用激素易致气阴两虚；④合并肺部感染易致痰热内蕴。

治疗时要处理好扶正与祛邪的关系，以扶正为主，扶正以达祛邪。

6. 典型病例

李某，男，77 岁。复视、眼睑下垂 1 年余，2014 年 5 月 8 日来诊。1 年前，渐出现视物成双，双眼睑下垂，睁眼费力，症状呈现明显的晨轻暮重，逐渐加重，曾于大连医科大学附属第一医院诊断为"重症肌无力（眼肌型）"，予溴吡斯的明片口服。症状一度有所改善，后复如前，辗转求医，未有疗效。

来诊时症见：视物成双，双眼睑下垂，晨轻暮重，乏力怕冷，口干，便干，夜寐欠宁。舌淡暗，苔薄白略腻，脉沉细。辨证属脾胃气虚夹痰湿瘀血。治以益气健脾，祛湿化瘀。

方药：生黄芪 40g，生晒参 10g，生山药 20g，生地黄 20g，丹参 15g，焦术 15g，升麻 5g，枳实 15g，菊花 15g，蒺藜 10g，制附子 7.5g，川大黄 10g，三七粉 3g（冲服），薏苡仁 20g，陈皮 15g，云茯苓 15g。7 剂，每日 1 剂，水煎，早晚分服。针灸治疗每日 1 次，取穴：阳白、攒竹、太阳、百会、头临泣、风池、足三里、丰隆。

二诊：症状稳定，仍有复视、眼睑下垂，乏力改善，恶风怕冷，大便不干，舌淡暗苔薄白，脉沉细。上方去川大黄，生黄芪增至 50g，加防风 10g。药取 7 剂，并继续针灸治疗。

三诊：眼睑上午状态较好，午后时有下垂，目向两旁视物有复视，身不恶冷，精力尚好。前方续服。

针灸及用药 1 个月，已无明显复视，眼睑抬举尚可，傍晚略有下垂。停针灸，继续中药口服，方药略有增减，服药近 8 个月，诸症悉退，溴吡斯的明亦逐渐减停，随访近 1 年，一切安好。

患者以复视和眼睑下垂为主要表现，眼睑属"肉轮"，为脾所主，脾司眼睑开合，脾虚则气不升举，故眼睑下垂。脾胃虚损则气血生化乏源，致肾精亏损和肝血不足，则可见复视。治疗以健脾益气为主。脾虚则生痰湿，久病又可入络，故兼以祛湿化瘀之法。方中以生黄芪为君药，补益脾气，升举中阳。生晒参、白术、茯苓、生山药补脾益气，为臣药。枳实佐以参、术有益气之功。制附子峻补元阳，助气化而行水湿。生地黄养阴血，补虚损，与附子相配温阳以生阴，滋阴以化阳。陈皮、薏苡仁、茯苓理气健脾祛湿。丹参、三七、大黄活血化瘀。菊花、蒺藜疏风明目，活运眼肌以治复视。以上诸药为佐。使以升麻，善引清阳之气上升，与参芪同用可收培补举陷之功。二诊便畅，去大黄之苦寒，增生黄芪之量以强化益气，又得防风之配则益气升提之力愈大。针灸治疗取百会，为足三阳经与督脉之会，有提举一身之气、升下陷之清阳的作用。太阳、风池、头临泣、攒竹可疏通头目之气血，有强壮眼外肌之功能。足三里、丰隆为足阳明胃经之"合穴"和"络穴"，具有补中益气、化湿祛痰、通经活络之功。

四、眩晕诊治体会

眩晕是临床最为常见的临床症状之一，在普通人群中约有 10% 患有头晕或眩晕。中西医对眩晕的认识经历了一个漫长的过程。近年来，西医对眩晕的认识则更加深入和细化。

（一）西医眩晕简介

西医上眩晕涉及多学科疾病，主要包括神经内科、耳鼻喉科、心理学科三方面的内容，对于老年慢性头晕还包括一些内科疾病参与其中。眩晕类疾病主要包括良性阵发性位置性眩晕（BPPV）、前庭性偏头痛（VM）、梅尼埃病（MD）、前庭神经炎（VN）、后循环缺血（PCI）、前庭阵发症（VP）、精神源性眩晕（POV）等，现分述如下：

1. 良性阵发性位置性眩晕（BPPV）

良性阵发性位置性眩晕又称耳石症，是由于耳石异常脱落或黏附在半规管中，引起淋巴液的异常流动，从而导致体位改变后的短暂性眩晕。诊断上主要根据头部重力方向的位置改变而诱发眩晕，临床表现为发作性的旋转性眩晕，持续时间常少于 1 分钟，可伴随恶心、呕吐、出汗等自主神经症状。临床以"后半规管"和"水平半规管"的 BPPV 多见，通过体征特点和相关体位试验可以诊断。治疗上主要通过手法复位，预后良好。

2. 前庭性偏头痛（VM）

前庭性偏头痛为眩晕和偏头痛共存的良性复发性眩晕，是一类临床上比较多见的眩晕病因。临床症状主要表现为偏头痛和多样性的前庭症状，其中偏头痛可表现为单侧搏动性的头痛，伴畏光、畏声、视觉先兆等。前庭症状可表现为自发性眩晕、位置性眩晕、头部运动相关性眩晕、视觉引发的眩晕以及平衡障碍。

3. 梅尼埃病（MD）

梅尼埃病是一种以特发性膜迷路积水为病理特征的内耳病，临床表现为反复发作的旋转性眩晕、波动性感音神经性听力损失、耳鸣和（或）耳胀满感。

4. 前庭神经炎（VN）

前庭神经炎是由病毒感染所致的前庭神经疾病。其临床表现以突发性单侧前庭功能减退或前庭功能丧失为特征。临床多有上呼吸道感染的前驱症状，突然发生的旋转性眩晕、自发性眼震及平衡障碍，伴恶心、呕吐等自主神经症状，不伴耳聋、耳鸣及神经系统损害症状，眩晕常持续数天。

5. 后循环缺血（PCI）

后循环缺血是指后循环的短暂性脑缺血发作（TIA）和脑梗死。常见症状包括头晕或眩晕、肢体或头面部麻木、肢体无力、短暂意识丧失、视觉障碍、头痛、行走不稳或跌倒、呕吐、复视。常伴发肢体瘫痪、感觉异常、眼球运动障碍、构音或吞咽障碍、视野缺损、声音嘶哑、Horner 综合征、共济失调等体征。PCI 极少表现为孤立性眩晕发作，其治疗按照缺血性脑血管病处理。

6. 前庭阵发症（VP）

前庭阵发症临床少见，以反复发作的短暂性眩晕为主要表现，常伴姿势步态不稳、耳鸣和其他前庭蜗神经功能受损的表现。可能是桥小脑角池段第Ⅷ颅神经根受到血管压迫所致，致病机制类似三叉神经痛。

7. 精神性眩晕（POV）

精神性眩晕是常见的眩晕症，是指眩晕的症状无法用前庭功能异常来解释，可以是原发的（精神因素单独出现眩晕症状），也可以是继发于前庭疾病的（眩晕引发精神症状）。

眩晕是一个非常复杂的症状，除上述列举的疾病外，临床上仍有一部分头晕、眩晕病人无法明确病因，需依赖西医学的不断发展、逐步深入得到认识和解决。

（二）中医眩晕诊治体会

中医治疗眩晕的历史悠长，古人及今人在眩晕的诊治上积累了很多的经验。

该病最早见于《黄帝内经》，称为"眩冒"。宋代《严氏济生方·眩晕门》最早把"眩晕"作为病名来记载。古人认为，眩晕的发生与风、火、痰、瘀、虚等关系密切。《素问·至真要大论》曰："诸风掉眩，皆属于肝"；唐代王焘在《外台秘要》中记载治风头眩方剂 7 首；明代王肯堂在其《证治准绳》中谓："脑转目眩者皆由火也"；明代张景岳的《景岳全书》提出"无虚不作眩"；而元朝朱丹溪则在其所著之《丹溪心法·头眩》中提出"无痰不能作眩也"等。中医内科学治疗上将眩晕分为肝阳上亢、气血亏虚、肾精不足、痰湿中阻、瘀血阻窍等五型论治。古今各位医家根据自身经验又有所补充。综观目前中医治疗，存在对现代眩晕医学认识不足的情况，所做临床观察大多没有对疾病进行准确的分类，故疗效评定中存在明显的缺陷。

吾认为，目前眩晕的中医治疗要紧密结合现代西医的诊断治疗进展，需要分清楚中医治疗的靶点在何处。比如说 BPPV 患者，一定要首先考虑手法复位，复位后的残余症状及如何降低 BPPV 的复发率是中医治疗的重点；对于反复发作的眩晕，如 VM、MD，其本身发作就有一定的时限，中医治疗的疗效评定不能根据单次发作的终止进行判断，而需要对病人既往发作频率能否有效降低，发作的严重程度、持续时间、两次发作间隔时间长度等多种因素进行判定；对于 PCI 的病人，中医治疗要在二级预防的基础上进行，同时要注意控制危险因素；结合疾病的特点对于 VM 治疗要注意避免特定的诱发因素，MD 病人要严格限盐等措施进行综合考虑。

吾根据自己多年的临床经验，以及眩晕的疾病特点，将眩晕分为急性发作期及缓解期，另对于慢性头晕、头昏的病人亦给予单独的分型治疗。阐述如下：

1. 眩晕急性发作期

眩晕急性发作期，临床上以痰浊、肝火为其突出的病机。

（1）痰浊上扰证

主症：头晕目眩，如坐舟车，头重如蒙，恶心呕吐，心悸汗出，食少多寐，苔白厚腻，脉弦滑。

治法：燥湿祛痰，健脾和胃。

主方：半夏白术天麻汤化裁。

基本处方：姜半夏 10g，天麻 10g，炒白术 10，茯苓 15，党参 10g，泽泻 10g，橘红 10g，炒神曲 10g，甘草 10g，生姜 5g，大枣 10g。

随症加减：若呕吐频繁，加赭石、竹茹和胃降逆止呕；伴耳鸣耳堵闷者，加葛根、石菖蒲通阳开窍；脘闷腹胀者，加炒麦芽、砂仁、苍术理气化湿健脾。

（2）肝火上炎证

主症：眩晕欲仆，耳鸣，头痛且胀，面红目赤，急躁易怒，失眠多梦，遇劳累、恼怒加重，腰膝酸软，口苦，舌红苔黄，脉弦细数。

治法：平肝潜阳，滋养肝肾。

主方：天麻钩藤饮化裁。

基本处方：天麻 10g，钩藤 10g（后下），石决明 15g（先煎），黄芩 10g，栀子 10g，川牛膝 10g，杜仲 10g，炒麦芽 15g，首乌藤 15g，益母草 20g，茯苓 15g。

随症加减：若肝火亢盛，突发耳鸣耳聋者，可加牡丹皮、菊花、夏枯草清肝泄火；伴手足麻木或震颤者，加珍珠母、生龙骨、生牡蛎镇肝息风；便秘者可选加大黄、芒硝通腑泄热。

（3）痰瘀阻窍证

主症：眩晕而头重昏蒙，或头痛，胸闷恶心，肢体麻木或刺痛，唇甲紫绀，步履不稳，舌质暗有瘀斑，苔薄白，脉弦或涩。

治法：活血化痰，通络开窍。

主方：通窍活血汤合涤痰汤化裁。

基本处方：赤芍 10g，白芷 15g，川芎 15g，桃仁 15g，牛膝 20g，胆南星 10g，半夏 10g，枳实 10g，茯苓 20g，石菖蒲 10g，陈皮 10g，竹茹 10g。

随症加减：若气虚较甚，伴乏力自汗者，可选用黄芪、党参健脾益气；便秘者可加火麻仁、熟大黄；麻木较重者加丹参、鸡血藤、丝瓜络活血通络。

2. 眩晕缓解期

（1）脾胃气虚，兼有痰饮

主症：眩晕过后，头晕头昏，或头痛，纳呆脘闷，或行走发飘，夜寐欠宁，舌质暗淡，苔白或黄腻，脉弦滑无力。

治法：益气健脾，和胃化痰。

主方：四君子汤合二陈汤化裁。

基本处方：茯苓 15g，炒白术 10g，党参 10g，姜半夏 10g，枳实 15g，石菖蒲 10g，陈皮 10g，炒麦芽 15g，远志 10g，炙甘草 10g。

随症加减：若伴颈项僵硬不舒者，可加葛根、白芍舒筋解肌；食欲不振者，加炒神曲运脾消食；伴肢体沉重，步履不稳者，可加薏苡仁、牛膝化湿，强腰膝；恶心欲吐者可加竹茹、黄连清热除烦止呕。

（2）肝旺乘脾，心神不宁

主症：眩晕过后，头晕乏力，心烦口苦，口干纳少，或郁郁不乐，心悸汗出，夜寐不宁，苔薄黄，脉弦细。

治法：疏肝健脾，宁心安神。

主方：逍遥散化裁。

基本处方：柴胡 10g，当归 15g，白芍 15g，茯苓 15g，炒白术 10g，薄荷 5g（后下），酸枣仁 30g，远志 10g，黄芩 10g，炙甘草 10g。

随症加减：若烦躁不宁者加郁金、焦栀子清热除烦，行气解郁；夜寐不宁加首乌藤、黄连、肉桂交通心肾，养心安神；头痛头胀者加川芎、蔓荆子活血祛风止痛；胸闷腹胀者加枳实理气消胀。

（3）气虚血瘀

主症：眩晕过后，头晕头昏，倦怠乏力，纳少便干，或肢体麻木，或视物欠清，夜寐不宁，舌质暗，苔薄，脉弦细或细涩。

治法：益气活血，通经活络。

主方：补阳还五汤化裁。

基本处方：黄芪 30g，赤芍 10g，川芎 15g，当归 10g，地龙 10g，桃仁 10g，红花 10g，熟地黄 20g，川牛膝 15g，枳壳 10g，炙甘草 10g。

随症加减：若肢体麻木较重，加丝瓜络、丹参活血通经；夜寐不宁者，可加酸枣仁、首乌藤养心安神；头昏健忘者可加石菖蒲、远志醒神开窍。

3. 慢性头晕、头昏的治疗思路

慢性头晕、头昏在西医上多由于内科疾病、精神性头晕、某些前庭性疾病发作之后前庭功能紊乱等原因所致。中医辨证常常为本虚为主，或本虚标实之证，可参照如下治疗：

（1）气血亏虚证

主症：头晕日久，劳累则重，神疲懒言，气短乏力，心悸怔忡，健忘少寐，纳谷不香，面色萎黄，唇甲无华，舌质淡，或边有齿痕，脉细弱或沉细。

治法：补气健脾，养血健脑。

主方：归脾汤化裁。

基本处方：黄芪20g，龙眼肉10g，白术15g，酸枣仁15g，当归10g，茯苓15g，远志10g，木香5g，党参20g，升麻10g，炙甘草10g。

随症加减：若气虚卫阳不固，自汗时出，重用黄芪，加浮小麦、五味子固表敛汗；气虚湿盛，泄泻或便溏者，加泽泻、炒白扁豆；心悸不寐者，加柏子仁、酸枣仁；血虚较甚，面色㿠白无华，可加熟地黄、阿胶。

（2）肾精亏虚证

主症：头晕日久，腰膝酸软，少寐多梦，健忘，两目干涩，视力减退；或遗精滑泄，耳鸣齿摇；或颧红咽干，五心烦热，舌红少苔，脉细数；或面色㿠白，形寒肢冷，舌淡嫩，苔白，脉沉细无力，尺脉明显。

治法：滋养肝肾，益精填髓。

主方：左归丸化裁。

基本处方：熟地黄30g，山药15g，山茱萸10g，枸杞子15g，杜仲10g，菟丝子15g，龟甲胶15g（烊化），川牛膝15g，鹿角胶15g（烊化）。

随症加减：若五心烦热，潮热颧红，舌红少苔，脉细数者，可加鳖甲、知母、黄柏、牡丹皮等滋阴降火；若遗精滑泄者，可加芡实、莲须、桑螵蛸等温肾固元；若兼多梦、健忘诸症，加阿胶、酸枣仁、柏子仁等养心安神；若四肢不温，形寒怕冷，精神萎靡，可配制附子、淫羊藿、肉桂补肾助阳；若兼见下肢浮肿、尿少等症，可加益母草、桂枝、茯苓、车前子等温阳化气利水；若兼见便溏、腹胀少食，可加白术、茯苓以健脾止泻。

（3）肝郁脾虚证

主症：头晕日久，郁郁寡欢，心烦焦虑，胸闷纳呆，善太息，心悸汗出，夜寐不宁，舌质暗红，苔白或黄，脉弦细。

主方：自拟健脾解郁汤化裁。

基本处方：柴胡 10g，当归 15g，白芍 15g，茯神 15g，炒白术 10g，合欢皮 15g，酸枣仁 30g，远志 10g，首乌藤 30g，炙甘草 10g。

随症加减：胸脘痞闷明显者可加枳实、瓜蒌宽胸理气；汗出多者可加浮小麦、知母敛阴止汗；便干者可加肉苁蓉、生白术养血通便；心悸不止者加生龙骨、生牡蛎镇心定悸。

对于标实为主或本虚标实以标实为重的头晕、头昏可参照眩晕急性期辨证治疗处理。

4. 针刺治疗眩晕

（1）主穴：平衡区、晕听区、风池、百会、四神聪。

操作：平衡区、晕听区头针捻转 200 转 / 分以上，每穴 1～2 分钟；百会用泻法，四神聪、风池用平补平泻法。

（2）辨证取穴：风阳上扰加血海、太溪、三阴交、太冲等；痰浊中阻加中脘、足三里、丰隆等；气血亏虚加气海、足三里等；肝肾阴虚加太溪、三阴交等；肾精不足加关元、气海等。

中医治疗眩晕的优势在于其整体及辨证观念，治疗手段多样化，根据不同的病人，通过其体质特点而有针对性地调整其脏腑功能。除对眩晕急性发作有明显的改善作用，对眩晕伴发的一些症状也有很好的改善作用。尤其对眩晕反复发作、眩晕缓解期难治性的前庭功能紊乱等，我们应充分发挥中医治疗的优势。

五、关于抑郁症、焦虑症、失眠症的诊治

随着社会发展，抑郁症、焦虑症和失眠症发病率逐年上升，严重损害个体的身心健康，甚至对家庭和社会产生负面的影响。抑郁症属中医郁病范畴，焦虑症属中医心悸等病范畴，失眠症属中医不寐范畴，若系统归纳则统属中医神志病。

抑郁症又称抑郁障碍，以显著而持久的心境低落为主要临床特征，是心境障碍的主要类型。临床可见心境低落与其处境不相称，情绪消沉，从闷闷不乐到悲痛欲绝，自卑抑郁，甚至悲观厌世，可有自杀企图或行为。焦虑症又称为焦虑性

神经症，是神经症这一大类疾病中最常见的一种，以焦虑情绪体验为主要特征。可分为慢性焦虑（广泛性焦虑）和急性焦虑发作（惊恐障碍）两种形式。主要表现为无明确客观对象的紧张担心、坐立不安，还有植物神经症状（心悸、手抖、出汗、尿频等）。失眠症就是睡眠障碍类疾病。这三种病症，既可以单独发病，又可并见。

中医对这些病的认识，是从脏腑功能及临床症状相结合进行辨证。吾认为此类疾病的关键是肝和脾功能失调而出现的病理变化。中医药的优势在于以人为本，法天则地，审证求因，治疗药物没有依赖性，不良反应小，临床疗效也较为确切。

以下从肝、脾两脏论述此类疾病的病因、病机及治法。

（一）从肝审因及论治

1. 肝血虚

肝藏血，若肝血不足，神失所养，魂失潜藏，则失眠，多梦，易惊醒，适用酸枣仁汤。肝又主疏泄，以血为本，体阴而用阳，若血液充盈，则肝有所藏，疏泄方能正常。若肝血不足，肝失所养，则疏泄不及，而出现胸胁胀满，郁郁不乐，多疑善虑，甚则闷闷欲哭等肝气郁结之证，方用四物汤合柴胡疏肝散。若血虚阳浮，虚热内生，则出现急躁易怒、失眠多梦、头胀头痛、头晕目眩等肝阳上亢之证，可用知柏地黄汤或滋阴降火汤（《审视瑶函》）。

2. 肝阳虚

肝藏魂，阳虚则魂不安而神动，神动则惊；胆附于肝而与肝相表里，肝虚则胆怯，胆怯则恐。故肝阳虚者，惊与恐往往同时并见。《灵枢·本神》："东方色青，入通于肝……其病发惊骇。"因肝病而惊者，常有肝胆不足之内因为基础，才易受所闻所见之外因而惊骇，治疗时当培补肝胆，扶持元气，兼镇心神，方用龙齿清魂散（《类证治裁》）或珍珠母丸（《普济本事方》）。

3. 肝气郁结

肝喜条达而恶抑郁，肝气郁而不展，不得发泄，则结滞抑制，疏泄无能，临床表现以精神抑郁，意志消沉，寡言少语，善太息，胸胁满闷或疼痛为主。治宜疏肝理气，方用柴胡疏肝散。

4.肝火上炎

木郁不达，肝气郁结化火，火气上逆，则心烦多怒，躁扰不宁，易于惊恐，头痛耳鸣，夜不能寐，甚至狂躁，可用龙胆泻肝丸及泻青丸。

5.肝郁血虚

既有肝经血分的虚损，又有肝经气分的失调。表现有头晕眼花，两胁作胀，情志抑郁，忧郁寡欢，失眠多梦，妇女月经量少或经闭，方以逍遥散类。

（二）从脾审因及论治

1.脾虚气血不足

脾胃为后天之本，气血生化之源。脾虚则气血生化不足，导致心脾气血两虚，心失所养，则见心悸、怔忡、健忘、不寐、抑郁等，宜归脾汤。

2.脾虚痰郁

脾为生痰之源，脾胃虚弱，内生痰浊，甚或痰郁化热，可见胸闷犯恶，郁郁不舒，心烦不寐，心悸易惊等，可予二陈汤、温胆汤之类。

3.脾胃气滞

脾气主升，胃气主降，"脾宜升则健，胃宜降则和"，中焦气机升降出入失常，滞而不畅，可见中脘痞满，咽部如有炙脔，忧愁思虑，气郁不舒等。可予半夏厚朴汤、越鞠丸等。

临床抑郁症、焦虑症以及失眠症等病，往往是肝脾失调并见，其中又以肝郁脾虚常见，治疗上要解郁健脾并重。肝脾同调包含了调整阴阳、调和气血、扶正祛邪等重要法则，只有灵活运用才能取得好的效果。

（三）典型病例

王某，男，52岁。抑郁焦虑1年余，2015年9月20日初诊。因工作压力巨大，1年前渐现抑郁不快、焦虑不安、胸闷、心烦、失眠、多梦、不欲饮食、脘腹痞满、大便溏薄等症状。自服佳静安定及安神补脑液等，效果不佳，曾于市七院诊为"焦虑抑郁症"，口服赛乐特及氯硝西泮等药，症状一度好转。停药之后迅速病回原状，遂坚持口服药物，夜寐需氯硝西泮用至 1 片，方可眠至 4～5 小时，然日间头晕脑涨，体倦身乏，情绪不稳，时郁时烦。

来诊症见：入睡困难，早醒难睡，头昏不清，心情低落，烦躁不安，胸闷气短，神疲乏力，脘腹痞满，胃纳不佳，小便短频，大便稀溏，排便不爽。舌淡白，苔白稍厚腻，脉弦滑。诊为肝郁脾虚型焦虑抑郁症，治以疏肝解郁，健脾安神。

方药：柴胡 10g，当归 15g，合欢皮 15g，焦栀子 15g，茯神 15g，远志 10g，酸枣仁 20g，首乌藤 30g，莲子心 10g，炒白术 15g，枳实 15g，炒麦芽 15g，生晒参 10g，乌药 15g，砂仁 10g（后下），陈皮 10g，甘草 5g。7 剂。

二诊：心烦减轻，夜寐改善，每夜可睡 5～6 小时，情绪低落，纳食不佳，胸闷气短，大便稍溏。舌淡白苔薄白腻，脉弦滑。前方去焦栀子，加法半夏 10g，香附 10g。

服药 2 周，诸症平稳，胸闷气短已缓，夜寐可达 6～7 小时，赛乐特每日 1 片，逐渐减氯硝西泮为每晚 1/2 片。用中药 3 周后氯硝西泮改为每晚 1/3～1/4 片。坚持服用中药 3 个月，夜寐佳，心境及精力亦好，饮食、大便正常，氯硝西泮逐渐减停，赛乐特减为隔日 1 片。后以逍遥丸调理善后，随访半年，安好如前。

情志因素是本案郁病的主因，其发生由肝失疏泄、脾失健运、心失所养所致，治疗以理气解郁为先。正如《证治汇补·郁证》云："郁证虽多，皆因气不周流，法当顺气为先。"在疏肝解郁基础上健脾安神，则肝复疏泄之职，脾复健运之功，则气血和调，精神安畅。

六、慢性肾病、蛋白尿、肾功能不全之琐谈

近年来，慢性肾病发病率逐年增高，临床中又缺乏有效治疗之法。其中以蛋白尿及肾功能不全二症治疗最为棘手。西医多以激素、免疫抑制剂、透析等延缓、维持之法应之，实非良策，且断言"慢性肾功能不全是不可逆的"。可见其于此类病中黔驴技尽，并无善法。传统中医文献中并无"慢性肾病"之病名，近世多据其症而归为"水肿""关格"等范畴。然尊古法治之，其效不显，或易反

复。言及水肿，《素问·汤液醪醴论》提出"开鬼门""洁净府""去宛陈莝"三条基本原则，沿用至今。又如《景岳全书·肿胀》曰："凡水肿等证，乃肺脾肾三脏相干之病。盖水为至阴，故其本在肾；水化于气，故其标在肺；水惟畏土，故其制在脾……则总由阴胜之害，而病本皆归于肾。"历代皆奉此为金标，于今慢性肾病中却无显效，何也？非古人言之不实，盖因今时慢性肾病之肾，非"其本在肾"之肾，且慢性肾病又何止水肿一症，岂可强行"对号入座"，焉能移花接木？

慢性肾病之水肿多伴有蛋白尿及肾功能损害。此二者古代医家受限于历史条件而未见，于今时吾等现代医者却不可不查。吾认为此二者皆为湿浊，本病病机亦为脾虚失制，湿瘀蕴藉。

蛋白质乃人体所必需的营养物质，然其从尿中流失，如完谷不化之粪便，吾认为是脾虚运化失司所致。亦有医家以西医之肾脏受损、蛋白漏出理论为根据，便认为是肾络受损或肾气不固而使精微物质外泄，遂用补肾药，不效，以为量小力弱，率尔用血肉有情之品，反使病情恶化。殊不知脾土已衰，焉有余力运化滋腻之品。从西医角度观之，血肉有情之品多含大量蛋白质、氨基酸，肾功能受损无力将其代谢产物排出体外，致使血中非蛋白氮升高，病情加重。此法实乃负薪救火也。蛋白质本为水谷精微而非肾精，乃经脾运化而成。今脾气不足，脾阳虚衰故使水谷之精微未能完全吸收输布，直接排出体外。虽由尿出，却不可以为是肾之不固。即排出体外之蛋白就应看作是脾虚不化之湿浊。且临床中此类病患多见精神萎靡，面色㿠白或萎黄，眼睑、肢体浮肿，身体消瘦，倦怠无力，纳呆便溏，舌多淡胖有齿痕，苔白，脉或滑或濡或细，此皆为脾虚湿盛之象，岂能不查，而强行将两"肾"画等号？正如《素问·玉机真脏论》所言："五脏者，皆禀气于胃，胃者，五脏之本也。"脾为后天之本，人体精微物质的化生皆依靠其运化之力。故治疗中当以健脾之运化为首要。土爱稼穑，脾秉土性，受纳水谷，化生气血，运达四旁，排出糟粕。故遣方用药时当涩利同施，补泻兼顾。吾常以异功散加黄芪、生山药等健脾益气，以助运化；取莲肉、芡实等健脾补虚以增固摄；选苍术、防风、蝉蜕等祛风胜湿；用薏苡仁、泽泻、云茯苓、益母草等利水渗湿。全方冲和平淡，补而不滞，利而不峻，益气中有燥湿之功，固摄中有运脾之力。其中重用黄芪，即增脾之运化之力，又大补中气，从上以摄下。《灵枢·口问》云："中气不足，溲便为之变。"同时据现代药理研究表明，本品能扩张血管，增加肾小球滤过膜通透性，具有利尿和激素样作用，符合补泻并施的总体原则。又如芡实既健中州又主湿痹，吾用之固摄蛋白，恒有效验。蛋白尿以肉眼观之，可见大量泡沫或可谓之"气泡"，故蛋白尿亦可看作风盛之表现。故方中加入防风、蝉蜕等风药既可祛风邪又可胜湿邪，此皆可谓一举两得之妙手。如此健固中焦，统摄有度，湿浊得化，蛋白自消，亏虚之体自复。正如《素问·太阴阳明论》所言："四肢皆禀气于胃，而不得至经，必因于脾，乃得禀也……脾脏者常著胃土之精也，土者生万物而法天地。"

肌酐、尿素氮的升高，吾亦认为是湿浊。脾虚湿停，湿浊当化不化，当排不排，蕴藉体内故使肌酐、尿素氮升高。湿瘀蕴藉日久成毒即至尿毒症期。湿毒瘀阻中焦，脾胃升降失调，则见二便不利，肌酐、尿素氮等代谢产物的潴留；湿毒上熏，则见口中秽臭，舌苔厚腻；湿浊上蒙清窍症见头昏、头晕、精神萎靡；湿毒外溢皮肤则见皮肤晦暗瘙痒；湿毒瘀积日久化热故见黄腻苔、高血压、血尿等热象；湿为阴邪，病邪久羁，阳气被伐，阳虚生内寒，故见畏寒肢冷，面白脉沉等寒象。《素问·评热病论》曰："邪之所凑，其气必虚。"慢性肾病病邪久恋，正气受损。脾气虚衰，运化失司，长期蛋白流失，血清蛋白下降；脾失统摄，血尿频现，此为本虚。脾虚失运，致使湿浊稽留，出现氮质血症，此为邪实。至此，本病已到虚实寒热夹杂之危重时期。故治宜标本兼治，补泻并投。仍用异功散加味，健脾固摄以治本；配以五苓散、三仁汤等加减以利水消肿；佐以川大黄，枳实等以通腑泻毒；蒲公英，百花蛇舌草等清热解毒；以益母草、三七粉、丹参等活血利湿，以化湿瘀；制附子、官桂温阳化气，以解湿毒。多法并举，使邪去正复。湿邪黏腻重浊，于此重病后期多已化热成毒，弥漫三焦，不易祛除。故用清热解毒之品配合泻下之川大黄，取其勇猛疾驰、荡涤积垢之力，以通腑泄热、解毒降浊。久病必瘀。《血证论》言："凡有所瘀，莫不壅塞气道，阻滞生机。"故尿毒症病患多见面色晦暗，皮肤瘀斑，肌肤甲错之"尿毒症面容"。运用丹参、益母草等活血药，可祛除湿瘀而达"去宛陈莝"之效。现代药理研究亦发现活血化瘀药有改善肾脏循环、扩张肾脏血管、改善血液黏稠度、清除免疫复合物的作用，并能抑制肾小球纤维化、软化或吸收增生病变，达到恢复肾功能的目的。方中加少许制附子、官桂等温热药，乃是尊仲景"病痰饮者，当以温药和之"之意，温阳化气，以解湿毒。病虽多有热象，然湿本为阴邪，且热药量小，虽反仍和。此时，尚可运用灌肠等外用法，多法同施，常有显效。

如2015年3月，吾曾治刘某，女，58岁，患IgA肾病近10年。来诊时，面黄神萎，气短乏力，失眠焦虑，口眼干涩，身颤手抖，肌酐308μmol/L，尿素氮20mmol/L，尿蛋白（++），舌红少苔，脉象沉细。方药：黄芪45g，生地黄20g，牡丹皮15g，生山药20g，薏苡仁20g，芡实15g，制附子7.5g，川大黄15g，枳实15g，泽泻15g，丹参20g，远志10g，车前子15g。本方主体不变，随症略有加减，连用5个月，蛋白尿不再出现，肾功恢复正常而痊愈。随诊三年无复发。

本病是慢性消耗性疾病，病程漫长，劳累、感冒、腹泻等因素都会使病情反复，医者要有战胜疾病的信心。当治疗方针确立后，没有特殊情况不可轻易改弦易辙。吾常说：类似这样的疾病都需要一个从量变到质变的过程，需要医者长时间的守方，胜利往往是在再坚持一下的努力中。

七、崩漏（功能性子宫出血）之临床诊治经验

崩漏为临床妇科常见病之一，所谓崩漏即是指月经周期紊乱而出血的一种病证。崩有来势凶猛，量多如山崩之意；漏即淋沥不断，经量涩少。由于崩、漏二者之间互相转化，互相影响，故临床合称为崩漏。根据其特点，与西医学所指的功能性子宫出血最为近似，因此中医常把功能性子宫出血包括在崩漏范畴之内。

吾和家父在前人"塞流""澄源""复旧"治疗原则的启发下，以补脾益气为轴心，辨证求因，标本兼治，治疗本病取得了较好的效果，现将其经验体会介绍如下：

（一）对崩漏病机的认识

形成崩漏的原因，就脏腑而论，吾认为主要由肝、脾二脏失去了"藏血"与"统摄"功能，所以历代医家对此十分重视。宋代严用和在《严氏济生方·崩漏》

中指出："崩漏之疾……倘若将理失宜，喜怒不节，肝不能藏血于宫……所以崩中、漏下。"《济阴纲目·崩漏门》曰："脾统血，肝藏血。其为患因脾胃虚损，不能摄血归源；或因肝经有热，血得热而下行；或因肝经有风，血得风而妄行；或因怒动肝火，血热而沸腾；或因脾经郁热，血伤而不归经。"《医宗金鉴》亦有类同观点。从中不难看出，肝、脾二脏的功能失调是形成崩漏的主要原因。若就气血而论，崩漏乃由气不摄血所致。若就阴阳虚实、寒热而言，崩漏乃属阴和虚火，故《素问·阴阳别论》说："阴虚阳搏谓之崩。"张山雷在《沈氏女科辑要笺正·血崩》进一步阐发了《黄帝内经》的观点说："崩中一证，因火者多，因寒者少。然即使是火，亦是虚火，非实热可比。"

综上前人诸说，结合临床实践，吾认为产生崩漏的主要原因是"脾不统血"。脾是后天之本，生化气血之源，具有统摄血液、统辖冲任的功能。因此，不论肝不藏血，气不摄血，水火不济或血热妄行等均必影响到脾的统摄功能失调而发病。如：郁怒伤肝，肝失藏血之能，肝木乘脾，脾失统摄之权，促使冲任不固，才能形成本病。气不摄血归结到脏腑仍是指脾虚不能统血，脾气下陷不能摄血而言。历代医家常把崩漏称为"崩中"，不是没有道理的，说明崩漏的产生与中州脾胃关系至关重要，因而吾认为脾不统血是产生崩漏的主要原因。

（二）崩漏的治疗

崩漏之病，往往缠绵不愈，反复发作，由于出血迁延日久，周期陷于紊乱，故耗伤气血为必然。从临床辨证角度上，吾认为"虚"尤其"脾气虚"是本病的本质，故前人有"治崩必治中州"的说法，结合"有形之血不能速生，无形之气所当急固"的论述，我们认为补脾益气法是治疗本病的基本要则。

崩漏为出血性疾病之一，不论其久暂均伤人体气血。气血乃人体生命活动的重要物质，气血损伤必然导致其他脏器、组织机能失调，进而加剧出血，造成恶性循环，使病变趋于复杂化。因此，在出血期间不论何型，除加入益气之品外，均应增添止血、塞血之品，以助澄源之法方可速效，这就是吾在临床中所体会到的，在出血期间必须运用标本兼顾的方法。

然而由于本病较为复杂，虚中夹实、夹瘀等现象亦不少见，故在治疗过程中还宜因人、因时、因症去辨证施治，灵活化裁。

下面将临床常见证型的脉症及基本方药列出：

1. 脾不统血，气虚不摄型

病因病机：本型多由平素思虑过度，所想不遂，日久损伤脾胃，脾失统摄所致。

症状：多见暴崩不止或淋漓不断，血色浅淡，稀薄无块，面黄不华，精神萎顿，周身倦怠，气短懒言，不思饮食，大便或常或溏，或伴脱肛、脱宫，舌质淡红，脉象虚大或芤或弱等。

治法：补脾益气，止血塞流。

基本方药：黄芪 50g，党参 25g，白术 20g，白扁豆 20g，当归 10g，阿胶 15g，仙鹤草 50g，大蓟 15g，小蓟 15g，地榆炭 20g，侧柏炭 20g。

随症加减：四肢厥冷者是阳欲脱、阴欲败的征象，本方加附子 20g，干姜 10g；血流不止是脾气亏损，冲任不固，本方加升麻 10g，川续断 20g；大便溏泻者脾胃无权，健运不佳，本方加莲肉 20g，山药 30g；脱肛、脱宫者是中气下陷，升提不能，本方加升麻 10g，石榴皮 15g；气短心悸者是失血过多，血不营心，本方加远志 15g，朱砂 0.5g（冲服）。

本方取黄芪、党参、白术、白扁豆补脾益气、固摄中州为主，以治其本。取仙鹤草、大蓟、小蓟、地榆炭、侧柏炭止血塞流为辅，以治其标。配当归，除与黄芪配伍具有补血之功外，尚取其活化之用以防塞流壅滞之弊。盖血去阴伤，故入阿胶滋阴养血止血，佐上药以收全功。

2. 肝不藏血，脾失统摄型

病因病机：本型多由郁怒伤肝，肝失条达，气分逆乱，肝不藏血，下乘脾土，中州失摄，冲任失调所致。

症状：多素日善怒，稍有不遂，即气不得解，胸胁作胀作痛，经血漏下不止，其色深红或夹血块，头目眩晕，饮食欠佳，舌红苔黄，脉象弦细等。

治法：疏肝清热，益气塞流。

基本方药：柴胡 15g，白芍 20g，当归 15g，川芎 10g，木香 10g，黄芪 50g，党参 20g，仙鹤草 50g，大蓟 15g，小蓟 15g。

随症加减：流血不止者是肝不藏血，血不归经，本方加地榆炭20g，郁金20g；头目眩晕者是水不涵木，肾虚肝亢，本方加菊花20g，龙胆15g；胸胁疼痛者是肝气不舒，本方加瓜蒌20g，枳壳20g。

本方以柴胡、白芍、当归、川芎、木香疏肝解郁为主，以澄其流；以黄芪、党参、仙鹤草、大蓟、小蓟益气塞流为辅，以治其标。方中黄芪、当归配伍仍取补血之用，黄芪、党参结合意在补气摄血，以固中州。仙鹤草、大蓟、小蓟除取塞流止血之用外，尚有清热之功。

盖崩漏之症，虽为有热，实非实火可比，且大部之热已随血而去，故不宜苦寒太过，只宜选择微具凉血之品为是。

3. 劳伤瘀血型

病因病机：本型多为劳倦伤脾，外伤跌仆，或经期产后余血未尽或因补涩太过，瘀血阻滞，残留宫中，使新血不得归经所致。

症状：多漏下淋漓不断或骤然下血甚多，色紫黑有瘀块，少腹疼痛拒按（血块排出后疼痛减轻），舌质暗红或青紫，脉象沉涩。

治法：活血化瘀，益气塞流。

基本方药：当归20g，川芎10g，赤芍15g，丹参30g，红花20g，木香10g，党参20g，黄芪20g，仙鹤草50g。

随症加减：血流不止是宫存瘀血，新血不得归经，本方加蒲黄15g，苏木30g；少腹剧痛是积血过多，壅塞不出，本方加延胡索20g，五灵脂20g；血块多者是瘀滞不化，气血相凝，本方加三棱15g，莪术15g，桃仁15g。

本方以当归、川芎、赤芍、丹参、红花、木香补血活血，祛瘀生新为主，以澄其源。取党参补益肺脾之气，以固中州，以摄血液；合仙鹤草专攻止血而塞流。二者配伍意在益气塞流，使活血之品化瘀血而不致新血离经。瘀祛新生，血得固摄则崩漏可止。

（三）病例举要

【案例1】辛某，女，38岁，河南省济源县长征机械厂工人。

初诊：月经不准，经量过多近2年。2年前突然阴道流血不止，急至当地医院，诊查为"功能性子宫出血"，经中西药品、住院治疗 2 个月，病情时好时坏，不能起榻。经人介绍由爱人搀扶来诊。来诊时面色苍白，精神萎顿，语音低微，舌质淡红，舌体胖大周边见齿痕，六脉微细欲绝，并纳谷欠佳，便溏等症。脉症合参诊为脾不统血，气虚不摄之崩漏证。

治法：补脾益气，止血塞流。

方药：黄芪 50g，党参 50g，薏苡仁 50g，白术 20g，当归 15g，阿胶 15g，肉桂 10g，仙鹤草 50g，大蓟 15g，小蓟 15g。3 剂，水煎服。

二诊：病证如前，前方加地榆炭 20g，棕榈炭 20g，3 剂。

三诊：二进补脾益气，止血塞流之药，经红已止，已思饮食，便溏好转，行路言语较前有力，余症同前。前法去塞流之品增损治之。

党参 30g，黄芪 30g，肉桂 5g（后下），当归 20g，白术 30g，远志 15g，朱砂 0.5g（冲服），黑芝麻 20g。3 剂。

后略有增减，前后进补脾益气、止血塞流、补益心脾，酌加补肾之剂共 12 剂，诸症悉退，脉转有力。停服汤剂，投归脾丸 20 剂，以善其后，随访至今良好。

【案例 2】姚某，女，24 岁，沙河口区民权北四街居民。

初诊：月经量多不回 2 个月。2 个月前因暴怒而经血不止，先后赴市立某医院和市妇产医院诊为"功能性子宫出血"。经中西药品治疗，非但不效，反而增重，于 1998 年 02 月 16 日由其母推车来诊。来诊时患者面色苍白憔悴，唇甲黯淡不润，二目无神，表情痛苦，手按下腹，呻吟不止，因血流如漾不敢就座。望其舌，苔黄厚有龟裂，诊其脉芤而左关独亢，问其因患者平素性急多怒，稍有不遂，则气不可解，2 年来月经皆先期而至，7～8 天方回。今饮食不振，周身无力，夜不成眠，怔忡烦乱，口干不欲饮，少腹疼痛。四诊相参乃肝不藏血，脾失统摄，肝热夹瘀为患。

治法：疏肝清热，益气塞流，佐以活血化瘀。

方药：柴胡 15g，白芍 15g，党参 20g，黄芪 50g，仙鹤草 50g，大蓟 25g，小蓟 25g，地榆炭 20g，侧柏炭 20g，赤芍 15g，黑芝麻 20g。3 剂。

二诊：3 剂服之，血流更多，少腹疼痛拒按，脉见沉涩不滑，滴水不进，彻夜不眠，心悸怔忡仍然，大便 5 日未行。寻其因，乃补塞过度使然。改法更方，拟活血化瘀，佐以疏肝塞流益气。

当归 20g，赤芍 20g，红花 25g，三棱 15g，莪术 15g，延胡索 20g，白芍 15g，仙鹤草 50g，大蓟 25g，小蓟 25g，黄芪 30g。3 剂。

三诊：3 剂服完，第 1 剂腹剧痛，下血饼三四块，大如柿饼，小如柳叶，色紫较硬，随之流血百余毫升。2、3 剂服后，腹痛骤止，流血减半，饮食少思，饮水一杯，此瘀血已下，壅塞已开，再守原法出入治之。

黄芪 50g，当归 20g，赤芍 20g、白芍 20g，桃仁 10g，丹参 50g，仙鹤草 50g，大蓟 25g，小蓟 25g，棕榈炭 20g，地榆炭 20g。3 剂。

四诊：药后血止痛除，饮食有增，脉转沉细，但气力不足，大便未行，夜寐欠佳仍存，此津液未回、血虚不营所致，拟补益心脾佐以润燥之法。

黄芪 20g，党参 20g，当归 40g，川芎 10g，火麻仁 20g，郁李仁 20g，肉苁蓉 30g，大蓟 15g，小蓟 15g。3 剂。

又诊遵前法加减治之，诸症悉除。后用逍遥丸、归脾丸各 10 剂以善其后，迄今未再复发，月经届期而至。

【案例 3】 杜某，女，29 岁，大连海味饭店厨师家属。

初诊：月经不断，少腹疼痛 2 个月。患者于 2 个月前经行之际，因惊恐而月事少回，随之少腹作痛，经血淋漓，赴市某医院妇科及市妇产医院检查，诊为"功能性子宫出血"，虽经注射多种止血剂无效，近日血流日增，腹痛加剧，由其爱人搀扶来诊。来诊时面色憔悴，口唇苍白，精神颓萎，气短懒言，经色紫黑多块，少腹疼痛拒按，眠安纳差便调，六脉沉涩无力。四诊相参乃瘀血内阻、新血不生、气虚不摄所致，证属血瘀经漏。

治法：活血行瘀，益气塞流。

方药：莪术 15g，三棱 15g，黄芪 20g，赤芍 20g，红花 20g，香附 20g，仙鹤草 50g，大蓟 25g，小蓟 25g，棕榈炭 20g，当归 20g。3 剂，水煎服。

二诊：服上药腹痛略减，但血流不止，仍有血块，其他脉症同前，此瘀血未下之故，遵前法减少止血塞流之剂量，再进 3 剂。

当归 20g，丹参 50g，红花 30g，莪术 15g，三棱 20g，香附 20g，大蓟 15g，

小蓟 15g, 地榆炭 20g, 仙鹤草 30g, 黄芪 20g。3 剂。

三诊: 腹疼已止, 血流减半, 血块少有, 脉来沉细, 此瘀血已下, 再拟前法减少活血之品, 增加塞流之剂量。

仙鹤草 50g, 大蓟 25g, 小蓟 25g, 地榆炭 20g, 棕榈炭 20g, 艾炭 20g, 红花 15g, 赤芍 15g, 香附 20g, 黄芪 20g。3 剂。

又经二诊, 诸恙皆退, 投归脾丸 10 剂以资巩固, 追访至今未再复发。

(四) 经验体会

1. 治疗崩漏要顾及脾气

脾为后天之本, 乃生化气血之源。它统摄着全身的血液, 管辖着冲任二脉, 故在治疗中要特别重视脾气。程钟龄在《医学心悟·妇人门》中说:"此等证候, 无不因脾气先损……须令脾胃健旺, 后天根本坚固, 乃为可治。"只有中州坚固, 血液得以摄服, 才不致离经妄行。

但在施用过程中要结合病情, 因人、因症而宜, 根据不同阶段, 辨证求因, 灵活掌握补脾益气药的剂量及其在不同证型中的地位, 不能泛泛应用。

2. 出血期间要标本同治

前人治崩虽分"塞流""澄源""复旧"三个阶段, 但临证体验, 不能截然分开, 尤其在出血期间, 要标本同治。十灰散等止血塞流之剂若不同"澄源"之法相结合, 往往只能扬汤止沸, 取效于一时, 或可因"塞流"过度, 使离经之血, 瘀积腹中, 导致瘀血不去, 新血难生, 加重病情。"澄源"之法若不与"塞流"之法相配伍, 血流亦不能速止而易生他端。故在此间, 根据辨证酌加"益气""塞流"之品标本同治, 方为较完全之法, 但就主就次, 应按缓急灵活处理, 切忌杂乱, 主次不分。

通常对血流较多或势如泉涌的患者, 都要增大其补脾益气、止血塞流药物的剂量, 助澄源之法而速效。剂量过小, 药不及病, 往往只能隔靴搔痒, 延长病程或可因此而病势缠绵。

但崩漏之病较为复杂, 虽为虚证, 亦常有夹瘀或劳伤瘀血型者, 故凡此类不宜增多增大其剂量, 只宜寓攻于补或寓补于攻。

3. 祛瘀、塞流之法宜适可而止

祛瘀止血与塞流止血虽为治疗崩漏的方法之一，但不是本病的根本之法，不能久用，宜适可而止。对瘀血型崩漏应用活化剂时，须在瘀血去、腹痛止时停止应用，不能过施妄投。然而亦不能谨小慎微，视活血如虎狼，即使在其他类型中于出血期间也可少佐当归、川芎之类活血和血之品，以防益气、塞流之壅滞。塞流止血法只适合于出血期间，其剂量之大小应随血流之多少而增减，待血流停止后停用。

八、自拟定带汤治疗带下病之经验体会

带下病是妇女常见疾病之一，古人有"十女九带"之说。如在月经前后及妊娠初期带下增多是正常现象，不属于疾病。如平素带下过多，连绵不止，黄白杂下，间夹血迹，伴有恶臭之味，这就是疾病的征象。其不但影响正常月经，妨碍生育，更有甚者会导致恶化甚至危及生命。东垣曰："黄带频流日久不止者，难治有臭味者危。"古代医家把它分为青、赤、黄、白、黑五色带下，象征着五时五脏各有其带。如《济阴纲目》说："若伤于足厥阴肝经色如青泥，伤于手少阴心经色如红津，伤于手太阴肺经形如白涕，伤于足太阴脾经黄如烂瓜，伤于足少阴肾经黑如衃血。"认为白带是由脾湿过胜和肾虚所致，治用健脾燥湿补肾之法；黄带是由脾湿下注、郁久化热、湿热蕴于任带所致，治宜清热利湿等。其病因方法虽可取，但五色带下之说未免牵强，乃缺少临证实践之故，有人云亦云之嫌。古代医家有以著书为娱者，如清代张璐著过《张氏医通》。《中国医学史》说："张氏隐居洞庭山二十余载以著书为娱。"隐居深山，不问世事，谈何实践。没有临床，空谈理论，岂不误医。吾辈当戒之，空谈误国，实业兴邦。

半个世纪以来，吾治疗带下病人，不计其数。从临证看，主要以黄白二带或间有血者为主。通过实践和妇科内检，证实白带清稀有腥味者多由附件炎、盆腔炎等引起；黄带黏稠有臭味者多由附件炎日久不愈，子宫颈糜烂等引起；夹有血者多易患宫颈癌。吾常把它分为三大类：①白带（寒带）者，胞宫寒冷，脾湿过胜。②黄带（热带）者，脾湿下注，郁久化热。③黄带伴有血出者，热壅日久，成毒败溃。

经验之见：吾用自拟张氏定带汤加减，以清热温宫、燥湿固涩为本，治疗带下病效果可观，特别是黄、白二带，收效迅速。兹将病因、证治、方歌介绍如下：

（一）带下病之病因

（1）白带　胞宫寒冷，脾湿过胜。

（2）黄带　脾湿下注，郁久化热。

（3）黄带有血　热壅日久，成毒败溃。

（二）辨证施治

1. 白带

症状：带下清白如涕，无臭味，面色㿠白，四肢冷或两足浮肿，精神疲倦，小便清长，苔白，腰痛，脉沉细。

治法：温暖胞宫，补脾利湿。

处方：当归15g，川芎10g，熟地黄20g，酒芍药20g，椿皮20g，防己20g，草薢20g，莲肉20g，苍术20g，薏苡仁50g，官桂20g，吴茱萸10g，炮姜10g。

2. 黄带

症状：带黄稠黏，有臭味，腰痛，四肢和，苔黄腻，脉象细数。

治法：清热补脾，利湿涩滞。

处方：当归15g，川芎10g，生地黄20g，生芍药20 g，椿皮20g，防己20g，草薢20g，莲肉20g，苍术20g，薏苡仁50g，芡实20g，紫花地丁50g，蒲公英50g，金银花20g。

3. 黄带有血

症状：黄带中有血迹，伴有臭味，腰痛，兼有低烧，舌苔黄腻，大便时燥，小便短黄，脉弦细数。

治法：清热解毒，健脾利湿。

处方：当归15g，川芎10g，椿皮20g，防己20g，草薢20g，莲肉20g，黄药子15g，漏芦15g，半枝莲50g，金银花20g，大青叶20g，穿山甲15g，乳香

15g，没药 15g。

（三）张氏定带汤方歌

张氏定带四物莲，椿龙萆己苍苡芡。

白加官桂吴萸姜，黄用双翘地英添。

黄血杂下黄药子，漏芦莪术半枝莲。

（四）病例举要

【案例1】陈某，女，34岁，盘锦某乡副主任。

初诊：婚后 7 年不孕，经闭 2 年未潮，经营口县医院检查确诊"附件炎，子宫轻度萎缩"，遍求医药，病不起色。近年来白带频流，无臭味，少腹冰冷，腰腹痛，精神不振，面色㿠白，营养尚可，舌苔薄白，脉象沉细。辨证分析，病属胞宫寒冷，脾湿过胜，治宜张氏定带汤加减服之。

处方：当归 15g，川芎 10g，熟地黄 20g，酒芍 20g，龙骨 20g，莲肉 20g，萆薢 20g，苍术 20g，防己 20g，官桂 20g（后下），吴茱萸 10g，炮姜 10g。5 剂，水煎，每日 2 次口服。

二诊：前法温宫利湿，带下减少，腰痛减轻，其他如前，遵原法再进 5 剂。

三诊：两进温利，白带几乎全止，腰痛骤然而愈，脉转有力，月经仍未来潮，再守前法增减治之。

当归 20g，川芎 10g，熟地黄 20g，酒芍药 20g，生龙骨 20g（先煎），萆薢 20g，防己 20g，苍术 20g，官桂 20g（后下），吴茱萸 10g，香附 20g，柴胡 15g。5 剂。

四诊：服药 15 剂，白带已止，腰痛痊愈，腹仍作痛，月经未行，寒湿未能全解，再照上法 3 剂，继服白凤丸 2 个月。

1996 年夏季，患者同其爱人抱一小孩来吾家感谢，述月经、带下均正常。

【案例2】刘某，女，43岁，由家村人。从去年冬季因感冒发热治疗后，白带增多，未在意。今春白带逐变黄色，频流不止，黏稠有臭味，阴痒不可解，去当地妇产医院检查诊断为"二度宫颈糜烂"。每天上药和注射胎盘，月余不效，腰痛腹痛，日暮发热，服汤剂20余剂无效。

初诊：体质瘦弱，饮食减少，睡眠尚可，舌苔黄厚而不润，精神不振，面色萎黄，脉来细数。根据所见，证属脾湿下注，郁久化火为病，治宜张氏定带汤加减服之。

处方：当归15g，川芎10g，生地黄20g，生白芍15g，生龙骨20g（先煎），萆薢20g，防己20g，苍术20g，椿皮20g，薏苡仁50g，金银花20g，连翘20g，蒲公英50g，紫花地丁50g。3剂，水煎，早、晚分服。

二诊：服前药，病情如旧，原方再续之5剂。

三诊：共服药8剂，黄带稀薄不稠黏，阴痒骤止，热已退，其他如前，再按上法5剂。

四诊：三进清利，药获捷效，黄带变为白色，量已减半，饮食有所增加，腰腹痛止，仍守原法继追穷寇，照上方3剂。

五诊：共服药16剂，带下全无，腰腹痛止，食已甘味，舌苔已退而湿润，精神饱满，步履有力，脉来沉细。诸病悉退，病获痊愈，经妇科内检糜烂已平，微有炎症尔。

【案例3】于某，女，53岁，寺儿沟群众。患者一生未孕，2年前偶患黄带，中夹血迹，腰腹作痛。近年来，黄带频流不止，伴血而下，气味恶臭，不能近人，去当地二院妇科检查诊断为"三度宫颈糜烂，双侧输卵管炎"，每日注射胎盘组织液和内上药无效，先后去当地三院及中医院，服中药近百剂，病不好转，反而日趋加剧，灰心泄气，坐待不顾。经邻居介绍，勉强来诊。

初诊：带黄赤杂下，腰腹胀痛，精神颓萎不振而呻吟，面色萎黄而浮肿，二目无神，语言无力，厌食不纳，反胃恶心，大便燥，小溲黄，舌苔黄腻，六脉弦数。根据四诊所见，辨证分析，证属热壅日久，成毒败溃，宜张氏定带汤治之。

处方：当归15g，川芎10g，生地黄20g，生白芍20g，萆薢20g，椿皮20g，莲肉20g，薏苡仁50g，金银花50g，连翘20g，穿山甲15g，天花粉20g，乳香15g，没药15g，大青叶50g。3剂，水煎服。

二诊：清热解毒，带色纯黄无赤，量比前少，其他如前，再守原法3剂，处方同前。

三诊：共服药 6 剂，黄带仍流，但味气可近，量已大减，腰痛去半，便亦通畅，脉象如前，再守前方增减。

当归 15g，川芎 10g，生地黄 20g，生白芍 20g，萆薢 20g，椿皮 20g，莲肉 20g，薏苡仁 50g，金银花 50g，穿山甲 15g，天花粉 20g，大青叶 50g。3 剂，水煎服。

四诊：9 剂服下，带变白色，臭味已退，面肿亦消，纳食增，恶心无，二便通畅，脉来细数，舌苔已退，药已收效，再照原方增减。

当归 20g，川芎 10g，莲肉 20g，萆薢 20g，薏苡仁 50g，金银花 50g，大青叶 50g，连翘 15g，茯苓 20g，生地黄 15g。3 剂，水煎服。

五诊：四进清解，病已减半，白带虽有而量少，恶味已无可近之，腰腹不痛，二便正常，脉转沉细，舌苔已化，精神转佳，饮食大增，基本告愈，再用四诊法 6 剂，处方同上。

六诊：18 剂服下，取效可喜，带下少量，腰腹无苦，食已甘味，精神饱满，诸病痊愈，照前方增减再服 3 剂以资巩固。

当归 15g，川芎 10g，莲肉 20g，萆薢 20g，薏苡仁 50g，金银花 50g，连翘 20g，茯苓 20g，生地黄 20g。

（五）结语

带下病属常见病、多发病，几乎每天都有求治者。以吾之经验，治疗带下之药量必须大，辨证更要准确。黄带服药后逐渐变白减少是有效征象，正如傅青主医话说："白带轻，黄带重，若见赤带送了命。"此言虽属形容，但以临证来看，却也如是。

吾以为，书本理论易得，临床实践经验难求。正如吴鞠通说："熟读王叔和不如临证多。"古方虽能治今病，然随着社会变迁，环境改换，治疗对象不同，而换来的疗效也就各有所异。吾认为：古方治今病，须通过实践，绝不可人云亦云，人用亦用，承袭错谬，延传后世。祖国药物学幸有李时珍辨别真伪，批判了明以前伪药杜撰，以实践经验、亲身体会写出一部耗尽心血的伟大著作《本草纲目》。吾辈应有王清任的改错精神，敢想敢干，哪怕理论有失，但逐瘀汤之卓效，后世有睹。

定带汤是吾几十年经验积累，分型简单，辨证较易，只要把歌诀记熟，灵活应用，便常可手到病除。

九、"增减参苓四神汤"辨证治疗五更泻的临床经验

五更泻亦称黎明泻、鸡鸣泻、晨泻等，西医学的肠结核、慢性结肠炎具有相类似的症状。祖国医学认为是由于脾肾阳虚，命门火衰，运化水湿失常，不能腐熟水谷所致。五更天明正是《素问·金匮真言论》所讲："鸡鸣至平旦，天之阴，阴中之阳也。"阴气尚胜，阳气未复之时，真火未动，无力上腐脾土，因而天明时不痛而泻。《医学衷中参西录》说："至黎明寅时，为三阳之候，人身之阳气，亦应候上升，自下焦而将达中焦。其人或元阳之根柢素虚，当脐之处，或兼有凝寒遮蔽，即互相薄激，致少腹作疼。久之阳气不胜凝寒，上升之机转为下降，大便亦即溏下，此黎明作泻之所由来也。"治疗此病，医家常用王肯堂的四神汤，吾临证观察不甚理想，效果也不巩固。近年来吾治疗五更泻有一些经验和心得，结合古代先贤的理论，以参苓四神汤化裁治疗百余例，效果显著，现将经验介绍如下。

（一）辨证施治

1. 脾肾阳虚型

病因：脾肾阳虚，命门火衰，运化水湿失常，不能上腐水谷。

症状：五更天明不痛而泻，不能约束控制，所便之物，稀溏不成形，完谷不能化，少腹冷，面㿠白，舌淡白，脉沉细。

治法：温补脾肾，大补元阳。

主方："参苓四神汤"化裁。

基本处方：党参50g，炒白术20g，茯苓20g，肉豆蔻20g，吴茱萸10g，补骨脂20g，五味子15g，肉桂15g（后下），罂粟壳15g。

随症加减：①晨泻次数多，水样便，失去约束控制，是脾阳不振偏重，运化水湿失职。本方加附子15g，倍加白术50g，茯苓50g，增强命门元阳之力，倍

加水湿运化之功。②晨泻溏稀便，失掉约束控制，完谷不化，少腹冰冷，是肾阳不足偏重，腐熟水谷无能。本方加诃子 15g，干姜 15g，麦芽 15g，神曲 15g，山楂 15g，加肉桂至 20g，大补肾阳不足，健脾胃而涩肠。

【典型病例】于某，女，46 岁，被服厂工人。

初诊日期：1998 年 4 月 10 日。

1995 年患结核病经治而愈，近两年天明即泻，腹不痛有胀感，每晨 3～4 次溏便。经医院检查，有的认为是肠结核，有的认为是慢性腹泻，先后服链霉素片、痢特灵，汤剂白术散、四神丸等。病情缠绵两年而未见起色，反日趋加重，饮食逐渐减少，溏泻有增无减，精神营养尚可，月经按时来潮，舌苔少布，脉见沉迟细。根据所见，诊断为脾肾阳虚五更晨泻证，宜用四神汤加减治疗。

处方：党参 20g，炒白术 20g，茯苓 20g，肉豆蔻 20g，吴茱萸 10g，补骨脂 20g，肉桂 15g（后下），诃子 15g，五味子 15g。3 剂，水煎，日 2 次食后服。

二诊：1998 年 4 月 14 日，3 剂下腹，晨泻次数骤减，每天 3 次溏便，饮食有增，脉转沉细，药既获效，仍守原方，剂量少有变动，继追穷寇。

三诊：1998 年 4 月 18 日，药下 6 剂，已获捷效，两载陈疾，豁然而愈，溏泄每晨 1 次，惟不成形，腹亦不胀，纳食渐增，精神饱满，步健有力，脉仍沉细，再遵原方更增补脾土之品，以观其效。

处方：党参 30g，炒白术 20g，茯苓 20g，肉豆蔻 20g，吴茱萸 10g，补骨脂 20g，肉桂 15g（后下），白扁豆 20g，山药 30g。3 剂。

四诊：1998 年 4 月 24 日，三进温补脾肾，命门仓廪称职，诸恙尽皆消除，大便每天 1 次而成形，饮食消化均复常。脉象沉细。停汤剂，改为早服白术散 1 包，晚服四神丸 1 丸。追访半年无虞。

按语：用四神肉桂之品，温补命门元阳之火，增参苓术诃之类，健运后天仓廪之功。此病纯系脾肾阳虚，命门火衰，运化水湿失常，不能腐熟水谷所致，温补命门元阳之火，使真火旺，上腐水谷，又合健运后天仓廪，火旺而湿退，湿去则脾健，灭阴气使消减，助阳气而早临，则晨泻得愈。

2. 脾肾阳虚，肝木乘土型

病因：素来肝旺易怒，性情急躁，复患脾肾阳虚、命门火衰之疾，腐熟无力，健运失职，五更天明，肝旺木胜，势必乘脾，致疼而后泻。

症状：五更天明，疼而后泻，所排之物，稀溏不成形，不能约束控制，时或夹有少量脓血便，脉象弦细或沉细。

治法：健脾温肾，平肝理气。

处方：党参 20g，炒白术 20g，茯苓 20g，肉豆蔻 20g，吴茱萸 10g，补骨脂 20g，五味子 15g，肉桂 15g（后下），诃子 15g，附子 10g，柴胡 20g，陈皮 20g，白芍 20g。

加减：①晨泻便溏次数多者是脾阳不振，命门火衰，本方重加附子、白术。②有少量脓血便者，是肝郁化热，有伤肠络，本方加白芍 10g，柴胡 20g，白头翁 30g。

【典型病例】天某，女，31 岁，瓦房店电机厂工人。

初诊日期：1997 年 10 月 9 日。

晨泻已三年之久，每早排出溏便 2～3 次，先腹痛而后泻，时有少量脓血杂出，经瓦房店医院肛镜检查，确诊为"慢性结肠炎"。中西药品均尝，病不好转，反日趋加重而来诊。精神不振，面色萎黄，体质瘦弱，语声低下，性躁易怒，饮食不佳，舌苔微布而滑白，六脉弦细而有力。根据四诊所见，病属脾肾阳虚，肝木乘脾之证。所喜的是，阴证见阳脉，尚可医治，故说："阳病见阴，病必危殆，阴病见阳，虽困无害"，急宜增减参苓四神汤治之。

处方：柴胡 20g，白芍 20g，陈皮 15g，党参 20g，炒白术 25g，茯苓 25g，肉桂 15g（后下），肉豆蔻 20g，吴茱萸 10g。3 剂，水煎，日 2 服。

二诊：1997 年 10 月 14 日，平肝气温脾肾，初收效果，虽晨泻如前，但腹痛陡停，脉象弦细，再守原方增损。

柴胡 15g，白芍 20g，党参 20g，陈皮 15g，诃子 15g，肉豆蔻 20g，吴茱萸 10g，补骨脂 20g，炒白术 20g，肉桂 15g（后下）。3 剂。

三诊：1997 年 10 月 26 日，服药 11 剂，下元真火已足，脾胃健运称职，肝已疏泄，疼泻均止，烦躁已解，但便不成形，脉转沉细，根据脉证，健运水湿仍差，故守原意，术、苓加倍，以观后效。

柴胡 15g，白芍 20g，陈皮 15g，党参 20g，炒白术 40g，茯苓 40g，肉豆蔻

20g，补骨脂 20g，五味子 15g，罂粟壳 15g，肉桂 15g（后下）。3 剂。

四诊：1997 年 11 月 2 日，药下 14 剂，火足脾健，肝气已平，食已甘味，大便每晨 1 次而成形，精神振作，步履有力，面色红润，舌苔薄白，脉象沉细，诸病皆退，可停服汤剂改用丸药维持，早服柴胡疏肝丸，晚服四神丸和白术散，连服 1 个月未再复发。

按语：根据四诊所见和临证治疗经过，此病实属脾肾阳虚，肝木乘脾之型。温补脾肾，使火旺，上腐水谷，水湿得运，而泻即止；平肝理气，木已平，气可疏泄，肝脾调和，腹痛则愈。四神肉桂乃温补脾肾命门元阳之火，柴芍陈皮是平泻肝木乘脾之戕，温运并用，疏平兼施，泻痛皆解，诸病告愈。

（二）经验体会

五更泻即是脾肾阳虚，四神汤大补下焦元阳，使火旺而脾强，如果再加上温补脾土之品，效当更佳。所以吾在四神汤的基础上，更增参苓白术之类，命名为"参苓四神汤"，屡经临床应用，收效迅速，效果良好，常在三四剂即可止泻。但此方对痛而后泻者效果不显，思之再三，参阅资料，认为五更泻，即天明之际，正是肝木旺盛之时，"木胜于春，肝旺于晨"，肝亢势必乘脾，中夹肝气，安有不痛之理。此即《金匮要略》"知肝传脾"之谓，在原方基础上加平肝理气之药，方谓"增减参苓四神汤"，再用痛而后泻者，则痛泻俱减，五六剂常可获愈。真所谓："祖师本岐黄之始，辨证乃仲景之功。"五更泻如只用"王肯堂"的四神汤，虽有大枣百枚姜八两，不进一步辨证分析，也不会完全"火衰得扶"。如若诊断不精，辨证不当，乱用岐黄，徒劳无功，甚则有害。

十、自拟解郁养血安神汤治疗失眠

失眠不但是一种疾病，也是一个社会问题。古时"日出而作，日落而息"，劳逸适度，神明安静，少有失眠之病。随着社会的发展，生活节奏加快，工作压力增大，多有拂逆，肝气郁结，熬夜劳心，耗伤阴血，加之环境污染食品问题等因素，失眠发病率逐渐增高。中医认为失眠的原因很多，思虑过度，内伤心脾，心肾不交，阴虚火旺，肝阳扰动，心胆气虚以及胃中不和等因素，均可影响心神而导致失眠，但总是与心脾肝肾及阴血不足有关，其病理变化总属阳盛阴衰，阴阳失交，阳不入阴。

临床上证型复杂，很难以一种类型概括，常常是一到两种或三种类型的综合，虚实相间。吾在多年的临床实践中发现，肝郁血虚是失眠最常见的类型。于是在总结前贤基础上，大胆提出失眠的新分型——肝郁血虚，进一步拟定解郁养血安神之法，组方解郁养血安神汤治疗失眠，丰富了中药治疗失眠的内容。

此方由三个名方：逍遥散、酸枣仁汤、交泰丸整合组成，经多年的临床实践，证明该方具有稳定的疗效。药物组成：柴胡 10g，生地黄 20g，当归 15g，白芍 20g，白术 20g，茯苓 25g，炒枣仁 25g，川芎 15g，知母 10g，黄连 10g，肉桂 3g。临证加减：肝郁气滞甚者，加郁金 15g，青皮 10g，陈皮 10g；肝郁化火者，加牡丹皮 15g，栀子 15g；血虚甚者，加熟地黄 15g；寐而易惊者，加珍珠母 30g，琥珀 5g。每日 1 剂，水煎取汁 300mL，分早、晚 2 次口服。

逍遥散具有疏肝解郁，养血健脾的功效。本方主治肝郁血虚脾弱之证，但重在肝气郁滞，故治宜疏肝解郁为主，配合养血健脾之法。酸枣仁汤养血安神，清热除烦。本方治证是为肝血不足，虚热内扰，心神失养所致。交泰丸主治心肾不交，怔忡不寐。解郁养血安神汤之组方绝非简单地将三个经方合并到一起，而是在互补基础上的整体提高，发挥的作用是 1+1+1 > 3。关键在于抓住根本，分清缓急，环环相接。其中以疏肝为当务之急，《素问·脏气法时论》曰："肝欲散，急食辛以散之，用辛补之，酸泻之。"杨士瀛指出："人之一身，调气为上，调血次之，先阳后阴也。"若情志不畅，则肝气郁滞，肝阳易亢，常伤阴血，以致血虚。肝失疏泄，木郁克土，脾失健运，血之化源不足，则血虚益甚，无以养心安神。而血虚不能养肝，则肝郁愈重。由此可见，肝郁血虚脾弱之间相互影响，互为因果。因肝藏血，喜条达而主疏泻，若木郁不达，郁久化火，必耗阴血。反之，血虚不能养肝，肝气亦不得柔和调畅。由此可见肝郁可以导致血虚，血虚亦可导致肝郁。脾为生化之源，主升清而司运化。肝郁影响及脾，而致脾虚失运，此为木郁乘土；脾虚化源不足，血不养肝，又可导致肝血虚衰，肝木失其柔和条达之性而致肝郁，此为土虚木郁。故治疗本病，不仅要疏肝解郁，助脾健运，更需养血柔肝。若只知疏肝理气，大量使用苦辛温燥之品，必致更耗阴血。肝愈燥急，郁终不解。总之，本方证偏于正虚，决非邪实，正如秦伯未所说，此乃"肝脾两虚，木不疏土，肝既不能疏泄条畅，脾又不能健运生化，因而形成郁象。"

肝藏血，血舍魂，心主神，肝藏魂，人卧则血归于肝。肝血充足，魂能守舍，则夜寐安宁。虚劳之人肝气不荣，肝血不足，则魂魄不能守舍，加之肝为刚脏，内寄相火，阴血虚而生内热，虚热上扰则心神不宁。肝、心为子母之脏，肝血不足，母令子虚，心失所养，则见心神不安。

肝肾同源，肝血不足，导致阴虚火旺，水火不能互济，心火上炎，扰乱神明，焉能睡眠。另外，疏肝理气药多香燥，久用易暗耗阴血，所以要兼顾滋阴与清火，交泰丸最为适宜。

解郁养血安神汤组方有如下创新点：

1. 升降同用

柴胡、桔梗升达气机，枳壳肃降肺气，肝肺乃气机升降之道路，肝气自左而升，肺气自右而降。牡丹皮辛能散伏火，寒可清郁热，白芍敛降相火，山栀子清肝降火。黄连苦寒，泻心火，制阳亢，驱心中之阳下降于肾；肉桂辛热，助肾中阳，益命门火，蒸肾中之阴得以气化而上济于心。两药一寒一热，一阴一阳，使肾水和心火升降协调，彼此交通。

2. 气血兼顾

疏肝行气配活血散瘀，柴胡、桔梗、枳壳配丹参、牡丹皮。

3. 肝脾同调

木郁则乘土，土衰血虚而木郁，互为因果。

4. 疏中寓养

理气活血寓育阴养血，清火不伤阴。生地黄、白芍、丹参养阴活血、养血安神，兼柔肝、平肝、降火。

5. 开合相寓

肝为将军之官，其性刚强，不受郁遏。柴胡得初春少阳生发之气，与肝木同气相求，善疏肝郁。合欢皮解郁安神，和心志，令人欢乐无忧。二药皆顺肝木之性，是为开。生龙骨、生牡蛎敛肝火肝气，潜阳重镇安神，是为合。

6. 动静结合

"养静"阴药中加用"走动"阳药，通过动静调和，恢复人体痼瘵阴阳的自我调节功能，为此使用善于调理气机之川芎与枣仁、茯神相配，以实现动静调节的作用。

十一、归脾汤临床应用经验

归脾汤出自宋代严用和《济生方》中，为后世医家治疗"虚损劳伤"常用方，也是吾个人喜用之方，今就对本方的理论和临床应用经验加以论述。

（一）组成及方义分析

《济生方》归脾汤的组成是：白术、茯苓、黄芪、龙眼肉、酸枣仁各一两，人参、木香各半两，甘草两钱半，右㕮咀每服四钱，水一盏半，生姜五片，大枣一枚，煎至七分去渣温服，不拘时候。

严氏制方本意在于补益心脾气血，治疗劳伤心脾之证，后来明代薛己为强化养血安神之效，在严氏方的基础上加当归、远志扩充了治疗范围，于是本方由原先八味药组成，变为十味。至于剂量，各家方书互有出入，我们在应用时要根据临床情况，斟酌而用。吾喜欢在此方基础上加减或与他方合用，使治疗范围得以进一步扩大。

归脾汤能补养心脾，凡属"虚损劳伤"而且有心脾两虚之证者，皆可运用，故汪昂在《医方集解》讲此为手少阴（心）、足太阴（脾）药也。其主治"劳伤心脾"心悸怔忡之证。心藏神，主血，脾主思，统血，若忧思过度，劳伤过甚，则导致心脾两脏虚衰，心血不足则失眠、健忘、心悸、怔忡、自汗、盗汗、眩晕诸证易发。脾虚气弱则食少纳呆，腹胀体倦，面黄肌瘦，妇女崩漏等易作。临床之中脉象沉细，舌质淡白，舌苔薄白，多为气血双亏之象。上述诸证虽属心脾两虚，却以脾虚为核心，气血亏虚为基础。脾为气血生化之源。《灵枢·决气》曰："中焦受气取汁，变化而赤，是谓血。"故方中以参芪术草大对甘温之品，补脾益气以生血，气旺则血生。当归、龙眼肉甘温补血养心，云茯苓（多用茯神）、酸枣仁、远志宁心安神，少佐木香取其辛香之味，舒心脾而行气血，使之补而不滞，滋而不腻，不碍脾胃生化之功。煎药加少许姜枣，目的在于调和脾胃，以资化源。诸药配伍，共奏补益气血、健脾养心之功。诸凡心脾两虚而致气血化生机能衰退或气血亏损过甚而致心脾两虚之证，用之可获强心健脾、阳生阴长之疗效。

（二）临床常用归脾汤治疗的疾病

1. 慢性结肠炎

慢性结肠炎属中医"泄泻"范围。产生泄泻之因良多，虚、实、寒、热皆可致泄，脏腑之间生克制化，相互关联，故辨证施治，尤为重要。比如香砂六君子汤治疗脾虚之泄，理中汤主治脾虚寒泄，四神丸主治脾肾两虚之泄，痛泻要方主治肝木乘土之泄。归脾汤亦可治泄，临床之中，吾也常常使用，但必须具备心脾两虚之证，若有兼夹之症，或加或减或与他方合用，用药得当，效如桴鼓。

【典型病例】王某，女，31岁。溏泄6年多，自述因工作原因，常饮食不节，饥饱不定，寒湿失宣，故有溏泄之虞。经肠镜检查诊为"慢性结肠炎"，虽经多方治疗，疗效不显，故转中医治疗。

来诊时病人面色萎黄，形体瘦弱，纳呆食少，大便溏泄，日4～5行，遇寒或不易消化之品则泄泻频加，月经量少，夜寐欠安，时有心悸，健忘神疲，气短懒言，脉象沉细，舌质淡白少苔。四诊相参，证属心脾两虚，气血双亏之证。治宜补益心脾，滋补气血，投归脾汤合四神丸加减。

方药：黄芪30g，当归15g，云茯苓15g，焦术15g，生晒参10g，薏苡仁20g，生山药20g，吴茱萸3g，五味子10g，远志10g，陈皮15g，砂仁10g，肉豆蔻20g，补骨脂20g，炒麦芽15g。日1剂，水煎服。

上方连服2周诸症改善，再进2周，寐安纳可，大便日1行。最后用归脾汤、参苓白术散善后，随访半年无虞。

2. 失眠

失眠中医称之为不寐，形成之原因颇多，其中心脾两虚者较为多见。临床主要表现为夜寐欠佳或彻夜不眠，头昏头晕，面黄神疲，四肢无力，身倦体沉，心悸怔忡，食少纳呆，大便溏薄，妇人月经稀少，脉象沉细，舌质淡白。

【典型病例】刘某，男，56岁。病人失眠多梦三年多，经市某医院诊为"抑郁症、冠心病"，曾用抗抑郁药及活血化瘀之中药，效果不显。目前每天靠阿普唑仑片2片维持，也只能睡2小时左右。次日头昏脑涨，体倦乏力，心悸气短，不思饮食，大便溏薄，情绪低落，时有焦虑，面色晦暗无华，脉象沉细无力，舌质淡白有齿痕，舌中苔薄黄。

根据病史及西医诊断，先时以为肝郁脾虚证之不寐，结果经疏肝清热、健脾安神之则治疗2个多月不见好转。细细琢磨，其尽管有抑郁焦虑之症存在，但心脾两虚之证十分明显，尤其脉来沉细，舌质淡有齿痕，体倦心悸，均为支持之佐证，有抑郁、焦虑乃虚中有火，故转投归脾汤加减，补益心脾，佐以理气、清心。

方药：黄芪30g，当归15g，茯神15g，远志10g，丹参15g，酸枣仁20g，首乌藤30g，生晒参10g，木香5g，莲子心10g，炒麦芽15g，合欢皮15g，焦术15g。日1剂，水煎服。

结果用药1周平稳，2周改善，3周寐已安，1个月诸症平顺，2个月基本痊愈，阿普唑仑片已停。

本案之心得：①辨证分型要灵活。②不同类型常有共性。③同一类型有变型，例如心脾两虚证中有焦虑、抑郁、冠心病史，故佐丹参、合欢皮、莲子心等在补益之中加以清理，符合吾半补半疏之用药经验。

3. 精神分裂症

精神分裂症，中医常称之为"癫狂病"。《医宗金鉴》讲："经言癫狂本一病，狂乃阳邪癫是阴。癫疾始发意不乐，甚则神痴语不伦。狂怒凶狂多不卧，目直骂詈不识亲。"致病属"痰火气惊是主因"。由此可见，本病既往多以痰火等实证为多，虚证较少。吾在临床中亦经常看到心脾两虚者，投归脾汤效果良好。

【典型病例】马某，女，26岁。患"精神分裂症"近五年，中西药物多方治疗不显，目前服用阿立哌唑，来诊时病人面色萎黄，形体瘦弱，纳呆食少，不欲动，不欲言，常默默呆滞，大便溏薄，神疲乏力，心悸气短，月经前四末清冷，语言变多，常喋喋不休，情绪易激动，脉象沉细，舌淡白。四诊相参证属心脾两虚，痰火内郁。

该患吾先投加味逍遥汤，再用涤痰汤加滚痰丸，又用癫狂梦醒汤加减，治疗近6个月，无效果。再根据脉症，心脾两虚之证较为明显，转投归脾汤加减：

黄芪20g，当归15g，生晒参10g，石菖蒲10g，远志10g，茯神15g，炒枣仁20g，焦术15g，陈皮15g，木香10g，郁金15g，炒麦芽20g，甘草10g。日1剂，水煎服。上方稍有增减，共用2个月，诸症渐渐平稳，月经量增多，肢冷渐渐恢复，情绪平稳，基本痊愈。

十二、补阳还五汤临床应用经验谈

（一）补阳还五汤的特点

补阳还五汤是治疗脑卒中（中风）进入恢复期气虚血瘀证病人的最佳方剂。王氏讲："元气既虚，必不能达于血管，血管无气，必停留而瘀。"（《医林改错·下卷》）正气亏虚，气不行血，脉络瘀阻，经隧不通，血不能荣，筋脉肌肉失养，故见半身不遂，口眼㖞斜；气虚血滞，舌体、面肌失养则语言謇涩，口角流涎；气虚失固，气化失司，故小便频数或遗尿失禁。综上，本方针对的病机为气虚血滞，脉络瘀阻。气虚为本，血瘀为标，本虚标实。治宜补气为主，活血为辅。故方中重用黄芪为君，大补元气而起废，使气旺血行，血行瘀祛。归尾有养血活血，化瘀滞而不伤正之妙，故以为臣。川芎、赤芍、桃仁、红花助归尾活血祛瘀，更用性善走窜，长于通经之地龙共为佐使。诸药相伍，气旺血行，脉通瘀消，筋肉得养，痿废焉能不复。

本方配伍特点：①重用黄芪，其量独大，是其他药量的5至10倍，目的很清楚，突出补气，为"气虚立论"之根据。②活血通络药用量小，总量仅是黄芪的1/5到1/10，仍然突出补气，用补气药量大力专，推动血液运行，达到祛瘀通脉的效果。既不伤正，又能体现补气为本、化瘀为辅的立法宗旨。本方处处体现出黄芪为君为主的地位，在服法上不仅量要独大，而且还要逐渐增加，直至加到八两之数。另外，即使痊愈也要继续服用，长期服用，方能彻底，其中尚有预防复发之内涵。

（二）补阳还五汤的临床应用举隅

补阳还五汤临床应用广泛，吾使用此方除治疗脑出血、脑梗死等气虚血瘀证脑血管疾病外，还喜用此方治疗眩晕、颈椎病、脑动脉硬化、下肢动脉闭塞、深部静脉炎、丹毒、尺神经及桡神经麻痹、下肢腓总神经麻痹、麻痹性臂丛神经炎、冠心病、末梢神经炎、面神经麻痹、吉兰巴雷综合征、雷诺病等，下面简要介绍几例。

1. 脑出血

李某，男，67岁，既往高血压病史，平素血压管控不良。在一次与友人聚会饮酒中，突然头痛恶心呕吐，继则右半身无力，语言謇涩，急送医院，行头CT检查示："左基底节区出血，出血量50mL"，经对症治疗20天，好转出院。但仍右半身不遂，上肢肌力1～2级，下肢肌力2级，失语，面黄少神，口角喎斜，舌淡白，舌体右偏，脉象弦滑。脉症相参，证属气虚血瘀之中风病，拟补阳还五汤化裁。方药：黄芪50g，当归15g，川芎15g，桃仁15g，赤芍15g，远志10g，半夏10g，胆南星15g，陈皮15g，红花15g，牛膝15g，桑枝15g，石菖蒲10g，炙甘草5g。此方药为基础，服用3个月而痊愈。

应用经验：脑出血用补阳还五汤最好在恢复期，以1个月内为最佳。此时证型单纯，元气亏虚，正待恢复，出血已止，邪势平息，故重用黄芪50g以上，因势利导，使其速复，少佐活血通络之品，目的在祛瘀通脉，其量要少，更有利于出血之吸收，疗效会更好、更彻底。

2. 脑梗死

杜某，男，72岁。既往高血压病史，血压平时管控较好。发病前1天，因事上火，次晨起床如厕，则感头晕，左半身无力，舌体发板。在家人护送下去市某医院，入院时尚能自行走路，第2天则左半身完全瘫痪。头CT、核磁共振均提示："右基底节区梗塞"，住院3周病情稳定。出院时病人左半身瘫，上肢肌力1～2级，下肢肌力2～3级，面黄神萎，语言謇涩，大便难下偏干，2～3日一行，舌淡苔薄白，脉象沉细，血压150/80mmHg。脉症相参，证属气虚血瘀之中风病，拟益气活血通络之法，补阳还五汤加味，并配合针灸康复治疗。方药：

黄芪 50g，当归 15g，赤芍 15g，桃仁 15g，地龙 15g，生地黄 20g，川芎 15g，桑枝 15g，石菖蒲 10g，丹参 15g，红花 15g，远志 10g，牛膝 15g。此方为基础，调治半年痊愈。

应用经验： 脑梗死中医称之为"缺血性中风"，病性清楚，益气活血治法尤为重要。当时之王清任，只知道有"瘀血"，认为"血管无气"是其主因。虽然认识不到有"缺血性中风的出血转化"及"出血性中风"之症，但凭着长期实践，潜意识中感觉到"出血"的这种危险，故重用黄芪补气，少佐桃、红、归、芎、龙、芍活血祛瘀。动静结合，以静制动，既不伤正，又可祛瘀，缺血出血之中风皆可应用，此王氏伟大之处也。

当下治疗"脑梗死"，尽管气虚血瘀者较多，但随着病程之延后，渐渐进入后遗症期，体内脏腑气血经络也在不断变化，病情变得复杂。如瘫痪之肢体越来越僵硬，甚至拘紧拘挛，肿胀疼痛；语言謇涩或完全失语；吞咽困难，饮水呛咳；或者肝风内动出现癫痫等。这些都是不能单纯用气虚血瘀来解释的，用原方处置也是会行不通的，故随症加减十分重要。一般情况，凡遇有肢体痉挛、拘急者，吾喜用养血舒筋缓急之品，如加生地黄 20g，白芍 20g 易赤芍，全蝎 4g（研面冲服），甘草 10g；失语风痰阻滞者加远志 10g，石菖蒲 10g，橘红 15g，天竺黄 10g，姜半夏 10g；对于偏瘫日久，疗效不显者，常加水蛭破瘀通络；腰膝酸软加牛膝 15g，杜仲 15g；有头痛、头昏者加菊花 15g，草决明 15g，生石决明 30g（先煎）。

3. 麻痹性臂丛神经炎

宋某，男，36 岁。1 周前自觉"感冒"，口服"康泰克"无效，3 天后出现右肩胛区及右上肢酸胀疼痛，其痛加剧难忍，用止痛药小效，无发热，同时右上肢麻木无力，上举不能过肩，手指、手腕活动不灵，并指仰腕困难。去市某医院查发现肩胛冈上下肌萎缩，患侧上肢前臂亦发现肌萎缩，确诊为"麻痹性臂丛神经炎"。欲用激素治疗，病人拒绝，转投中医。来诊时，病人面色萎黄，精神不振，夜寐欠佳，时心悸心慌，大便稀溏。右肩背遇热时疼痛减轻，酸胀麻木，无力明显。舌淡白苔薄白，脉象沉细。脉症相参，证属气虚血瘀，湿阻脉络之血痹证。治宜活血益气、化湿通络，拟补阳还五汤加减。方药：黄芪 40g，当归 15g，川芎 15g，赤芍 15g，地龙 15g，桃仁 15g，红花 15g，薏苡仁 20g，忍冬藤 20g，炒白术 15g，葛根 15g，乌梢蛇 15g，桑枝 15g，桂枝 10g。上方略有增减，连用 2 个月，疼痛缓解，麻木无力减轻，3 个月基本痊愈，唯肌萎缩尚未全复。半年后随访，诸恙痊愈。

应用经验： 麻痹性臂丛神经炎，临床并不多见，其他如臂丛神经炎、颈椎病、末梢神经炎、尺神经、桡神经、正中神经麻痹等，都有相似的临床症状。《金匮要略·血痹虚劳病脉证并治》讲："血痹，阴阳俱微，寸口关上微，尺中小紧，外证身体不仁，如风痹状，黄芪桂枝五物汤主之。"根据以上诸病之临床主症，与金匮描述之血痹相近，其成因也大致相同。"血痹病从何得之？师曰：夫尊荣人，骨弱肌肤盛，重因疲劳汗出，卧不时动摇，加被微风，遂得之。"该病是在体质较弱、气虚在先的情况下，感受风寒湿诸邪，阳气受阻，血行不畅，络脉不通，故用黄芪桂枝五物汤，益气行血通阳。后人以此方为基础，治疗颈椎病、颈性眩晕、末梢神经炎、肩周炎、中风后遗症、硬皮病、皮肌炎、荨麻疹、血管神经性水肿、血管闭塞性脉管炎等，表现为气虚血滞者。这一点和补阳还五汤相近，只是其症其病略轻。因此，吾认为王清任之补阳还五汤是在《金匮要略》黄芪桂枝五物汤基础上发展深化而来的，故选用补阳还五汤治疗血痹重症。如上述几种疾病是临床经常应用补阳还五汤治疗的疾病，也常因此而获效，只是在主体（方药）不变的情况下，根据不同病状，增损几味药罢了。

4. 臂丛神经痛

邢某，男，46 岁，农民。患外伤后臂丛神经痛，来诊时，病人右肩臂疼痛剧烈，只有高举患臂方可减轻，1 周不曾放下。根据四诊所见，符合气虚血瘀之主体，不同的是因外伤而致，故投补阳还五汤，增加活血通络之药。

方药：黄芪 30g，片姜黄 15g，葛根 15g，赤芍 15g，当归 15g，桃仁 15g，红花 15g，川芎 15g，地龙 15g，土鳖虫 15g，鸡血藤 15g，桑枝 15g，三七粉 3g（冲服），乳香 10g，没药 10g。水煎服。

针刺治疗，先针对侧肩臂穴（在足三里外一寸，下一寸），强刺激后，当即可将患肢放下，疼痛大减，用药 1 周痊愈。

5. 桡神经麻痹

孙某，男，34 岁。患桡神经麻痹，病起于与朋友饮酒后，倚椅而睡，挤压左上肢，清晨醒后，左手无力麻木，腕下垂，抬腕困难。结合四诊，证属气虚血瘀，脉络受压不通之血痹，用补阳还五汤加味。

方药：黄芪 30g，当归 15g，川芎 15g，桑枝 15g，地龙 15g，赤芍 15g，桃仁 15g，红花 15g，蝉蜕 10g，丝瓜络 10g。日 1 剂，水煎服，5 天痊愈。

6. 指（趾）青紫症

姜某，女，43 岁，养殖工人。从事养殖工作多年，每到冬春之际，天天在冰冷水中种植海带。2 年前双手出现青紫，起初，离开水后其色可慢慢变浅，双手温度可回升。近来青紫冰冷之象不变，去市某医院检查，诊为："指（趾）青紫症"，用药不效，转中医治疗。来诊时，病人面黄形瘦，四末清冷，双手青紫，手心汗多，遇暖则舒，遇寒加重，严重时，双手疼痛，舌淡白，脉象沉细。四诊相参，乃素体虚弱，长期从事水中作业，阳气不伸，气虚不通，寒凝血阻之血痹证。治宜益气活血，祛寒通脉，投补阳还五汤合当归四逆汤化裁。

方药：黄芪 30g，当归 15g，赤芍 15g，川芎 15g，细辛 5g，生晒参 10g，制附子 7.5g，桃仁 15g，红花 15g，地龙 15g，桂枝 10g，甘草 10g。水煎服。上方化裁治疗，并建议离开目前之工作环境，药渣复加水煮沸 10 分钟，待稍凉则每晚泡手、泡脚 15～30 分钟，共 4 个月，基本缓解。

7. 下肢动脉闭塞症

张某，男，68 岁。既往高血压 30 年，间断用降压药，血压忽高忽低，平素头昏脑涨，项强板滞，身体沉重，视物不清，有眼底出血史。三年前，查脑 CT 示："脑梗死，脑白质脱髓鞘改变，脑萎缩"，肢体活动良好。自去年 2 月份始，双下肢常感无力沉重，尤其不能久行，若走千米以上，则其症加重，并出现双下肢小腿胀痛，右侧明显，稍事休息可缓。近来越发明显，步履百米则疼痛不已，去市某医院，经下肢血管超声检查，诊为"下肢动脉闭塞症"。来诊时，病人偏胖，易汗，纳可，便溏，时有头痛头晕，视物不清，双下肢小腿间歇性跛行，右小腿下段肤色暗红，局部有黑色斑块，并有轻度静脉曲张，舌质淡暗，苔薄白，脉象沉弦细。四诊相参，证属肝肾阴虚，气虚血瘀之脉痹证。治宜养肝肾，益气活血，投补阳还五汤合血府逐瘀汤化裁。

方药：黄芪 40g，生地黄 20g，赤芍 15g，桃仁 15g，丹参 15g，川芎 15g，三七粉 3g（冲服），当归 15g，地龙 15g，红花 15g，牛膝 15g，毛冬青 20g，刘寄奴 15g。日 1 剂，水煎服。上方为主化裁治疗 3 个月，行走腿痛渐消，步履渐轻。治疗 5 个月，已无间歇性跛行。

下肢动脉闭塞症多见于老年人，其主要临床特点是，步行稍久，则双下肢小腿或单肢小腿疼痛，稍事休息则可缓解，西医学称之为"间歇性跛行"。下肢血管超声显示有动脉硬化，血管狭窄。该患年逾古稀，旧有眩疾，高血压多年，不但具备肝肾阴虚之征，也有明显气虚血瘀之象，步行不久、略有劳乏则出现疼痛，说明气虚不运，脉络不通，稍事休息则正气恢复，故痛渐缓解。另外，患肢下段肤色变暗，局部现黑色斑块，又有青络暴出，均是血瘀阻络之征，总其特点：①老年；②行则痛，休则缓；③形体偏胖；④高血压 30 余年；⑤青络凸起，肤色暗黑；⑥舌淡暗，脉弦细。综上该患应属痹证范围，按五痹分类，据其特点，乃脉痹是也。《医宗金鉴》在五痹临床表现中，简要地讲："皮麻肌木，脉色变"；又讲："此症生于小腿肚里侧，疼痛硬肿，长有数寸，形如泥鳅。"故选王氏瘀血方，益气活血，通脉活络，滋养肝肾，以补阳还五汤合血府逐瘀汤化裁。方证合拍，是故奏效。

补阳还五汤是王氏《医林改错》首创，为治疗中风气虚血瘀证之名方。相传至今八十余年仍被后世医家广泛应用，经久不衰，为当今世界防治脑血管病做出伟大贡献，真神方也。补阳还五汤适用证较为广泛，凡气虚血瘀者皆可用之，不限于以上所举之例，也不限于单纯气虚血瘀之证。以吾之经验，只要以气虚为本，无论因痰、因湿、因火、因寒而瘀者，大都可用。运用主要在于灵活，法活在人，诚不谬也。

十三、论血府逐瘀汤

血府逐瘀汤出自清代医家王清任《医林改错》。《医林改错》是一部中医学界有争论的书。书中有两个观点，一是"改错"，二是瘀血论。王清任认为，我国古代医书中对人体脏腑的描述并不确切，在当时进行了大量的解剖和观察，认为前世许多医书的描述不正确，须改正，故书名定为《医林改错》；另一个是他认为气与血皆为人体生命活力来源，同时气血也是重要致病原因，认为气病是导致瘀血的重要因素。

血府逐瘀汤的组成：当归三钱，生地黄三钱，桃仁四钱，红花三钱，枳壳二钱，赤芍二钱，柴胡一钱，甘草一钱，桔梗一钱半，川芎一钱半，牛膝三钱。

此方以桃红四物汤为底，养血补血活血，合四逆散，调气而行血，伍桔梗、牛膝，一升一降，从而气血同调，升降相因。血府之义，在王清任《医林改错》中对血府有描述：血府即人胸下膈膜一片，其薄如纸，是为坚实，前长于心口凹处齐，从两胁至腰上，顺长如坡，前高后低，低处如池，池中存血，即精汁所化，名曰血府。因此相当于胸腔后方，左右两膈脚区。王清任受时代及当时所见解剖之局限，把血府定义相对局限，对临床使用与发挥不利。从方药组成来看，此方有四物汤，四物汤本为补血行血之剂；从五脏功用来看，肝藏血，脾统血，心主血脉，故病在心肝脾的血虚、瘀血之类病，有用到本方之机会。另据冲脉为血海之理，本方亦可治冲脉血虚、瘀血之临床病症。方中亦有四逆散，四逆散在伤寒中主以少阳气机郁滞、碍少阴之阳舒展为病机，因此对于临床气机郁滞，阳气不得舒展并瘀血症，亦为此方对治。

四物汤组成，有应春升之气的川芎，应夏炎之气的当归，应秋收之气的赤芍，应冬藏之气的生地黄，恰可应人体血之生化。再以四逆散，理少阳厥阴气机，使气血周流生化，奥妙无穷。人体的气血运化流行，离不开人身之小太极运转，桃仁、红花、牛膝、桔梗升降气血，人体太极气血周流运化乃成，生机不息。凡病因气血周流不畅所致之病，若健忘，若失眠，若焦虑，若胸痹而痛，若月经不调，若惊悸，若无名潮热，若神志异常，如见鬼神者，皆可以此方运人体气血太极，气滞血瘀之病源化于无形。

血府逐瘀汤主要适用于以下一些病证：

1. 肝血虚、瘀

肝藏血，肝舍魂。肝血虚则魂不安，这种魂不守舍的病症，相当于失眠、焦虑、抑郁之类的病症，只要具备肝血虚或者瘀血夹杂证候，都可以此方为底进行治疗。临床治疗更年期综合征、焦虑症、抑郁症、顽固性失眠、三叉神经痛等病,运用此方治愈多例。另外肝主疏泄,对女子月经有调节作用,使有信而至,肝血不虚,肝血不瘀,是肝疏泄有司的前提,无论情志或者其他病因导致肝血的病理变化,都能导致疏泄失司,进而月经失调。临床月经失调或卵巢及子宫疾病,并见肝血虚、肝血瘀证候,亦要选用血府逐瘀汤加减治疗。

2. 脾血虚、瘀

脾统血,脾藏意。脾血亏虚则意乱不定,神思飞扬,疑心多虑,相当于焦虑、抑郁、小儿多动、注意力不集中等病症,只要具备了神思不定、消化不良、血虚夹瘀证候,都有运用本方的机会。脾主运化,无论脾血虚,还是兼有瘀血病理,都会导致消化不良,游溢精气失司。医家张锡纯对此有较为深刻的认识,所创方剂"十全育真汤"就加三棱、莪术活血破气结而助脾复健运。因此,凡是脾虚、血虚夹瘀血、消化不良之类病证,临床必以活血化瘀,方能开脾结。血府逐瘀汤在治疗消化不良、脾血虚、瘀病中亦是常用。脾统血,若脾家瘀血、血虚导致女子崩漏,亦要在此方基础上或健脾补血为主,或活血化瘀为主,临床以所见病机为主辨证施治。

3. 心血虚、瘀

心主血脉,心藏神,为君主之官。心血虚,则心不任物,健忘心悸,失眠多梦。心血瘀,则胸背痛,多梦惊悸,或心中郁闷而热等。相当于冠心病心绞痛、失眠、心脏神经官能症等,只要具备心悸多梦、心胸背痛并见瘀血病证,皆有运用本方机会。另心主血脉,脉亦是血之府,因此脉管之病,如冠状动脉粥样硬化、高血脂症、血栓类疾病都是本方适应证,关键是把握瘀血兼血虚的病证特点。现代的焦虑、抑郁病证,包括心脑血管类疾病,这类难病、怪病,除了痰火外,另一重要病理因素就是瘀血,运用此方治疗此类病,常取得较为满意的临床疗效。

4. 血虚、血瘀导致的疼痛类疾病

疼痛类疾病,有不荣则痛和不通则痛。《证治要诀》说:"痛则不通,通则不痛。"一般实证的疼痛是不通则痛,虚证的疼痛是不荣则痛。老年病人、久病之人出现的疼痛,多有不荣则痛的病理,不荣则必不通,不通也加重不荣。在临床治疗疼痛类疾病时,既要荣养筋脉,亦要通其经脉,二者相辅相成,不可偏颇。若有气虚和阳虚，则伍以人参、黄芪、附子、桂枝之品；若有阴虚和血虚，则伍以熟地黄、白芍、当归、黄精，以增强其荣养之功。在血府逐瘀汤基础上适当加减治疗，治其不荣则痛，特别是老年人冠心病心绞痛、腰腿痛类疾病，要看到瘀血的不通则痛问题，辨证思考不荣则痛的病理。而不是一味活血通络止痛。

曾治一女性病人，每于发病时，自觉憋闷异常，无法呼吸。从家中六楼跑到楼下，若不奔跑，病人则感觉气息不续，憋闷欲死。平时自觉右侧咽喉处干燥异常，无论饮水多少都无法缓解。虽数次到各大医院检查，皆未得出明确结论。思之再三，此病乃气血周流之太极运转失灵所致，人体左升右降，任升督降，皆以气血升降为根本。以血府逐瘀汤原方，加桂枝40g，治疗半月余，症状平稳未发作，随访4个月未见复发。在《神农本草经》中是这样论述桂枝的："味辛温。主上气咳逆，结气喉痹，吐吸，利关节，补中益气。久服通神，轻身不老。"主治结气喉痹，吐吸。恰对本病发病机制，与血府逐瘀汤合用，使结气得以消散，升降有司，气血周流复常，病得愈。

在临床中曾治过一男性年轻人，每天晚间总是噩梦不断，梦话连篇，如见鬼神，且记忆力下降，精神恍惚。在别处多以安神养血之法治疗，效果不持久，病人深以为苦。来诊时，见其面色暗淡无光，黑眼圈，诊脉弦滑，舌象略暗红。仔细追问病史，病人以前在工地干活，曾从脚手架上摔下，经医院检查，没有骨折，休养后继续工作。再仔细诊脉时，发现脉弦滑中还有滞象。考虑是外伤导致身体内有瘀血，才发此病，以血府逐瘀汤合下瘀血汤。服药后，病人稀便，且色黑，数次黑便，瘀血得除，病人诸证大为好转，后以血府逐瘀汤略作加减，经2个多月调治，病情稳定，未见复发。

瘀血病的很多临床症状，和西医学的神经功能失调表现非常相似。人体循环系统，主要是通过动静脉周流为脏腑和四肢百骸提供养分，具有荣养功能。若是循环系统不畅，特别是细小的血脉系统不畅，会直接影响人体的脏腑功能和神经功能，就会出现很多脏腑功能失调、神经功能失调的病症。因此本方针对气血周流不利病机的功能失调，具有确切的疗效。

十四、论温胆汤之衍化方与其延伸

临床上最常用之温胆汤出自南宋陈无择《三因极一病证方论》，由半夏、陈皮、竹茹、枳实、茯苓、生姜、大枣、甘草组成，具有理气化痰、清胆和胃的功效，主治胆郁痰扰证，是治疗胆失疏泄、气郁生痰、痰浊内扰、胆胃不和的经典方剂。《三因极一病证方论》卷九记载："温胆汤治大病后，虚烦不得眠，此胆寒故也。此药主之，又治惊悸。半夏（汤洗七次）、竹茹、枳实（麸炒，去瓤）各二两、陈皮三两、甘草一两（炙）、茯苓一两半右锉为散。每服四大钱，水一盏半，加生姜五片、大枣一枚，煎七分，去滓。食前服。"卷十记载："温胆汤治心胆虚怯，触事易惊，或梦寐不祥，或异象惑，遂致心惊胆慑；气郁生涎，涎与气搏变生诸证，或短气悸乏，或复自汗，或四肢浮肿，饮食无味，心虚烦闷，坐卧不安。"临床上触事易惊，头眩心悸，心烦失眠，夜寐多梦，呕恶呃逆，眩晕癫痫，舌脉表现为脉象弦滑，苔白腻或黄腻均可用本方辨证加减应用。方中半夏和胃降逆、燥湿化痰为君，竹茹清胆和胃、止呕除烦为臣，橘皮、枳实理气化痰，茯苓健脾渗湿，大枣、生姜调理脾胃，并制半夏之毒为佐，甘草调和诸药，健脾和中为使。

本方是从唐代孙思邈的《备急千金要方》温胆汤衍化而成，此方较本方少茯苓和大枣，而生姜用至四两。"大病后虚烦不得眠，此胆寒故也，此药主之。又治惊悸。"方中体现了温凉并用，温而不燥，故可曰温胆，温胆汤方名由此而来。

古今医家在临床应用中，灵活变通，在温胆汤基础上加减化裁出黄连温胆汤、柴芩温胆汤、十味温胆汤、加味温胆汤、加减温胆汤、清心温胆汤等温胆汤类方。吾临床工作五十余载，温胆汤及其衍生方化裁应用极其广泛，临床上可用于治疗失眠症、焦虑症、小儿抽动症、冠心病心绞痛、胃病、脑梗死等，只要临床辨证为胆郁痰扰，各科疾病均可化裁应用，疗效确凿，是临床应用最广泛的方剂之一。

（一）黄连温胆汤治疗失眠症

黄连温胆汤出自《六因条辨》卷上，药物组成：半夏、陈皮、茯苓、黄连、竹茹、枳实、炙甘草、生姜。功效：清热燥湿，理气化痰，和胃利胆。此方为温胆汤加黄连，取黄连入心经清泻心火，清热燥湿，以增强全方清热之力。其辨证要点在于心烦口苦，失眠多梦，舌苔黄腻。吾临床常用黄连温胆汤化裁，治疗痰热内扰、心神不宁的失眠症。

【案例】王某，男，42岁，2007年3月7日初诊。

主症：失眠伴心烦1年余。1年余前开始出现失眠，表现为入睡困难，易醒多梦，醒后疲劳感，夜寐开始时尚能睡4～5小时，近1个月夜寐不足2小时，自行于药房买安神补脑液、褪黑素等药，疗效较差。因不愿意服安定类药物，经人介绍来门诊求治。

来诊时症见：面色无华，表情焦虑，精神不振，夜寐不足2小时，易醒多梦，头晕头昏，纳少腹胀，心烦口苦，大便干结，溲黄，舌质暗淡，苔黄腻，脉弦滑。平素常熬夜，喜食肥甘，常常饮酒。

诊断："不寐"，证属痰热内扰、心神不宁。治宜清热化痰，和中安神。

方药：姜半夏10g，茯苓15g，枳实15g，竹茹15g，陈皮10g，黄连7.5g，莲子心5g，酸枣仁30g，远志10g，炙甘草10g，生姜3片，大枣5枚。7剂，水煎服。

3月14日二诊，夜寐增至4小时左右，腹胀已减，口苦、心烦明显减轻，大便仍干，日内仍有困倦感，精力不充沛，纳食较前增加。于原方加炒麦芽15g，神曲15g，生晒参5g，服14剂。

3月28日三诊，病人夜寐6～7小时，夜内醒1～2次，但很快又可入睡，日内精力较佳，情绪明显好转，上方加减再服14剂，痊愈。

随访1年无复发。

本例患者为痰热内蕴，上扰于心神所致。患者平素喜食肥甘，饮酒，日久积湿生痰生热，痰热内扰心神致失眠。治宜化痰清热和中安神，以温胆汤加味。方中以姜半夏降逆和胃、燥湿化痰；竹茹入胆、胃二经，轻可去实，凉能去热，苦能降下，专清痰，为宁神开郁佳品（《药品化义》），故其清热化痰、止呕除烦共为君药。黄连燥湿化痰，莲子心清心除烦，茯苓健脾渗湿以绝生痰之源，为臣药。枳实行气消痰，佐以酸枣仁、远志宁心安神，生姜和胃，为佐药。炙甘草健脾和中，调和诸药，为使药。经上方调治月余，患者痊愈。

（二）十味温胆汤治疗心绞痛

十味温胆汤出自《世医得效方》卷八，收录于明代王肯堂的《证治准绳》。其药物组成为：半夏、枳实、陈皮、白茯苓、酸枣仁、远志、五味子、熟地黄、人参、炙甘草。主治：心胆虚怯，触事易惊，或短气悸乏，或复自汗，四肢浮肿，饮食无味，心虚烦闷，焦虑不安，失眠心悸，舌红，苔薄黄而腻，脉沉细。证属阴血不足，兼夹痰湿，心神不宁。吾用本方加丹参、降香治疗冠心病、心绞痛，常获良效。

【案例】赵某，男，48岁，2002年4月6日初诊。

主症：发作性胸闷痛伴心悸一年，加重三天。表现为活动后胸闷痛，伴心悸，乏力，含服硝酸甘油可缓解，外院诊断为"冠心病，劳累型心绞痛"，给予消心痛、美托洛尔、阿司匹林、阿托伐他汀等药治疗，症状一度缓解。近三天再发胸痛，日常活动即可出现，伴心悸胸闷，周身乏力，自服原药无好转。

初诊：胸闷痛时作，动则加重，伴胸闷，周身乏力，少寐多梦。舌暗红，舌苔黄腻，脉弦细涩。心电图：ST-T改变。中医考虑胸痹心痛，证属心气不足，痰瘀痹阻。治以益气养心，化痰活血通痹。方用十味温胆汤化裁。方药：生晒参10g，丹参30g，姜半夏10g，枳实10g，陈皮10g，茯苓20g，酸枣仁30g，远志10g，熟地黄20g，砂仁5g，降香10g，炙甘草10g。7剂，水煎服。

二诊：用药后胸闷痛近三日未有发作，仍有乏力，夜寐尚可，舌暗红、苔薄黄，脉弦细。上方加炒白术10g，继续应用7剂，未再发作心绞痛。随访一年未复发。方中生晒参补气，丹参养血安神，活血通痹，二者为君；温胆汤化痰除湿，宁心安神通痹，合为臣药，其中所含二陈汤是祛痰方之典范。《时方歌括》云其为"祛痰之通剂"。配合酸枣仁，气味甘平，宁心安神，远志入心经，共为佐药；炙甘草调和诸药，为使药。全方益气、化痰、活血、宁心、安神，标本兼治，为临床行之有效之方剂。

（三）加味温胆汤治疗脑梗死

温胆汤临床应用灵活，吾自拟加味温胆汤，为温胆汤原方加石菖蒲、熟大黄、桃仁、胆南星，临证加减，治疗痰热内蕴、痰瘀阻络为主要病机的脑梗死，临床疗效满意。辨证要点：半身不遂，口舌㖞斜，胸脘痞闷，大便干结，舌质暗红，苔黄腻，脉弦滑。

【案例】赵某，男，68岁，2012年4月3日初诊。

主症：左侧肢体活动不灵、语謇两周。于外院住院予抗血小板聚集、调血脂、改善循环、脑保护治疗后病情相对平稳，但症状无明显改善，出院后来门诊求治。

初诊：左侧肢体活动不灵，左上肢不能抬举过肩，左下肢可抬离床面，但无法站立，语謇，时有咳痰，痰稠色黄，难以咯出，倦怠乏力，日内困倦，夜寐不宁，大便干结，溲黄，舌暗红，苔黄腻，脉弦滑。神经系统查体显示为神清，不完全运动性失语，伸舌左偏，左上肢肌力2～3级，左下肢肌力3级，左巴宾斯基征阳性。证属痰湿化热，痰瘀阻络。治以健脾安神，清热化痰，活血通络。方用加味温胆汤化裁。姜半夏15g，陈皮10g，茯苓30g，竹茹10g，枳实15g，石菖蒲10g，熟大黄15g，桃仁10g，胆南星5g，黄连5g，远志10g，炙甘草10g。7剂，水煎服。

二诊：用药后左侧肢体活动不灵及语謇好转，咳痰明显减轻，乏力缓解，夜寐安，舌暗红，苔薄黄微腻，脉弦滑。于上方基础上加鸡血藤20g、丹参20g、苍术10g，加强燥湿化痰、活血通络之功。

再进7剂后，病人左侧肢体活动不灵明显好转，已可站立扶物行走，语謇亦减。守方2周后，病人痰湿之象已除，苔薄白，脉弦细。后用补阳还五汤加减调服1个月，病人临床症状基本消失，生活自理，随访半年未复发。

上方姜半夏燥湿化痰，茯苓健脾渗湿，共为君药。陈皮、枳实理气健脾，石菖蒲化痰醒神开窍，熟大黄通腑泻热，活血化瘀，共为臣药。桃仁活血润肠，竹茹清化热痰，胆南星化痰通络，黄连清热燥湿，远志安神定志，同为佐药。炙甘草调药和中，为使药。疾病早期，痰瘀之象明显，故方中以化痰祛瘀为治法，待痰浊之邪已除，进入疾病恢复期，主要病机为气虚血瘀，故用补阳还五汤化裁，益气活血通络，病人病情痊愈。

（四）柴芩温胆汤治疗小儿抽动症

柴芩温胆汤是在温胆汤的基础上加柴胡和黄芩而成，方药组成：柴胡、黄芩、陈皮、茯苓、竹茹、半夏、枳实、甘草。治疗脾虚痰盛，化热或不化热，心神不宁为主要病机的小儿抽动症，临证可加天麻、钩藤、生龙骨、生牡蛎等药。此方是临床上比较常用的效方，凡是小儿抽动症见舌苔腻，不管黄腻还是白腻，均可应用此方，一般都可以收到良效。

【案例】姜某，男，6岁，2008年10月9日初诊。

主症：阵发性眨眼及嘴角抽动3月余。3月前出现阵发性眨眼及嘴角抽动，精神紧张或感冒后加重，注意力易分散，曾外院服中药治疗，效果不显，经人介绍来门诊求治。

初诊：阵发性眨眼及嘴角抽动，情绪急躁，时有咳痰，平素易感冒，偏食，喜食肉类及饮料，便干，溲调，夜寐不宁，注意力不集中，舌质红，苔黄腻，脉滑数。诊断为"小儿抽动症"，辨证属肝郁脾虚，痰热内扰，心神不安。采用柴芩温胆汤加味治疗。柴胡5g，黄芩3g，姜半夏3g，陈皮5g，枳实5g，茯苓10g，竹茹3g，石菖蒲5g，钩藤10g（后下），熟大黄3g，茯神6g，天麻5g，生龙骨15g（先煎），生牡蛎15g（先煎），炙甘草10g。

二诊：服药7剂后，症状大减，发作次数减少，眨眼及嘴角抽动基本消失，但诉时有头部不自主晃动，注意力好转，大便已通，仍有夜寐不安，梦多，舌质红，苔薄黄，脉滑略数。药已中的，痰热之象缓解，心神不宁为余热未清，心火内扰之象，故以上方减熟大黄、天麻，加酸枣仁15g，首乌藤15g，以养心安神，葛根10g以舒筋解肌，再服10剂，症状消失，病情痊愈，随访半年无复发。

（五）加减温胆汤治疗胃溃疡

胃溃疡属中医"胃脘痛"之列，病机表现较为复杂，临床以气滞、郁热、血瘀、虚寒和阴虚等证型为多见。临床表现为虚实、寒热夹杂。治疗上应该虚实兼顾，寒热互用。选用温胆汤加味治疗本病，主要是对"胆寒"的含义、"温胆"的实质认识而选定的。胆寒实质是指脾胃气（阳）虚，温胆实质上是温运脾胃，恢复脾胃的功能。温胆汤的主要效用是健脾燥湿，兼以清利痰热或湿热。湿热偏盛者，以温胆汤加黄连、黄芩、茵陈等清热燥湿药；痞满气滞者，以温胆汤加枳实、木香、厚朴、砂仁等理气消满之品；对反酸明显者，常用海螵蛸、瓦楞子制酸；胃痛严重者，常加行气活血止痛之品，如木香、延胡索、枳壳等。

【案例】李某，男，36岁。2012年4月12日初诊。

主症：胃脘痛五年余，再发两周。曾经外院胃镜检查确诊为"十二指肠球部溃疡"，间断口服奥美拉唑、抗生素等西药，服药后症状可控制，但停药或饮食不节后又复发。本次胃脘痛再发两周，经人介绍来余门诊。

初诊：胃脘痛，空腹及餐后均有疼痛，伴食欲不振，腹胀纳少，大便干结，夜寐欠宁，舌质暗淡，苔厚微黄腻，脉弦滑。辨证为脾胃气虚，气机不畅，湿热中阻。治以健运脾胃，清热利湿，理气止痛。治以温胆汤加味，药用枳实15g，厚朴10g，竹茹10g，姜半夏9g，茯苓20g，陈皮10g，鸡内金20g，砂仁5g，木香5g，熟大黄10g，苍术10g，海螵蛸10g，黄连5g，延胡索20g，炙甘草10g。

二诊：服上方7剂后，胃脘疼痛减轻，便干情况已缓解，仍腹胀，纳少，反酸，上方去熟大黄，加炒白术15g，瓦楞子10g。再服7剂后，胃脘痛明显缓解，腹胀反酸改善，饮食增多，夜寐可。再服7剂而愈，随访半年未复发。

温胆汤还有许多其他衍生方，如柴胡温胆汤、清心温胆汤、人参温胆汤等，只要抓住病机，临床灵活加减应用，均可收获良好的疗效。

张天文医案

一、丛集性头痛案

关某，男，37 岁，公务员。

初诊日期：2013 年 4 月 9 日。

主症：头痛反复发作 4 年，加重 1 个月。

病史：4 年前因熬夜，用脑过度，突发右侧头痛，呈密集钻顶样痛，连及眼眶，自服止痛药后渐缓解，此后上症经常发作，就诊多家医院，经头 CT 等检查均正常，诊为"神经性头痛"。近 1 个月来，头痛复发，近乎每日头痛，多在入睡后 2～3 小时左右发作痛醒，痛从右眼眶周始，呈牵拉钻顶样，并迅速向右颞侧、头顶及枕部扩散，甚则恶心呕吐，面红目赤，流泪鼻塞，应用止痛药无效，发作 2～3 小时稍可缓解，痛止如常，发则坐立不安，心烦意乱。

来诊时症见：右侧头痛，痛起右目，辐射四周，甚则呕恶，口苦咽干，面红目赤，烦躁易怒，平素纳可，夜寐不宁，小溲黄赤，大便秘结，舌暗红，苔薄黄，脉沉弦。

诊断：丛集性头痛（头痛）。

证型：肝郁化火，瘀血阻络。

治法：清肝降火，养血化瘀。

方药：滋生青阳汤化裁。

柴胡 10g，天麻 15g，菊花 15g，川牛膝 15g，川芎 30g，生地黄 25g，当归 15g，赤芍 15g，牡丹皮 15g，延胡索 15g，桃仁 15g，红花 15g。7 剂，日 1 剂，水煎，早晚分服。

针灸取穴：太阳、丝竹空、阳白、攒竹、率谷、头临泣、头维、百会、角孙、合谷、太冲、阳陵泉。

二诊：服药 1 周来头痛发作 2 次，痛势不甚，1 小时内缓解。大便不结，夜寐仍差，心烦稍减，舌淡暗，脉细弦。以白芍 15g 易赤芍，加首乌藤 20g、合欢皮 15g 养血安神解郁。药取 1 周，坚持针药并用。

三诊：头痛未发，心境大好，夜寐亦佳。停针刺，以养肝血、理肝气、健脾胃治法调理善后。

坚持用药治疗 3 个月。随访半年未再复发。

【按语】丛集性头痛属于三叉自主神经性头痛，是临床少见的头痛，西医学认为其病因与发病机制尚不清楚。临床特点为某段时期内频繁出现的，发作性的，极其剧烈的单侧头痛。疼痛多固定，位于一侧眼球深部、眼眶及眶周、额部和颞部。疼痛剧烈，难以忍受，为钻顶样、撕裂样、牵拉样、烧灼样、针刺样痛。头痛常在每天的固定时间发作，多在夜间。绝大多数头痛发作时伴有自主神经症状，如：流泪、结膜充血、鼻充血、鼻塞、流涕等。丛集性头痛中医诊为"头痛""头风"等。本案主要从肝论治。肝为风木之脏，藏血而主疏泄，肝血不足，肝气郁滞，气郁化火，上扰清窍致头痛暴作。治从清肝、养肝、疏肝着手。故以柴胡、天麻、菊花、川牛膝等清肝降火之品，降上炎之火，平上冲之气。以生地黄、当归、赤芍等养肝血之品，补血和营，缓急止痛。以川芎、牡丹皮、延胡索、桃仁、红花等活血之品，化瘀止痛。急性期以清肝、养血、通络为主，缓解期则以调养肝脾为主。

针灸在本案头痛急性期的治疗本着疏风止痛、平肝息风的治法。百会为诸经脉气所汇，主治头痛。太阳、阳白平肝息风、通络止痛。太冲、合谷二穴又名"四关"，祛风行气、活血止痛、平肝息风、疏肝养血，为气血同调之要穴。高巅之上，唯风可到，以攒竹、率谷、头临泣、丝竹空、头维、角孙疏风清热、通络止痛。阳陵泉疏肝理气，协调升降。诸穴疏风邪、清肝火、调气血、协升降，切中病机。

二、紧张型头痛案

张某，女，45 岁，教师。

初诊日期：2015 年 10 月 20 日。

主症：头痛反复发作 8 年余，加重 10 余日。

病史：8 年多前因工作压力过大，渐至头痛时作，自服去痛片头痛可暂时缓解，但病情渐重，数月之后几乎每天均有头痛发作，并长期口服脑清片止痛。10余日前因思虑过度，头痛加重，自服上药效果不佳，为求中医治疗，遂来我处。

来诊时症见：头痛及巅，拘紧样痛，痛尚可忍，头昏脑涨，倦怠乏力，肢体沉重，纳食欠佳，夜寐欠安，易醒多梦，小便尚可，大便溏软。面黄神萎，形体偏盛，舌质淡白，舌体胖大，舌苔白腻，脉沉弦滑。

诊断：紧张型头痛（头痛）。

证型：痰湿头痛。

治法：化痰祛湿，通络止痛。

方药：救脑汤合羌活胜湿汤化裁。

川芎30g，天麻15g，当归15g，菊花15g，藁本15g，羌活15g，陈皮15g，茯苓15g，石菖蒲10g，细辛5g。7剂，日1剂，水煎，早晚分服。

二诊：药后头痛之势减轻，可以间断口服脑清片，夜寐改善，大便成形，舌淡白，脉弦滑。上方见功，原方续服。

连服2个月，头痛已止，偶有轻微头顶发闷，脑清片已停服。停中药，以针灸善后。

针灸取穴：四神聪、上星、印堂、风池、丰隆、合谷。每周针刺3次，共治疗3个月，头痛症状完全缓解而痊愈。

【按语】紧张型头痛是最常见的头痛，通常位于头双侧，性质多为压迫感、紧束感、胀痛、钝痛或酸痛等，多为轻至中度痛。病情可持续数月甚至数年。长期滥用药物可伴有药物依赖性头痛，这时治疗非常棘手。其病中医属头痛范畴，从其头痛的性质及伴随症状来看，有湿邪致病的特点。"因于湿，首如裹。"（《素问·生气通天论》）"太阴之复，湿变乃举，体重中满，食饮不化……头顶痛重。"（《素问·至真要大论》）治疗以除湿、祛风、活血为则，方选救脑汤合羌活胜湿汤化裁。君以羌活，辛以散风，苦以燥湿，轻清上扬，直达头面，可祛风止痛祛湿。臣以藁本，性味俱升，善达巅顶，除湿止痛。细辛辛温走窜，芳香最烈，宣泄郁滞，上达巅顶，通窍止痛；川芎、当归行气祛风，活血止痛；茯苓、陈皮、石菖蒲化痰祛湿、清利头目，共为佐药。巅顶痛属足厥阴肝经，使天麻、菊花主入肝经，祛风止痛。

穴性与药性其理一也，针灸取四神聪、上星、印堂、风池等穴，旨在清头明目，醒脑开窍，祛风止痛。丰隆健脾化痰，合谷调气行气，二者相配理气化痰，通络止痛。针灸治疗既可以在急性期速缓标急，亦可以在缓解期缓图治本。

三、偏头痛案

庞某，女，36 岁，公司职员。

初诊日期：2015 年 10 月 30 日。

主症：头痛反复发作 10 年，加重月余。

病史：10 余年来反复发作右侧偏头痛，其疼痛剧烈，胀痛不已，甚则恶心呕吐，喜卧暗室，不敢稍动，用一般止痛药物治疗无效，屡于医院静脉点滴及肌肉注射药物，并口服强效止痛药，如曲马多等尚可缓解，每有发作均需就诊。疼痛重时可持续数日，每年发作 2～5 次不等，常于月经前发作。1 个月前月事来潮，头痛复发，胀痛难忍，呕吐频频，2 日未缓，经外院治疗效差。经亲朋介绍求诊于我处。

来诊时症见：右侧头痛，痛势剧烈，胀痛不已，呕恶频作，喜卧暗室，厌于人言，心烦易怒，纳谷欠佳，夜寐不宁，小溲尚可，大便秘结。面色黄白，精神不振，舌淡暗，苔薄黄，脉沉弦。平素经少色暗，夹有血块。

诊断：偏头痛（头痛）。

证型：气滞血瘀，肝阳扰动。

方药：川芎 30g，生地黄 25g，当归 15g，赤芍 15g，延胡索 15g，白芷 15g，菊花 15g，陈皮 15g，蜈蚣 3 条，姜半夏 10g，石菖蒲 10g。7 剂，日 1 剂，水煎，3 餐后服。

针灸取穴：太阳、头维、阳白、角孙、率谷、风池、合谷、太冲、悬钟。治疗每周 5 次。

二诊：针药治疗 1 天头痛即有所缓解，现仍时头晕头昏，倦怠嗜卧，精神不振，心烦喜呕，口干口苦，纳食不佳，夜寐不宁，大便不干，2 日 1 行。舌淡红苔薄白，脉沉弦。调整处方如下：川芎 30g，生地黄 25g，当归 15g，赤芍 15g，白芍 15g，延胡索 15g，川牛膝 20g，陈皮 15g，姜半夏 10g，柴胡 10g，黄芩 10g，炙甘草 5g。7 剂，日 1 剂，水煎，早晚分服。

三诊：头痛已消，精神尚好，纳食改善，夜寐亦佳，已经正常工作，前方减量，继续口服 2 周。

后以调养肝肾善后月余，随访半年没有复发。

【按语】偏头痛是临床常见的慢性神经血管疾患，多在儿童期或青春期起病，中年期为患病高峰，女性比男性多见，是一种反复发作的、搏动性的头痛，常伴恶心呕吐，畏光和畏声等症状。女性偏头痛患者当中与月经相关的较多，偏头痛发生在经期症状会更严重，治疗也更困难。本病中医属"头痛""头风"范畴。本患属内伤头痛，其病因病机主要体现在两方面：一者，肝主疏泄，失于条达则气机血脉郁滞，久病入络则瘀血愈重；二者，肝体阴而用阳，素体精血不足，加之月经下血，伤阴愈甚，水不涵木，风阳升动。二者相加，形成慢性病程，周期复发。急性发作当以行气血之瘀滞，平扰动之风阳，补虚损之阴血为则。故以川芎重用为君，活血祛瘀、行气开郁、祛风止痛。川芎为血中之气药，上行头目，下行血海，是治头痛之要药。配以生地黄益阴养血，当归、赤芍养肝血行瘀血，兼以佐制大量川芎，防升散太过。延胡索活血止痛。白芷走气分可散风止痛，走血分可散瘀止痛。蜈蚣搜风，通络止痛，常用于久治不愈之顽固性头痛。菊花平抑肝阳。姜半夏、陈皮、石菖蒲化痰降逆，醒脾止呕。二诊表现有少阳郁滞，故和以小柴胡汤之意。

针灸治疗以少阳、阳明经穴为主。取太阳、风池、率谷清肝息风，通络止痛。头维、角孙、阳白疏风止痛，清利头目。合谷主气，太冲主血，可行气补血。悬钟平肝息风，疏肝益肾。诸穴相配，清肝息风，通络止痛，养肝补血。

四、三叉神经痛案

王某，女，58 岁。

初诊日期：2014 年 7 月 10 日。

主症：左面部疼痛反复发作 10 余年，再发加重 1 月余。

病史：10 余年前无明显诱因出现左面部闪电样、刀割样疼痛，说话、洗脸、刷牙都会导致阵发性剧烈疼痛，经某市级医院诊断为"三叉神经痛"，行核磁共振检查未见异常，予卡马西平片口服止痛，病情渐好转，但仍时有发作。1 个月前无明显诱因，突然出现左面部疼痛再发加重，呈刀割样，不能触碰，发作时疼痛持续 10 秒钟左右，暂缓后，须臾再发，反反复复，十分痛苦。自服卡马西平片，有小效，后又经两次封闭治疗，亦不能完全缓解，经友人介绍来诊。

来诊时症见：左面部疼痛，不敢稍有触碰，不能进食，用吸管进流食，维持营养，夜间影响睡眠，大便秘。查：疼痛区分布在三叉神经第2、3分支，面黄形盛，表情痛苦，不敢张口，舌质暗红，舌边瘀斑，苔薄白，脉弦滑。既往高血压、子宫脱垂病史。

诊断：三叉神经痛（面痛）。

证型：瘀血阻络，血脉不通。

治法：活血通络，缓急止痛。

方药：芎归饮化裁。

川芎30g，白芷15g，细辛5g，当归15g，赤芍15g，延胡索15g，蜈蚣3条。7剂，日1剂，水煎，日3餐后口服。

针灸取穴：太阳（左）、下关（左）、颊车（左）、迎香（左）、四白（左）、地仓（左）、风池、合谷、足三里、内庭。

针法：每日1次，7次一个周期，每周期休息1～2天，再行针刺治疗。

针药并用，上方略有加减，2个月痊愈。近2年余未复发。

【按语】三叉神经痛是一种以急性、阵发性的面部三叉神经分布区剧烈疼痛为特征的疾病。目前病因尚不明确，一般认为三叉神经在脑桥被异行扭曲的血管压迫三叉神经后根，局部产生脱髓鞘变化致疼痛发作。中医属面痛范畴。张师认为内伤七情或外感六淫，致风火内生，上窜头面致病。头为诸阳之会，是风火最易走窜聚集之处，加之头面孔窍众多，风火走窜滞留，夹痰夹瘀，导致病情缠绵难愈。《张氏医通·面痛》云："面为阳明部分，而阳维起于诸阳之会。皆在于面。故面痛皆因于火。而有虚实之殊。暴痛多实。久痛多虚。高者抑之。郁者开之。血热者凉之。气虚者补之。不可专以苦寒降火为事。"该病人病情反复发作，久病必瘀，瘀则加重头面风火郁滞，遵火郁发之之理，以川芎上行头面，散瘀散风火，正如《神农本草经》中云："芎䓖，味辛温。主中风入脑，头痛，寒痹，筋挛，缓急，金创，妇人血闭，无子。"芎䓖是治疗头痛，散头面部风火之邪要药。川芎、当归和赤芍配伍以养血息风，活血化瘀。以蜈蚣虫类药走窜剔搜，以延胡索活血止痛，细辛宣散郁滞，通窍止痛。并随病情机转，以白芍、甘草缓痉止痛，以栀子清散郁火。

针灸治法遵病在阳明，故取手、足阳明经穴为主，合谷、颊车、迎香诸穴在手阳明大肠经，合谷穴是四总穴之一，"面口合谷收"，病人面痛，取合谷对治，合谷在三间穴（木）和阳溪穴（火）之间，是兼治风木化火之要穴，颊车穴和迎香穴可局部疏通手阳明大肠经及经筋，颊车穴是相当于咬肌扳机点，迎香穴相当于颧大肌扳机点，灭活扳机点，达到松弛面部肌筋膜作用，缓解挛缩和压迫导致的缺血和疼痛，所以针刺时必以针下有跳动感、窜动感为佳。内庭、足三里、四白、下关为足阳明胃经穴。内庭穴五行属水，专泻阳明火盛，伍足三里，有降火之效，使火归土藏，火息则风火之势必减。下关穴是足阳明胃经与足少阳胆经之会，具有消肿止痛功用。该穴皮肤由三叉神经第三支（下颌神经）分布，深层由三叉神经第三支的分支翼外肌神经支配，并支配咬肌、下牙槽神经、舌神经等，所以此穴可以做神经触激，治疗三叉神经痛。同时此穴浅层是相当咬肌扳机点，深层是翼内肌扳机点，从深浅两层灭活扳机点，可缓解肌筋膜挛缩引起的疼痛。足少阳胆经风池穴和经外奇穴太阳穴，可疏风祛火，通经开窍，缓痉止痛。本案以中医风火为辨证要点，衷中参西，顽症终得治愈。

五、面肌痉挛案

王某，男，55 岁。

初诊日期：2015 年 11 月 20 日。

主症：左面部不自主抽搐 3 年余。

病史：3 年多前无明显诱因出现左侧面部肌肉不自主抽搐，先从左眼睑下方肌肉抽动开始，渐渐抽搐范围扩大，涉及整个面部。应用安定、卡马西平等药物无效，后用肉毒素注射治疗一度改善，但 3 个月后仍复如前，经友人介绍，来联合路门诊求治。

来诊时症见：左面部肌肉抽动不已，有间歇性缓解，倦怠乏力，心烦苦闷，情绪不稳，纳食欠佳，夜寐欠宁，小溲通畅，大便时溏。面黄形盛，舌质淡，苔薄白，脉弦滑。

诊断：面肌痉挛（筋惕肉瞤）。

证型：肝血不足，血虚风动。

治法：养血息风。

方药：补肝汤化裁。

熟地黄 30g，白芍 15g，木瓜 15g，钩藤 15g（后下），珍珠母 30g（先煎），天麻 15g，桂枝 10g，川芎 15g，炒枣仁 20g，远志 10g，甘草 10g。7 剂，日 1 剂，水煎，早晚分服。

二诊：服药 7 剂，病情同前。辨证再三，认为病久效缓，需守方待效。

三诊：又药用 7 剂，症状如前，继续原方服用。

四诊：病人仍左面部肌肉抽动不已，心烦焦虑，夜寐欠宁，大便时溏，舌质淡暗，苔薄白，脉象弦滑。考虑病人舌质淡暗，脉象弦滑，体内存在痰浊之征。虽病久多虚，但实邪不除，正气难复，故调整思路，以健脾化痰息风为治法，方药改为半夏白术天麻汤合牵正散化裁，其方如下：

姜半夏 10g，炒白术 15g，天麻 15g，当归 15g，僵蚕 10 g，酸枣仁 20g，茯苓 15g，薏苡仁 20g，全蝎 4g，珍珠母 30g（先煎），白附子 10g，远志 10g。14 剂，日 1 剂，水煎，早晚分服。

加针刺治疗，每周 3 次，患侧取穴：颧髎、完骨；健侧取穴：太阳、四白、颧髎、迎香；双侧取穴：合谷、足三里、丰隆。

五诊：药用 2 周症状逐渐减轻，睡眠已安。方药略事调整，巩固治疗。

1 个月后病情基本痊愈，随访 1 年未复发。

【按语】面肌痉挛是神经内科的常见疾病，临床表现为一侧面部不自主抽搐。抽搐呈阵发性且不规则、程度不等，可因疲倦、精神紧张及自主运动等而加重。目前认为本病的发生可能与责任血管压迫面神经所致。面肌痉挛，其病位在头面部，病在筋脉，中医属"筋惕肉瞤""瘛疭""风证""痉证"等范畴。张师在针药并举治疗面肌痉挛中获得了良好的疗效。认为本病发病机制与"肝风""血虚"关系紧密，肝气升发，其五行属性为木，属厥阴，主疏泄，主藏血，在体合筋。各种原因导致肝血不足，血虚风动，可引发面肌痉挛。本例病人初诊时夜寐不宁，大便时溏，心烦明显，故亦考虑本虚为主、肝血不足为病，故方用补肝汤化裁，因连用 3 周无效，故调整治疗思路。考虑病人舌质淡暗，脉象弦滑，体内存在痰浊之象，虽病久多虚，但实邪不除，正气难复，故改为半夏白术天麻汤合牵正散化裁。方中半夏燥湿化痰，天麻平肝息风，茯苓、白术、薏苡仁健脾化湿。风痰阻于头面经络，经隧不利，筋脉失调，故加牵正散祛风、化痰、通络。其中白附子辛温燥烈，入阳明经而走头面，以祛风化痰，尤其善散头面之风。全蝎、僵蚕均能祛风止痉，其中全蝎长于通络，僵蚕且能化痰。另加当归、酸枣仁、远志补养肝血，宁心安神。上药合用，共奏祛风健脾化痰、通络宁神止痉之功。

针刺方面，总体的原则是患侧面部尽量少取穴，轻刺激，以远端取穴配合健侧面部取穴为主。足三里、丰隆健脾化痰。合谷为手阳明大肠经原穴，"面口合谷收"，可治疗头面部疾病。太阳、四白、颧髎、迎香疏通面部经络气血。上穴合用，以达平衡经气、调和气血、舒柔经筋的目的。

目前对于面肌痉挛西医多以肉毒素或微血管减压术治疗，有一定不良反应，中医治疗较为安全，应该作为首选的治疗方法。

六、特发性面神经麻痹四案

案一：张某，男，27岁。

初诊日期：1980年6月10日。

主症：左侧口眼㖞斜2天。

病史：2天前清晨起床发现刷牙漏水，口角㖞斜，进食时夹食于腮，未就诊。次日症状加重，口角向右㖞斜明显，皱眉蹙鼻困难，急赴市中医院就诊。

来诊时症见：左侧口眼㖞斜，额纹消失，眼裂扩大，闭目漏睛，蹙鼻不能，鼓腮漏气，饮食漏水夹食，畏寒恶风，纳食一般，夜寐正常，二便通调。身高体瘦，舌淡苔白，脉沉弦。神经系统查体为左侧周围性面瘫体征。

诊断：特发性面神经麻痹（面瘫）。

证型：风寒袭络。

治法：疏散风寒，温经通络。

针灸取穴：患侧：阳白透丝竹空、太阳透下关、地仓透颊车、四白透迎香、水沟透迎香、听会、翳风、风池；健侧：合谷。

次日面瘫基本恢复，可闭目、蹙鼻、噘嘴，鼓腮不漏气。额纹恢复，口角不歪，面部活动、感觉皆正常。患者自己要求再针1次以巩固，后痊愈。

案二：赵某，男，32岁。

初诊日期：2014年4月7日。

主症：右侧口眼㖞斜2年多。

病史：2年前曾患右侧面瘫，起初时用斑蝥外用，再用鳝鱼血外敷，月余无效。以后再用针罐、理疗、中成药皆无明显疗效。右侧面瘫没有恢复，眼不能完全闭合，下眼睑外翻下垂，口角歪斜。经久不愈而焦急，经人介绍来联合路门诊求治。

来诊时症见：右侧口眼㖞斜，额纹消失，闭目不全，睑翻漏睛，眼涩泪溢，唇弛不收，口角流涎，神疲乏力，胸脘满闷，纳可眠安，二便尚调。舌淡苔白，脉象沉弦。神经系统查体：右侧周围性面瘫。

诊断：特发性面神经麻痹后遗症（面瘫后遗症）。

证型：气虚血瘀，风痰阻络。

治法：益气活血，息风祛痰。

方药：补阳还五汤化裁。

黄芪30g，当归15g，赤芍15g，忍冬藤20g，防风15g，莱菔子15g，升麻5g，枳实15g，生晒参10g，白附子10g，桃仁15g，红花15g，细辛5g。14剂，日1剂，水煎，早晚分服。

针灸治疗每日1次。取穴：患侧：阳白（鸡爪刺）最后刺向头维、太阳透阳白、率谷透瞳子髎、四白透山根、地仓透颧髎、颊车透颧髎、颧髎透下关、听宫、翳风、风池、面瘫穴（锁骨外1/3处斜向上2寸，快针不留针）、阳陵泉、太冲；健侧：合谷；双侧：足三里。

二诊：2周后眼外翻改善，溢泪已止，面部瘫痪渐有恢复，舌脉不变，继用上方2周。

三诊：1个月后眼外翻已复，流涎亦止，面部瘫进一步改善，胸敞气顺，满闷已消，精神亦振，脉弦舌淡。中药停用，继续针灸。

3个月后额纹显现，面动恢复，唯口角轻歪，口唇周围略发紧，基本治愈。

案三：孙某，女，52 岁。

初诊日期：2013 年 10 月 11 日。

主症：右侧口眼㖞斜 3 年余。

病史：3 年多前病右面周围性瘫痪，先期用抗炎、抗病毒、激素、外用药、针罐、割治等，各种治疗办法几乎无所不用，效果不理想。患病 3 年，前额仍不能上抬，不能鼓腮，闭目、咀嚼有联动。经友人介绍来联合路门诊求治。

来诊时症见：右侧口眼㖞斜，额纹消失，不能皱额、蹙眉，耸鼻略动，口唇"倒错"向右，闭目、咀嚼有联动，眼裂减小，面部聚紧，时有痉挛，乏力易汗，寐安纳可，二便通调。面黄形盛，舌淡白，脉沉细。

诊断：特发性面神经麻痹后遗症（面瘫后遗症）。

证型：气虚血瘀，络脉不通。

治法：益气活血，息风通络。

方药：补阳还五汤化裁。

黄芪 30g，葛根 15g，赤芍 15g，川芎 15g，僵蚕 10g，白附子 10g，生晒参 10g，桂枝 10g，忍冬藤 20g，连翘 15g，蝉蜕 10g，桃仁 15g，红花 15g，甘草 5g。21 剂，日 1 剂，水煎，早晚分服。

针灸治疗日 1 次。取穴：患侧：阳白（鸡爪刺，最后刺向头维）、瞳子髎透率谷、地仓透颊髎、内地仓透颊车、颊车透颧髎、颧髎透下关、四白透颧髎、水沟透迎香、听会、翳风、完骨、头临泣、承浆、阳陵泉；健侧：合谷；双侧：足三里、太冲、内庭。

二诊：3 周之后眉头稍可上抬，口唇"倒错"略正，面部拘紧已松，痉挛亦停。中药停用，继续针灸。

半年后额纹恢复，皱额、蹙眉、耸鼻等动作皆正常，联动亦消，只口角处稍有㖞斜，基本恢复正常。

案四：周某，男，29 岁。

初诊日期：2016 年 3 月 18 日。

主症：右侧口眼㖞斜 3 年。

病史：3 年前因右口眼㖞斜就诊于外院，经查诊断为"右侧特发性面神经麻痹",先后用抗病毒、激素、针灸、理疗、外敷等多种方法,疗效不显著。3年来四处求医,尝试诸多方法,无一获效,面瘫依旧,并出现右面部联带运动,焦虑万分,经人介绍来中医门诊请余诊治。

来诊时症见:右侧口眼㖞斜,右眼裂小,张口咀嚼有闭目联带运动,患侧额纹消失,蹙鼻、示牙动作差,口角㖞斜,漱口、刷牙漏水,纳可眠安,二便尚调。面黄形盛,舌淡白,苔薄白,脉弦滑。查体:右侧周围性面瘫体征。

诊断:面神经麻痹后遗症(面瘫后遗症)。

证型:气虚血瘀。

治法:益气活血通络。

方药:补阳还五汤化裁。

黄芪 30g,赤芍 15g,葛根 15g,桃仁 15g,防风 15g,生晒参 10g,白附子 10g、红花 15g,僵蚕 10g,桂枝 10g,忍冬藤 20g,菊花 15g,甘草 5g。日 1 剂,水煎,早晚分服。

针灸取穴:阳白透头维、地仓透颧髎、颊车透颧髎、颊车透地仓、率谷透太阳、四白透颧髎、翳风、完骨、足三里(双)、合谷(对侧)、太冲(患侧)。每周 3 次针刺治疗。

服中汤剂 3 周,针刺治疗 4 个月,面瘫基本恢复。

【按语】周围性面神经麻痹是面神经管内的面神经非特异性炎症引起的周围性面肌瘫痪,临床表现与中医的面瘫相符。本病多因人体正气不足,卫表不固,脉络空虚,虚邪贼风乘虚而入,阻塞面部阳经,尤其是手太阳和足阳明经筋,致功能失调而发病。案一为面瘫急性期,患者口眼㖞斜发展迅速,且畏寒恶风,乃是风邪正盛夹寒客于肌表,故选阳白、四白、太阳、翳风、风池、合谷等穴运用来疏风散寒,运用透刺法联络手足阳经来温经通络。在面瘫急性期张师提倡应及早给予针灸治疗,以减轻神经水肿,控制炎症发展,不使其发展到完全至损。在针刺操作过程中,多用透穴法,针感要缓缓扩散,逐渐增强。本案针一次而愈,实属罕见,虽未明确原因,但应与上述几点关系密切。

面瘫是临床常见病,虽然治愈率高,但也有少数恢复不完全、遗留并发症、顽固难愈的面瘫,是治疗中的难点,案二、案三、案四皆属此类。面瘫日久失治或治疗不当，则气血耗伤，病邪痹阻络脉，面失濡养，故见口眼㖞斜，闭目不全。故三案皆以补阳还五汤为基础来补气血，化瘀滞。气虚则陷，则睑翻漏睛，唇弛不收，口角流涎；风痰互结，阻碍气机，则胸脘满闷，故案二用补中益气汤化裁增强补阳还五汤补气升提的作用，并用防风、白附子、莱菔子、细辛疏风祛痰，宣畅气机。风胜则动，故面部拘紧时有抽动；瘀血阻络日久，上下粘连，则见"联动"，故案三、案四用僵蚕、白附子、蝉蜕、葛根息风散邪，配桂枝、忍冬藤、连翘通血脉，散结滞。张师的经验：在气血活运、血脉渐通后中药即可停用，后期恢复以针灸治疗为主。案二患者睑翻唇弛不收，气虚较显，故针时多用阳白透头维、太阳透阳白、四白透山根等向上透刺，以提升患肌。案三、案四以面部拘紧，有痉挛、联动，故以地仓、颧髎、颊车等透刺以破结通络；刺水沟、承浆疏经通络，调和阴阳。颊车和地仓的相互透刺在面瘫治疗中应用较普遍，但张师认为面瘫后遗症期患者多有气虚下垂之表现，故应改为颊车、地仓向颧髎透刺。临床用之也皆有显效。张师治疗面瘫多用鸡爪刺法和透穴法，因其即可增强经络间的联系，加快气血地运行使经络更快地恢复通畅。还使治疗由点变面，可广泛刺激面神经各分支的分布区，加快神经组织炎症的消除和变性的改善。故虽面瘫日久亦有可复之法。

七、动眼神经麻痹案

葛某，男，60岁。

初诊日期：2016年3月18日。

主症：左眼球活动受限伴眼睑下垂1周。

病史：1周前因情志不畅突发左眼球活动受限，向上、向下、向内转动不能，左睑下垂，视物不清，伴头晕胀痛，无肢体活动不利，于大连市中心医院求治，行颅核磁共振检查，除外颅内病变，结合其2型糖尿病病史，空腹血糖11.8mmol/L，餐后2小时血糖21.6mmol/L，糖化血红蛋白15.7%，考虑"糖尿病周围神经病变－动眼神经麻痹"，予降糖、营养神经等对症治疗，病情未见好转。经人介绍来我处求治。

来诊时症见：左目活动不灵，向上、下、内侧均活动受限，左睑下垂，视物不清，头晕昏沉，颈项强硬，口干舌燥，纳呆眠差，小溲短频，大便干结。面黄形瘦，精神萎靡，舌质暗淡，体瘦底瘀，舌苔薄黄，脉沉弦滑。血压：180/110mmHg；空腹血糖：9.6mmol/L。既往高血压、糖尿病病史30年。

诊断：动眼神经麻痹（目偏视）。

证型：肝肾阴虚，瘀血阻络。

治法：养肝益肾，明目活络。

方药：血府逐瘀汤化裁。

生地黄30g，当归15g，赤芍15g，桃仁15g，红花15g，枳壳15g，柴胡10g，牡丹皮15g，川芎15g，枸杞子15g，菊花15g，三七粉3g（冲服），黄芩15g，牛膝15g，石决明30g（先煎）。7剂，日1剂，水煎，早晚分服。

针灸日1次，取穴：左侧：太阳、攒竹、丝竹空、头临泣、瞳子髎；双侧：风池、光明、太溪、太冲、合谷。

服药3剂，针刺3日，眼球活动欠灵及视物不清等症好转。7剂药尽，针刺1周，眼球运动及眼睑抬举基本恢复如初，停药续针，3日1次，1月后痊愈停针。

又过月余，再次来诊，左目活动受限，目昏复视，头痛头晕，烦躁失眠，大便秘结，脉象沉弦。究其原委，因近期工作繁忙，频繁应酬，饮食不节，起居失常，夜深不寐，血糖控制不佳，致目偏视再发加重，予药如前，针刺同上，嘱控制饮食，适当运动，控制血糖、血压。治疗月余，诸症好转。

【按语】动眼神经麻痹主要表现为上睑下垂，眼球外斜，运动障碍，瞳孔散大等，中医属"目偏视""上胞下垂"等范畴。其病因复杂多样，常见的有颅脑外伤、脑干病变、颅内炎症、血管病变、肿瘤、糖尿病等。该患久病消渴，年事已高，属肝肾阴虚，瘀血内阻，又逢情志不畅，肝郁气滞，郁而化热，更加伤津耗液。肝主筋，开窍于目，目筋失于津液濡养，伸缩不能，故见目珠活动不灵。方中生地黄味甘性寒，入肝肾经，善能养阴生津，兼以清热。《神农本草经》言其主治"折跌，绝筋"；《本草衍义》谓："补益肾水真阴不足"，此处大量用之治疗肝肾阴亏而至目筋不用，甚合经意。配以枸杞子滋肾养肝。菊花性凉，盛开于秋，颇得金性，故能平肝清肝，治疗肝阳上亢之目昏头痛效果极佳。伍以赤芍、牡丹皮凉肝活血。肝胆互为表里，肝热宜引胆火，故用柴胡、黄芩取小柴胡汤之意，清少阳郁热。牛膝活血化瘀，尚能引火下行，与石决明相配可平肝潜阳。当归、桃仁养血活血，又可润肠通便。川芎、红花、三七行气活血通络。

目为肝之窍，阳明、太阳、少阳经脉均循行目系，故取穴太阳、攒竹、阳白、丝竹空、瞳子髎等眼周穴位，促使眼周气血通畅。光明属足少阳胆经，有开光复明之功，主治一切目疾。风池为胆经穴，平肝息风，清脑明目。太溪、太冲滋养肝肾。合谷、太冲开四关，平肝阳，调气血，通经络。针药并用，达到事半功倍的效果。

八、尺神经麻痹案

姚某，女，68岁。

初诊日期：2016年8月4日。

主症：右手麻木无力半年余。

病史：患者家开饭店，常年操持后厨，右手长期作业劳损，半年前始出现右手不适，感觉乏力，渐出现右手小指、环指麻木无力，逐渐加剧，不能并指，难以自如分开，并出现疼痛，难以持物等，去某院查肌电图示"尺神经损伤"，诊为"腕尺管综合征"，对症治疗无效，建议手术，患者因恐惧而拒绝，遂由其子带至我处求治。

来诊时症见：右手小指、环指麻木无力，伴疼痛，并指及分指活动受限，右手持物不能，纳可眠安，溲畅便溏。面黄形盛，舌淡暗，苔薄白，脉沉弦滑。既往高血压病史。

诊断：尺神经麻痹（痿病）。

证型：气虚血瘀，脉络瘀阻。

治法：益气活血通脉。

方药：黄芪桂枝五物汤化裁。

黄芪30g，生地黄20g，当归15g，木瓜15g，葛根15g，桃仁15g，丹参15g，桑枝15g，三七粉3g（冲服），桂枝10g，赤芍15g，丝瓜络10g，明乳香10g，没药10g。日1剂，水煎，早晚分服。

针刺治疗每周5次，取患侧穴位：曲池、手三里、小海、外关、阳池、液门、中渚、阳谷、合谷、后溪。

上方略事加减配合针刺，治疗1个月，右手小指、环指麻木无力好转，可拿起较轻物体，疼痛明显减轻，但仍有并指及分指活动受限。治疗2个月，右手小指、环指麻木无力明显好转，已无疼痛，并指及分指活动轻度受限。治疗3个月症状基本消失，功能恢复。

【按语】尺神经在其走行部位肩、肘、腕部均有损伤的可能，直接外伤、骨折、肘关节脱臼、慢性损伤等都易造成尺神经损伤，本患病因为长期高负荷使用右手，导致尺神经卡压出现支配区的运动、感觉障碍。中医认为尺神经麻痹属于痿证、痹证范畴，本例病人为老年患者，气血多虚，阴阳不足，加之长期右手劳作，局部肌肉紧张，外伤经筋，久而久之，导致体内经络气血受阻，运行不畅，经络失荣，筋脉弛缓，不能束筋骨利关节而致痿证，为本虚标实之证。治疗以黄芪桂枝五物汤化裁，其中黄芪为君药，补益在表之卫气，充肌肤，温分肉，有"治血先治气，气行则血行"之意。桂枝温经通脉，与黄芪相配，益气温阳，和血通经；丹参、当归、桃仁、三七粉活血通经除痹，共为臣药。生地黄养阴，葛根、桑枝、丝瓜络、乳香、没药舒筋活血通络，为佐药。上方共奏益气活血通脉之功。

针刺方面：依据"经脉所过，主治所及"的理论，其临床证候与手少阳三焦经基本相吻合。而阳明经为多气多血之经，可有通行气血、活血通络之功，故临床选穴以手少阳经与手阳明经经穴为主，以疏通气血、激发经气、恢复肢体功能。中渚系手少阳三焦经之输穴，该穴治手指不能屈伸，尤其专治小指次指不用之症。外关为手少阳经之"络"穴，又为八脉交会之一，其深层分布有正中神经，可调气活血，对肘、臂、腕屈伸不利尤有奇效。液门是手少阳之"荥"穴，其内是尺神经皮支（含掌侧与背侧）分布之处，针刺该穴，可舒筋活络，通达经脉，恢复尺侧皮肤感觉功能。阳池亦为手少阳经腧穴，有舒筋活络之效。曲池、手三里、合谷均为手阳明大肠经腧穴，有行气调血、通经活络之功。小海、阳谷为手太阳经腧穴，可治疗上肢痿痹。诸穴合用，令气血调达、神经激活、经脉通利、功能康复。

九、桡神经麻痹案

董某，女，36岁。

初诊日期：2015年5月20日。

主症：右上肢麻木无力10天。

病史：10天前与友人聚会，饮酒过量，醉酒归家，倒睡于沙发之上，次日醒来，自感右上肢麻木无力，远端明显，手腕不能抬举，握则无力，不能持笔书写，食指、拇指并指不能，拇指上翘不能，急至市某院就诊，查肌电图示"桡神经损伤"，诊为"桡神经麻痹"，口服甲钴胺、维生素B_1等药治疗1周无效，遂来联合路门诊求治。

来诊时症见：右上肢麻木无力，远端明显，抬腕、握手、食指拇指并指、拇指上翘等功能受限，不能持笔书写，纳食尚可，夜寐欠宁，二便调。面黄形瘦，表情焦虑，舌淡暗，苔薄白，脉沉涩。

诊断：桡神经麻痹（痿病）。

证型：气血不通，瘀血阻络。

治法：活血化瘀通络。

方药：血府逐瘀汤化裁。

柴胡10g，生地黄20g，葛根15g，桃仁15g，红花15g，川芎15g，当归15g，赤芍15g，桑枝15g，土鳖虫15g，片姜黄15g，枳实15g，甘草5g。日1剂，水煎，早晚分服。

针刺治疗每周5次，患侧取穴：肩井、肩髃、曲池、手三里、外关、阳池、合谷、落枕。

应用上方配合针刺治疗2周，右上肢麻木消失，各项功能完全恢复。

【按语】桡神经麻痹多因外伤、中毒、睡眠受压等导致。表现为腕下垂，腕及手指不能伸直外展等。中医属"筋伤""痿证"范畴。早期多为气滞血瘀，经脉瘀阻；中后期经脉痹阻不通，筋脉失养，治疗当以行气活血、疏通经气、濡养经筋为主。本例病人系因酒后卧床，姿势不良，经脉受压，气血不通，瘀阻经络，引发肢体麻木无力，病程较短，为损伤早期。其病机主要为脉络受损、气机凝滞、瘀血停留，方用血府逐瘀汤化裁。方中桃仁破血行滞而润燥，红花活血祛瘀以止痛，共为君药。赤芍、川芎助君药活血祛瘀；葛根、片姜黄、桑枝舒筋活血通经，共为臣药。生地黄、当归养血活血；枳实与柴胡同用，尤善理气行滞，使气行则血行；土鳖虫为虫类药，可破瘀血、续筋骨，以上均为佐药。甘草调和诸药为使药。上药合用，共奏活血化瘀、通经活络、促进肢体功能恢复的作用。针刺方面，肩髃、曲池、手三里、合谷属手阳明大肠经，因阳明经多气多血，既利于局部经气的疏通，又利于全身经气的通畅，达到气行则血行、以气统血的目的。肩髃为手阳明大肠和阳跷脉之会，阳跷脉主运动，阳明之经筋结于肩部，为上肢气血聚集之处，通行上肢气血，有舒筋活络之功。外关、阳池为手少阳三焦经经穴，"手少阳之筋，起于小指次指之端，结于腕，上循臂，结于肘"，可疏通上臂外侧气血。肩井为胆经之穴，可治疗上肢痿痹；落枕穴为经外奇穴，可治疗手臂痛。

桡神经麻痹应早期治疗方可取得较好疗效，张师认为本病的治疗应以针灸为主导。

十、腋神经损伤案

谢某，男，48岁。

初诊日期：2001年3月10日。

主诉：左肩无力、麻木1月余。

病史：1个月前与友聚会，饮酒过量，醉后倚椅而睡，左腋卡压于椅背之上，清晨醒后，发现左上肢无力，轻度麻木，左肩下垂，不能前举后伸，左肩外展不能，就诊于市某医院，查肌电图示左"腋神经损伤"，予甲钴胺、维生素 B_1 营养神经对症治疗半个月无效。后自行拔罐、按摩治疗亦无果，经人介绍至高尔基路门诊求治。

来诊时症见：左上肢无力，轻度麻木，左肩下垂，不能前举后伸，左肩外展不能，纳可，夜寐欠佳，小便略频，大便时溏。面黄形瘦，舌淡白，苔薄白，脉象沉细。既往高血压病史，素喜饮酒。

诊断：腋神经损伤（痿病）。

证型：气虚血瘀，脉络瘀阻。

治法：益气健脾，活血通络。

方药：黄芪桂枝五物汤化裁。

黄芪 30g，葛根 15g，当归 15g，焦术 15g，薏苡仁 20 g，赤芍 15g，片姜黄 15g，土鳖虫 15g，生晒参 10g，桑枝 15g，桃仁 15g，红花 15g，桂枝 10g，甘草 10g。日 1 剂，水煎，早晚分服。

针刺治疗每周 5 次，患侧取穴：风池、肩井、肩髃、肩贞、巨骨、曲池、外关、合谷。

上方为主加减，配合针刺治疗 1 个月，症状基本消失，上肢功能恢复。

【按语】腋神经发自臂丛后束，主要由 C_5、C_6 神经纤维组成。腋神经损伤多见于外伤，临床典型表现为抬肩障碍、肩部肌肉萎缩以及感觉障碍等。中医学属痿证范畴，因外伤或卡压等因素，致气血运行不畅、气滞血瘀，故肢体痿软、活动不灵。本例病人系因饮酒后腋部卡压，脉络瘀阻而发，病程较长，伤及正气，属本虚标实之病。应予益气健脾、活血通络，方选黄芪桂枝五物汤化裁。方中黄芪补气健脾扶正为君药。桂枝温经通阳，有驱散外邪的功效。黄芪桂枝配伍，益气温阳，和血通经。桂枝得黄芪，益气而振奋卫阳；黄芪得桂枝，固表而不留邪。生晒参益气扶正。赤芍、当归、桃仁、红花活血通经，与参、桂共为臣药。焦术、薏苡仁健脾祛湿；葛根、桑枝、片姜黄、土鳖虫舒筋活血通络，为佐药。甘草调和诸药为使。针刺方面：根据"经脉所过主治所及"理论，采用循经取穴及远近配合取穴，肩井、肩髃、肩贞、巨骨均为肩部局部取穴。曲池、合谷为手阳明大肠经腧穴，阳明经为多气多血之经，有调理气血、活血化瘀、祛瘀通络之功。外关为手少阳三焦经腧穴，"手少阳之筋，起于小指次指之端，结于腕；上循臂，结于肘；上绕臑外廉，上肩，走颈，合手太阳"，可主治上肢及肩部病症。风池为足少阳胆经腧穴，足少阳、阳维之会，除祛风通痹外，有调和阳经气血、活血通经之效。

十一、腓总神经麻痹案

崔某，男，58 岁，电焊工人。

初诊日期：2015 年 9 月 23 日。

主症：右下肢沉重无力、麻木并足下垂半年。

病史：患者自诉半年前无明显诱因自感右下肢无力、沉重、麻木，并逐渐加重，后又出现行走必须高抬大腿，落地前足先着地，后足底拍击地面，足背上翘不能，小腿外侧肌肉松弛，有轻度肌萎缩，去市某医院查肌电图示"腓总神经损伤"，诊为"腓总神经麻痹"，对症营养神经治疗无效，半年后来我门诊求治。

来诊时症见：右下肢无力伴麻木，右足下垂，行走时呈跨越步态，畏寒怕冷，神疲乏力，纳可眠安，溲频便溏。面黄形瘦，舌淡暗，苔薄白，脉沉细。既往高血压病史。

诊断：腓总神经麻痹（痿病）。

证型：气虚血瘀，脉络瘀阻。

治法：益气养血，活血通脉。

方药：补阳还五汤合桃红四物汤化裁。

黄芪 30g，熟地黄 20g，丹参 15g，当归 15g，川芎 15 g，桃仁 15g，红花 15g，焦术 15g，生山药 20g，桑枝 15g，土鳖虫 15g，刘寄奴 15g。日 1 剂，水煎，早晚分服。

针刺治疗每周 5 次，患侧取穴：肾俞、环跳、次髎、足三里、阳陵泉、悬钟、丰隆、解溪、昆仑。

上方加减配合针刺治疗 1 个月，右下肢麻木无力好转，右足下垂减轻，怕冷情况消失；治疗 2 个月，右下肢麻木无力显著好转，右足略下垂，大便正常；治疗 3 个月，上症基本消失，病情痊愈。

【按语】腓总神经损伤是临床较为常见的一种神经疾患，常与外伤、受压等因素有关。腓总神经自坐骨神经发出后，沿腘窝上外侧缘向外下方行至小腿前面，其损伤后常引起小腿麻木、无力，足下垂，行走困难甚至肌肉萎缩等症状。腓总神经损伤属于中医学痿证范畴，多因外邪伤筋，经络闭阻，久病致气血流通不畅，气滞血瘀而致肢体痿软不能随意运动。本例病人年近花甲，体渐虚弱，气血不充，长期下蹲，腿部挤压，气血不运，久之气血不通，瘀阻经络而渐成此病。方选补阳还五汤合桃红四物汤化裁，益气养血，活血通络。方中熟地黄、当归、川芎可养血活血，加入桃仁、红花入血分而逐瘀行血。劳则伤气，脾主肌肉，故加黄芪、焦术、山药益气健脾扶正，桑枝、土鳖虫、刘寄奴活血通经活络。

针刺方面，根据"治痿独取阳明""经脉所过，主治所及"理论，治疗上选用多气多血之足阳明胃经穴，以疏通经脉、充盈气血，从而使得筋脉肌肉得养而痿证得除。方中足三里、丰隆、解溪均为足阳明胃经腧穴，可调理气血、活血化瘀、祛瘀通络，治疗下肢痿痹；阳陵泉为八会之筋会，具有舒调经筋、行血祛瘀之功；从经脉走行及解剖学看，还选用了胆经悬钟穴，体现了针刺的近治作用。下肢的胃经及胆经均行于小腿胫骨外缘，与深部腓深、腓浅神经大致伴行，故为主要选取的经穴。肾俞具有补益精血、益肾助阳、调理气血的功效；环跳、次髎、昆仑主治下肢痿痹。

十二、酒精中毒性周围神经病案

王某，男，48岁。

初诊日期：2011年11月15日。

主症：双下肢麻木疼痛8年，加重6个月。

病史：患者自少年起嗜饮白酒，且喜饮高度酒，工作后几乎天天饮酒半斤以上，至今30余年。8年前双足尖出现麻木感，近年来足部麻木逐渐加重，范围扩大并时有灼热感。今年春天起双足出现疼痛感且双手指尖也开始发麻，并在半年前明显加重。到我市某医院查肌电图为"神经源性损伤"，诊为"酒精中毒性周围神经病"。经西医治疗无效，为求中医治疗，转来我院。

来诊时症见：双腿疼麻，沉重无力，久行痛甚，双足灼痛，触趾不觉，腨腓拘挛，神疲倦怠，午后时有低热，身热不扬，体温37.2℃，心慌易汗，纳可寐安，溲黄便秘。面赤形盛，身带酒气，舌质暗红，苔厚黄腻，脉沉滑数。查：双下肢轻度水肿，肤色从近端到远端由暗红至青紫，双下肢痛温觉减退。既往高血压病史。

诊断：酒精中毒性周围神经病（血痹）。

证型：气虚血瘀，湿热毒蕴，脉络受损。

治法：益气活血，清热祛湿，解毒复脉。

方药：四妙散化裁。

黄柏 10g，苍术 10g，薏苡仁 20g，牛膝 15g，桑枝 15g，连翘 15g，忍冬藤 30g，益母草 20g，牡丹皮 15g，生地黄 20g，赤芍 15g，黄芪 30g，当归 15g。日 1 剂，水煎，早晚分服。

服药 30 剂，腿肿基本已消，潮热已退，双足趾尖麻木已缓，脚趾亦有知觉。双腿颜色变浅，疼痛不减，仍有灼热感。舌红苔白，脉象沉细。此为水湿已退，当活血止痛，原方加减如下：

牛膝 15g，刘寄奴 15g，丹参 15g，川芎 15g，生地黄 20g，忍冬藤 30g，赤芍 15g，川大黄 10g，地龙 15g，薏苡仁 20g，黄芪 30g，桑枝 15g，红花 15g，炙乳香 10g，没药 10g。日 1 剂，水煎，早晚分服。

服药 90 剂，双下肢紫暗色已退，疼痛大减，行走仍觉腿软，脉象弦细，舌红苔薄。上方减乳香、没药、川大黄，加当归 15g，鸡血藤 15g，丝瓜络 15g。

尊上法主体不变，病情有反复，药物有增减，历时 2 年终告痊愈。

【按语】 酒精中毒性周围神经病为长期饮酒引起的一种最常见的并发症。酒本为湿热醇厚之品，大量久服，湿热久郁，侵灼脉络，脉络受损而发病。故本病与"热""湿""瘀"关系最为紧密。本案患者除"热""湿""瘀"外还见乏力易汗，行走时长则疼痛加重等气虚征象。第一阶段患者潮热汗出频发，湿热正盛，故用四妙散清热祛湿为主，配以桑枝、忍冬藤、益母草、牡丹皮、生地黄、赤芍、黄芪、当归活血化瘀、养血通脉。第二阶段湿邪已退，故变为补阳还五汤加减，以活血止痛、益气脱毒为主。其中乳香、没药是张师在各类痹证中常用的止痛药，应用于此既可活血定痛又可祛瘀生新复脉，一举两得，可谓妙手。第三阶段双下肢肤色恢复，疼痛大减，唯腿软无力，乃是湿热得化，瘀滞已通，正气尚虚。当继续扶正脱毒、养血复脉。西医认为本病为周围神经组织出现脱髓鞘和轴突变性，难以逆转，不易痊愈。中医治疗当结合临床，以辨清不同阶段的"热""湿""瘀"孰重孰轻，方是取得疗效的关键。

十三、带状疱疹后神经痛二案

案一： 张某，男，82 岁。

初诊日期：2016 年 9 月 23 日。

主症：颈部疼痛 2 月余。

病史：2 个多月前患者因经常头晕而住市某医院，住院期间，颈部疼痛，并起集簇状水疱，诊断为"带状疱疹"。经西医治疗，疱疹好转出院，然颈部疼痛未消，为求中医帮助，至中医院求治。

来诊时症见：右侧后枕部至耳后乳突部烧灼样疼痛并伴有痒感，局部可见散在红丘疹，后枕部风池穴附近疼痛明显，按触加重，头晕乏力，步履缓慢，双膝酸软，纳可眠安，小溲频赤，大便干结。面色㿠白，形体修长，舌红少苔，脉沉弦。

诊断：带状疱疹后神经痛。

证型：血虚生风，余毒未清。

治法：清热解毒，养血息风，活血止痛。

方药：黄芪 30g，生地黄 25g，葛根 15g，忍冬藤 25g，制首乌 15g，赤芍 15g，天麻 15g，丹参 15g，菊花 15g，连翘 15g，茺蔚子 15g，牡丹皮 15g，川芎 15g，牛膝 15g。7 剂，日 1 剂，水煎，早晚分服。

针灸取穴：脑户、玉枕、脑空、头窍阴、天柱、风池、完骨、翳风、曲池、足三里。隔日 1 针，每次 1 小时。

针药并施 1 个月后，颈部痛除痒止，临床治愈。

案二：邹某，女，60 岁。

初诊日期：2014 年 4 月 24 日。

主症：右肋部痛 1 年余。

病史：1 年前右侧下胸部起集簇状水疱，经肋部蔓延至后背肩胛下角，伴剧烈疼痛，经市某医院诊为"带状疱疹"，治疗后疱疹消退，但右肋部疼痛不减，犹如针刺、火烧。曾经中西药、针罐、贴敷等多种办法治疗，效果皆不理想。经亲戚介绍而至中医院我处求治。

来诊时症见：右肋部跳痛、刺痛明显，不能触摸，触摸后明显刺痛，疼痛频作，影响情绪，心烦易怒，口干咽燥，脘腹胀满，纳呆少食，眠差多梦，溲赤频急，大便干结。面色晦暗，痛苦面容，形体肥胖，舌红少苔，脉弦细。查右肋部有色素沉着斑，未见疱疹。既往患 2 型糖尿病多年。

诊断：带状疱疹后神经痛（胁痛）。

证型：气滞血瘀，肝郁化火。

治法：疏肝理气，清热解毒，活血化瘀。

方药：桃红四物汤合柴胡疏肝散化裁。

柴胡 10g，生地黄 20g，赤芍 15g，忍冬藤 30g，连翘 15g，川楝子 10g，牡丹皮 10g，延胡索 15g，桃仁 15g，红花 15g，天花粉 15g，青皮 10g，陈皮 10g，焦栀子 15g，当归 15g，川芎 15g，生甘草 10g。7 剂，日 1 剂，水煎，早晚分服。

针灸取穴：胸 10 ～ 12 夹脊穴、阳陵泉、中脘、肝俞、期门、阿是穴（平刺）。隔日 1 针，每次 1 小时。

针药并施 1 个月后，患者胁部疼痛消解，病情痊愈。

【按语】带状疱疹是由水痘 – 带状疱疹病毒引起的急性感染性皮肤病。带状疱疹后神经痛是带状疱疹最常见的慢性并发症，是指疱疹愈合后疼痛持续 1 个月以上，其中医属于"痛证"范畴。两案虽都以疼痛为主症，但案一痛中伴有痒感，发病部位又为风善袭之阳位。且患者年至耄耋，症见面色㿠白，步履缓慢，头晕乏力，故案一乃是素体气血亏虚，血虚而生风，热毒夹风，上发于头项。疱疹病发后治疗失法，内风不息，毒邪停留，瘀阻脉络，而致痛痒并发。治疗方药以忍冬藤、连翘清热解毒，通络止痛；用黄芪、生地黄、制首乌、赤芍、丹参、牡丹皮、川芎补气养血，活血通络；选天麻、牛膝、菊花、茺蔚子平肝息风止痒；取葛根引药达所，透邪外出。针刺穴位选脑户、玉枕、脑空、头窍阴、天柱、风池、完骨、翳风局部围刺，可活血疏风、止痒定痛；曲池为手阳明之合穴可清热解毒；取足三里以健脾养血，扶正祛邪。案二患者以病程日久、刺痛剧烈为特点，乃是毒邪侵袭，客于少阳、厥阴，日久未清，阻碍气机，而至气滞血瘀、不通则痛。又因患消渴多年素体阴虚内热，肝郁日久，从之化火，故症又见面色晦暗，心烦易怒，口干多梦，舌红少苔。方用桃红四物汤合柴胡疏肝散以疏肝理气，活血化瘀。加忍冬藤、连翘通络泄毒；加焦栀子、天花粉、牡丹皮凉血散火；加川楝子、延胡索理气止痛，引药达所。针刺穴位选胸 10 ～ 12 夹脊穴、中脘以斩"蛇"头尾；肝俞、期门俞募相配，清利肝胆，通络止痛；辅以胆之合穴阳陵泉疏肝气，清胆火，通络脉；多取阿是穴调畅气血，化瘀止痛。

带状疱疹后神经痛以痛为主症，以毒瘀为主因，或夹风则痒，或夹火则热，虽病机有异，但化瘀解毒为治疗之重点。

十四、短暂性脑缺血发作案

丛某，男，56 岁，工人。

初诊日期：2015 年 9 月 6 日。

主症：发作性黑蒙半个月。

病史：半个月前突发右侧半身麻木无力，1 小时后完全缓解。后又突然出现双眼黑蒙失明，约 10 分钟缓解，于大医附属医院住院治疗，查脑 CT、核磁共振均未见异常，颈部彩超提示颈动脉斑块，住院期间曾有头晕、头痛发作，并短暂出现眼前发黑、视物不清，诊断"短暂性脑缺血发作"。对症治疗半个月后好转出院。三天前再次发作短暂双眼黑蒙十余分钟，为求中医治疗，转诊我处。

来诊时症见：目视黑蒙，头晕欲仆，头痛且胀，口干微苦，肢体麻木，纳食尚可，夜寐欠安，溲黄便干。舌淡暗，苔薄黄，脉沉弦。既往高血压、眼底动脉硬化 II 期。

诊断：短暂性脑缺血发作（小中风）。

证型：肝风内动。

治法：平肝息风，活血通络。

方药：柴胡 10g，生地黄 30g，当归 15g，赤芍 15g，枸杞子 15g，牡丹皮 15g，天麻 15g，菊花 15g，蒺藜 15g，草决明 15g，丹参 15g，川芎 15g，远志 10g，黄芩 15g，怀牛膝 15g，车前子 15g（布包），三七粉 3g（冲服）。7 剂，日 1 剂，水煎，早晚分服。

针灸取穴：太阳、风池、攒竹、阳白、光明、太冲、百会、三阴交。

二诊：头晕、头痛减轻，没有黑蒙发作，寐佳，舌淡红，脉沉弦。血压控制正常。针药继用。

3 个月后痊愈，随访半年无症状发作。

【按语】短暂性脑缺血发作是由于局部脑缺血所引起的短暂性神经功能障

碍，症状一般持续 10 ～ 15 分钟，多在 1 小时内恢复，很容易发生卒中。单眼黑蒙的脑缺血发作归于颈内动脉系统，双眼视觉障碍见于椎基底动脉系统缺血发作。中医认为本病为"小中风"，属内风范畴。清代医家叶天士在《临证指南医案·中风》中指出："内风乃身中阳气之变动，肝为风脏，因精血衰耗，水不涵木，木少滋荣，故肝阳偏亢，内风时起。治以滋液息风，濡养营络，补阴潜阳。"明确提出了肝阳化风所致中风的病因和治法。本患肝风内动，气血逆乱，目络挛急，脉络瘀阻，出现黑蒙发作。以风阳妄动、脉络瘀阻为标，肝血亏虚为本。治以平肝息风，活血通络，佐以补养肝血。方中天麻为君，主入肝经，平肝息风，"为治风之神药"（《本草纲目》）。菊花、蒺藜亦入肝经，平肝潜阳为臣。佐以草决明、车前子清肝火而明目；柴胡、黄芩升清降浊，调畅肝胆之气机；生地黄、枸杞子滋补肝肾，益精养血；当归、赤芍、川芎、牡丹皮、丹参、三七等药补血养血，散瘀活血。使以怀牛膝味苦而善泄降，能导热下泄，以降上炎之火，治上亢之肝阳；远志"除邪气，利九窍"（《神农本草经》），疏通气血之壅滞。

针灸取穴，太阳为经外奇穴，风池为足少阳胆经穴，攒竹为足太阳膀胱经穴，三者平肝息风，清热明目。百会为督脉穴，泻之可平降上亢之气机。阳白为胆经穴，祛风通络，养肝明目。光明为胆经"络穴"，别走肝经，清肝明目。太冲为足厥阴肝经之"原穴"，平肝潜阳。三阴交为足三阴经交会穴，补益阴血，调补肝肾，降泄肝火。诸穴平肝息风，养肝明目。

凡治肝之法，皆秉"体阴用阳"之理。肝主藏血，养血即补肝之体。且肝用若乱，体必先伤，故无论针药皆需养肝之体。

十五、后循环缺血眩晕案

张某，男，52 岁。

初诊日期：2015 年 7 月 8 日。

主诉：头晕伴头痛反复发作 3 个月，加重 1 周。

病史：3 个月前自觉头晕头沉，伴行走不稳，阵阵发作，持续 3 ～ 5 分钟缓解，近 1 周劳累后，头晕症状加重，行走不稳，动辄恶心，甚则呕吐，尤以转身、扭头明显，头晕发作严重时伴有视物成双、口周麻木，发作频繁。曾于外院经查头核磁共振＋磁共振血管造影（MRI+MRA），诊断为"后循环缺血"，予抗血小板聚集、调脂等治疗后症状仍有发作，为求中医诊治，来联合路门诊。

来诊时症见：头晕昏沉，动辄加重，行走不稳，恶心欲吐，时觉头痛，项强板滞，身重自汗，纳食欠佳，夜寐不安，小便短频，大便时溏。舌淡白，有齿痕，苔白腻，脉沉弦。神经系统查体：双侧掌颌反射阳性，双侧查夏道克征阳性，余未见异常。既往高胆固醇血症、高甘油三酯血症病史，吸烟饮酒史。

诊断：后循环缺血（眩晕）。

证型：气虚湿盛，上蒙清窍。

治法：益气健脾，化湿和胃。

方药：二陈汤化裁。

姜半夏 10g，陈皮 15g，茯苓 15g，黄芪 30g，菊花 15g，葛根 15g，赤芍 15g，川芎 15g，天麻 15g，炒白术 15g，生晒参 10g，石菖蒲 10g，枳实 15g，甘草 5g。7 剂，日 1 剂，水煎，早晚分服。

二诊：服用 7 剂后头晕头昏减轻，无恶心呕吐，行走不稳较前好转，舌淡白有齿痕，苔白，脉沉弦。效不更方，继服上方。

上方共用 3 周，头晕头昏基本缓解，行走平稳，纳食可，大便成形，临床治愈。

【按语】后循环缺血是指椎－基底动脉系统短暂性脑缺血发作（TIA）和脑梗死，其临床表现多样，缺乏固定的发作形式，但眩晕症状多见，其他可有复视、共济失调、口周麻木、肢体无力等症状，甚则可出现短暂意识丧失、视觉障碍、跌倒等。本例病人中医属于"眩晕"范畴，中年男性，平素嗜酒肥甘，损伤脾胃，脾失健运，水湿不运，痰浊内生，湿停中焦，湿浊上蒙清窍，引发眩晕。治宜燥湿化痰，益气健脾。方中半夏辛温性燥，善能燥湿化痰，且又和胃降逆，为君药。陈皮既可理气行滞，又能燥湿化痰，为臣药。二药配合取治痰先理气，气顺则痰消之意。佐以茯苓健脾渗湿，健脾以杜生痰之源，渗湿以助化痰之力；陈皮、茯苓是针对痰因气滞和生痰之源而设，故二药为祛痰剂中理气化痰、健脾渗湿的常用组合；人参、黄芪、白术益气健脾扶正；天麻平肝息风，为治疗头晕要药；葛根解肌升清；赤芍、川芎活血化瘀；菊花上清头目；枳实理气，以上均为佐药。以甘草为佐使，健脾和中，调和诸药。本方散收相合，标本兼顾，燥湿理气，祛已生之痰，益气健脾渗湿，杜生痰之源。共奏燥湿化痰，理气和中之功。凡眩晕病人，以气虚湿阻为主要病机，均可参照本方论治。

十六、脑梗死案

徐某，女，93 岁。

初诊日期：2009 年 8 月 3 日。

主症：左半身不遂 1 个月。

病史：1 个月前清晨起床时突感左半身麻木无力，尚可活动，伴头晕，急送我市某医院，行脑 CT 未见异常，以"脑梗死"诊断住院治疗，病情逐渐加重，左半身瘫痪，不能行走。2 天后查头核磁共振示："右基底节区梗塞"，治疗半个月后，病情稳定出院，经介绍来中医院门诊求治。

来诊时症见：左半身不遂，左口角㖞斜，时有头晕、头痛，语声低微，纳食欠佳，夜寐不佳，溲调便秘。面黄形瘦，精神不振，舌质偏红少津，舌苔薄白，脉象沉弦。血压：160/90mmHg，神经系统查体：神清，语利，左中枢性面舌瘫，左侧上肢肌力 4– 级，左侧下肢肌力 3+ 级，左巴氏征阳性。

诊断：脑梗死（中风）。

证型：气虚血瘀。

治法：益气活血通络。

方药：补阳还五汤化裁。

黄芪 50g，当归 15g，赤芍 15g，桃仁 15g，红花 15 g，葛根 15g，川芎 15g，怀牛膝 15g，天麻 15g，桑枝 15g，地龙 15g，生地黄 20g，生甘草 5g。日 1 剂，水煎，早晚分服。

嘱其家人平素适当搀扶病人行走，坚持站立。

二诊：服药 2 周，病人仍左半身不遂，左口角轻度㖞斜，但较前逐渐好转，无头晕及头痛，语声可，纳食转好，夜寐欠宁，夜寐 4～5 小时，二便调，舌偏红，苔薄白，脉象沉弦。上方有效，续服 1 周。

三诊：左半身不遂及左口角㖞斜显著好转，可自行行走，无头晕及头痛，语声可，纳食可，夜寐欠宁，夜寐 5 小时左右，睡眠浅，易醒，二便调，舌淡红，苔白，脉象沉弦。左侧上肢肌力 5- 级，左侧下肢肌力 5- 级，左巴宾斯基征阳性。于上方加鸡血藤 20g，7 剂，巩固治疗。

四诊：左半身不遂基本痊愈，行走自如，口角已正，家人及患者欣喜不已。

【按语】脑梗死属"缺血性脑血管病"，恢复期主要以康复治疗为主，中医属"中风"范畴，历代医家均有精辟论述。《诸病源候论》提出："半身不遂，脾胃虚弱，血气偏虚，为风邪所乘。"气虚为中风之本，风、火、痰浊、瘀血为其标，瘀血为标中之重。气虚、血瘀为本病的基本病机。气能生血、行血、摄血，故称"气为血之帅"；血为气的活动提供场所，血能载气，故称"血为气之母"。气虚可导致血行缓慢而瘀滞不畅，血行不畅，瘀阻脑络，元神损伤而发为中风，表现为半身不遂、口眼㖞斜等症。治疗当补其虚、泻其实。清代王清任《医林改错》所创补阳还五汤是补气活血之代表方。结合临床经验，以其加味治疗，常可获满意疗效。重用黄芪，大补脾胃气血生化之源，补益元气，意在气旺则血行，瘀去则络通，为君药。当归活血通络而不伤血，用为臣药。葛根、赤芍、川芎、桃仁、红花协同当归以活血祛瘀；地龙通经活络，力专善走，周行全身，以行药力；天麻"通血脉"（《日华子诸家本草》），治"瘫痪不遂"（《药性论》）；怀牛膝强腰膝、补肝肾；生地黄养阴生津，共为佐药。甘草调药和中。

十七、脑梗死复视案

吴某，男，50 岁。

初诊日期：2016 年 10 月 16 日。

主症：左半身活动不灵，视物重影 3 月余。

病史：患者于 2016 年 7 月 15 日突发头晕恶心，视物重影，伴左侧肢体活动不灵，约 10 分钟后缓解。入住大连医科大学一附院，经影像学检查示："基底动脉重度狭窄，狭窄率 95%"。对症治疗 10 天，症状好转。出院后 1 月内类似症状反复发作 3 次，逐次加重。于 2016 年 8 月 29 日入住首都医科大学某附院，经查基底动脉高分辨率 MR 提示："基底动脉中段斑块形成伴局部管腔狭窄"。于 9 月 1 日行基底动脉支架植入术。术后仍左半身不灵，头晕时作，视物重影频发，经亲戚介绍到中医院求诊。

来诊时症见：左半身活动不灵，左手麻木，头晕复视阵发，倦怠乏力，口苦咽干，口角流涎，急躁易怒，纳食不香，寐浅多梦，溲调便秘，大便3日1行。面色赤红，精神萎靡，舌暗红，苔白稍腻，脉弦而细。查血压：140/90mmHg，左侧肢体肌力4级。

诊断：脑梗死（中风）。

证型：气虚血瘀，血虚风动。

治法：益气活血，养血息风，祛瘀开窍。

方药：补阳还五汤化裁。

黄芪40g，天麻15g，葛根20g，怀牛膝15g，生地黄20g，丹参15g，川芎15g，生山楂片15g，菊花15g，桑枝15g，红花15g，桃仁15g，远志10g，赤芍15g，川大黄10g，石菖蒲10g，三七粉3g（冲服）。14剂，日1剂，水煎，早晚分服。

二诊：头晕复视发作次数减少，手指发麻好转，便秘已解，口苦亦消，情绪稳定，舌脉同前。效不更方，续用上方治疗，2个月后痊愈。

【按语】复视是中风常见症状，是由脑缺血后导致颅神经麻痹而引起。其主要原因应属瘀血阻窍，目络失养。以本案为例，基底动脉中段斑块形成伴局部管腔狭窄，脑供血严重不足，即是瘀血阻窍。肝不藏血，血虚风动，时时上扰，故见TIA阵作，头晕复视频发。本案患者来诊时处于中风恢复期，且症见倦怠乏力，半身运动不灵，口角流涎，舌暗红，脉弦细，正为风息痰消、气虚血瘀之时。故方中用黄芪、天麻为君药。黄芪重用使气盛以行血，天麻平肝息风通络乃治半身不遂之专药。集丹参、川芎、生山楂片、红花、桃仁、赤芍、川大黄、三七之众活血化瘀药合黄芪补气行血之力以开脑窍，通目络，行血脉；生地黄、怀牛膝、菊花助天麻益养肝血，息风明目，共为臣药。石菖蒲、远志益智开窍，辅助活血药开瘀通络；桑枝通经络，利关节，助肢体恢复，共为佐药。葛根轻扬发散，上行以充养头面，增加脑血流，为使药。诸药配合，使瘀血去，脑窍开，目络通，故诸症痊愈。

十八、脑梗死失语案

王某，男，52 岁，工人。

初诊日期：2016 年 10 月 8 日

主症：右侧肢体活动不灵伴失语 8 月余。

病史：患者于 2016 年 2 月 3 日清晨起床时突发右半身麻木无力，继则头痛，急于我市某医院住院治疗，行脑核磁共振检查提示"左基底节区梗塞"，住院期间又出现言语障碍，对周边事物说不出名字，经输液、口服药物及康复训练等治疗，病情平稳出院。为求进一步治疗，转来我处。

来诊时症见：右侧肢体活动不灵，右半身麻木，言语不利，对物体命名不能，头昏如蒙，倦怠乏力，纳食欠佳，夜寐欠宁，小溲尚可，大便 2～3 日一行，成形。面黄形瘦，舌淡红，稍右偏，底瘀滞，苔白腻，脉弦滑。既往高血压、肾动脉狭窄病史。

诊断：脑梗死（中风）。

证型：气虚血瘀，风痰阻窍。

治法：益气活血，息风豁痰，开窍醒神。

方药：补阳还五汤合涤痰汤化裁。

生黄芪 40g，当归 15g，赤芍 15g，川芎 15g，桃仁 15g，生地黄 20g，姜半夏 10g，石菖蒲 10g，陈皮 15g，茯苓 15g，丹参 15g，红花 15g，胆南星 15g，天竺黄 10g，远志 10g，甘草 5g。7 剂，日 1 剂，水煎，早晚分服。

针灸治疗每周 3 次，取穴：百会、目窗、正营、前顶、风池、颞三针、言语二区、足三里、丰隆、合谷、内关。

二诊：药后仍右半身活动欠灵、麻木，言语不利，命名困难，但无头昏，精力好转。以上法，针药略有加减续行治疗。

1 个月后，肢体活动尚可，麻木减轻，语言基本恢复，交流没有明显障碍。

【按语】失语是中风病的主要症状之一，基底节失语属于皮质下失语类型，其表现形式复杂，几乎包括所有失语类型。中医认为中风失语其病机属风、火、痰、瘀阻闭舌窍而致，病变涉及心、肝、脾、肾等脏及脑腑。急性期以风、火、痰为多,缓解期以气虚、血瘀、痰阻多见。本患病史8个月,属于后遗症期,以气虚血瘀,风痰阻窍为主。治以益气活血,息风豁痰,开窍醒神。方中重用生黄芪为君药,补益元气,使气旺血行、祛瘀而不伤正。臣以当归活血养血,化瘀而不伤血。佐以川芎、赤芍、桃仁、红花、丹参,助当归活血祛瘀;生地黄补肾养阴,助当归养血;姜半夏、陈皮、茯苓燥湿化痰,理气健脾;石菖蒲、远志豁痰开窍,益肾健脑;胆南星、天竺黄清热息风,豁痰开窍。使以甘草调和诸药。

针灸:百会位于巅顶,益气升阳,化痰开窍。前顶清利头目,助百会之力。目窗、正营可调动少阳生发之气,开窍醒神。风池祛风开窍,清利头面。足三里是胃之下合穴,健脾补气。合谷为大肠原穴,主气主升,配三里之降,使清升浊降,气机调畅。丰隆是胃之络穴,理气化痰。内关是心包之络穴,疏利三焦,豁痰开窍。配合特定穴区,颞三针位于颞部,在大脑中央前、后回之间,主要治疗肢体的运动和感觉障碍。言语二区主要治疗命名性失语。

十九、心源性脑栓塞案

郑某,女,36岁。

初诊日期:1993年5月4日。

主症:左半身不遂月余。

病史:1993年4月2日清晨起床时突感头晕,迅即左半身不遂,完全瘫痪,意识恍惚,急至大连市中心医院住院检查,确诊为"心源性脑栓塞",经抗栓、改善循环、脱水、营养神经等治疗,意识转清,留有左半身不遂,住院治疗近1个月,病情稳定而出院。然仍偏瘫卧床,经友人介绍来市中医院,请余诊治。

来诊时症见:左半身不遂,胸闷气短,心悸乏力,情绪低落,纳食不佳,夜寐欠安,二便尚调。面黄形萎,两颧暗红,口唇青紫,舌淡白,舌下脉络粗大紫暗,脉沉细而涩。肌力左上肢0～1级,左下肢1～2级。既往风湿性心脏病、房颤病史20余年。

诊断:心源性脑栓塞(中风)。

证型:气虚血瘀。

治法:益气活血,养心通脉。

方药：补阳还五汤化裁。

黄芪 40g，生地黄 20g，生晒参 10g，丹参 15g，地龙 15g，桃仁 15g，红花 15g，川芎 15g，桑枝 15g，怀牛膝 15g，远志 10g，赤芍 15g，柏子仁 15g，炙甘草 5g。7 剂，日 1 剂，水煎，早晚分服。

龙蛭胶囊（本院自制中药）每日 3 次，每次 5 粒，与汤剂同服。

针灸治疗每周 5 次，取穴及针法：三联运动针法（详见文末附篇）。

经针药并用治疗 2 周，病情好转，偏瘫肢体肌力上肢 2～3 级，下肢 3～4 级。在治疗 3 周时，肢体运动大致恢复正常，时感左侧肢体力量不足，能自行行走。治疗 1 个月，病情痊愈。3 个月后行心脏瓣膜置换术，又半年，见身体状况已如常人。

【按语】心源性脑栓塞是脑栓塞中最常见的类型，主要见于房颤、心脏瓣膜病、心内膜炎等。其中医归为中风病，但"心源性脑栓塞"与"脑血栓形成"之中风在发病特点上有很大不同，中医的病因病机也是有差异的。"心源性脑栓塞"之中风本于心病，动态起病，迅疾达峰，蒙蔽心神之重症多见。以体虚风疾为本，风痰瘀血为标。本案为中年女患，夙有心疾，体质虚弱，气血双亏，清晨起床，阳气未盛，阴气乘之，气机逆乱，心动房颤，栓子脱落，瘀阻脑络，而见偏瘫中风。其面黄形萎，气短乏力，心悸胸闷为气不足。其颧暗唇紫，左半身不遂，舌下脉络紫暗，脉细涩为瘀血。治以益气活血，养心通脉。方以补阳还五汤化裁。以生晒参、黄芪甘温补益为君。生晒参，大补元气，益养心气；黄芪补中益气，《本草逢原》言之："性虽温补，而能通调血脉。"丹参为臣，活血祛瘀兼能养血，使祛瘀而不伤正；以桃仁、红花、赤芍、川芎、牛膝助丹参活血祛瘀而治标；地龙性善走窜，通行经络，与黄芪相配，增强补气通络之力；桑枝祛风通络，行气血，濡经脉；生地黄，养血润燥，使理气活血诸药无耗血伤阴之弊；远志入心，宁心安神，又可使心阳敷布而不窒滞；柏子仁主入心经，味甘而补，养心安神。以上诸品共为佐药。配合院内自制药品"龙蛭胶囊"口服，主含地龙、水蛭，破血逐瘀，通行血脉。诸药以入心、肺、脾经为主，脾生气，肺布气，心行气，气足血行，则心脉通畅，气血复行，偏瘫自愈。

针灸以"头手足三联运动针法"，为张师独创。主要运用于中风病中，以头针为主，兼取四肢穴位透刺，并配合患者主、被动活动，功在行气活血，醒脑开窍。具体针法详见文末附篇。

心源性脑栓塞其病因在心，在中风救治之后当治其本源，否则夙疾不去，易致中风复发及心脏衰竭等疾，故嘱其手术，并长期抗凝，方可获得长期稳定的效果。张师认为中医西医各有所长，应取长补短，以患者利益至上为医家之所想，不可偏执一端。

二十、脑出血昏迷案

姜某，男，56岁，工人。

初诊日期：1996年12月3日。

主症：偏瘫昏迷1天。

病史：1天前午后饮酒，复与邻里口角，面红耳赤，情绪激动，怒火上冲，突然出现头痛头胀，恶心，喷射状呕吐，左半身偏瘫，须臾昏仆倒地，二便失禁，急送到本院。查头CT示："右额、顶叶脑出血，量约100mL"，测血压200/110mmHg，收入病房，予以脱水降颅压等治疗措施，当晚9时许出现高热，体温39.5℃。次日主任查房时症见：神昏高热，躁动不安，喉中痰鸣，口唇干裂，双手紧握，目闭口合，撬开口齿，闻口臭熏人，鼻饲饮食，小便黄赤，大便未解。面红目赤，舌绛起刺，苔黄厚腻，脉弦滑数。既往高血压史20余年，未曾系统治疗，平素嗜酒。

诊断：脑出血（中风、中脏腑、闭证）。

证型：痰热闭窍。

治法：清热化痰，醒神开窍。

方药：涤痰汤合大承气汤化裁。

半夏10g，胆南星15g，川大黄15g，芒硝15g，枳实20g，厚朴15g，莱菔子20g，黄芩15g，天竺黄15g，石菖蒲20g。每日1剂，日3次，通过鼻饲管注入。并用汤剂送服安宫牛黄丸，1丸/次，2次/日。

次日清晨大便通下，傍晚高热渐退，未再呕吐，舌苔变薄。

第3天身热已退。

第5天神识转醒，血压降为正常，安宫牛黄丸改为每天1丸，痰热腑实已解，停用原方。诊其脉虚大，按之无根，舌红少津，苔薄白腻。神志虽清，然萎靡不振，语音低微，含糊不清，周身有汗，偏瘫肢软。证属气阴亏虚，痰瘀阻络。治以益气养阴，化痰通脉。处方：黄芪50g，生地黄20g，麦冬15g，生晒参10g，石菖蒲10g，桃仁15g，牡丹皮15g，陈皮15g，远志10g，当归15g，五味子10g，白芍15g，甘草5g。日1剂，水煎服。

第7天开始康复、针灸治疗，停用安宫牛黄丸。

半个月后诸症平稳，精神状态转佳，左半身偏瘫，肌力0～1级，体虚脉弱，舌淡白，脉沉细。用补阳还五汤加减：黄芪30g，生地黄20g，当归15g，川芎15g，赤芍15g，石菖蒲10g，地龙15g，桃仁15g，红花15g，远志10g，麦冬15g，桑枝15g，牛膝15g。日1剂，水煎服。

2周后停止输液，治疗以中药、针灸康复为主，1个月后可下床站立，2个月后可在家人搀扶下步行，半年后生活可基本自理。

【按语】大量脑出血，死亡率极高。近年来对于本病多采取手术治疗措施，内科保守治疗的病例，不论是西医还是中医都是少见的。本病中医属于中风中脏腑之闭证。患者平素饮食不节，嗜酒肥甘，致脾失健运，聚湿生痰，痰郁生热，突然暴怒，气冲上逆，引动肝风，风火夹痰，血郁于上，上闭清窍，而致病发。速以清热化痰、醒神开窍为则，以涤痰汤合大承气汤化裁。胆南星味苦性凉，入肝胆经，能清化热痰，息风定惊；半夏辛温，燥湿化痰，二者为君药。黄芩清热泻火，助半夏、胆南星清化痰热，为臣药。枳实、厚朴、莱菔子行气化痰；石菖蒲祛痰开窍；大黄、芒硝一者通腑泻热，釜底抽薪，使火降风息，二者通畅腑气，敷布气血，使瘀祛络通，以上共为佐药。安宫牛黄丸清热解毒，豁痰开窍，专治痰热蒙蔽心窍之证。诸药共用，使热清、风息、痰化、瘀祛、气平，则窍闭得开、神识得醒、身热得降，使中脏腑之危重症转为中经络。由于痰热风火之耗气伤阴，证型随后转变为痰瘀阻络与气阴亏虚相兼，故以黄芪、生晒参益气，生地黄、麦冬、五味子、白芍养阴，石菖蒲、陈皮、远志化痰，当归、桃仁、牡丹皮活血，甘草调和诸药。后期痰浊渐化，以气虚血瘀之证为主，则以补阳还五汤为主继续调治，并联合针灸、康复治疗。在病发2月余之时就能行走，半年之时就能生活自理，可以说是医疗之奇迹，更显中医之卓效。

二十一、吉兰巴雷综合征案

李某，女，34 岁。

初诊日期：2003 年 9 月 6 日。

主症：面瘫、双下肢无力 1 周。

病史：2003 年 8 月 30 日淋雨后出现外感发热咳嗽，身痛、关节痛、下肢无力，未介意。继则出现两侧面瘫，以右侧明显。来本院门诊按"面神经炎"针灸治疗，5 天后面瘫未有改善，却感双下肢无力加重。为求系统诊疗，于大连医科大学附属二院住院治疗，完善相关检查后确诊为"急性炎症性脱髓鞘性多发性神经病"，用激素冲击治疗后症状好转出院。出院时面瘫未愈，双下肢仍痿软无力，经友人介绍，遂转诊于我处。

来诊时症见：面肌瘫软，表情呆滞，右侧较重，下肢痿软，行走无力，纳少寐安，小便尚调，便溏质黏。形肥体胖，舌质暗红，舌苔厚腻，黄白相间，脉象弦滑。查体：双侧周围性面瘫，双下肢肌张力减低，双膝腱反射减弱，下肢肌力 3～4 级，病理反射阴性。

诊断：吉兰巴雷综合征（痿病）。

证型：湿热浸淫。

治法：清热利湿，通利筋脉。

方药：苍术 15g，薏苡仁 20g，黄柏 10g，云茯苓 15g，天麻 15g，忍冬藤 20g，陈皮 15g，牛膝 15g，牛蒡子 15g，蝉蜕 10g，僵蚕 10g，白附子 10g，生甘草 10g。5 剂，日 1 剂，水煎，早晚分服。

针灸取穴：右面：阳白、太阳、地仓、四白、迎香、颊车、承浆、翳风、风池；左面：四白、下关、阳白、风池；体针（双侧）：足三里、丰隆、昆仑、太冲、内庭、解溪。

针药并用，略有加减，治疗 1 个月后，诸症痊愈。

【按语】"吉兰巴雷综合征"也称为"急性炎症性脱髓鞘性多发性神经病"，是一种自身免疫介导的周围神经病，主要损害脊神经和周围神经，也常累及颅神经，大多表现为肢体瘫痪，偶有面瘫或眼肌麻痹。本病属于中医"痿病"范畴，多因感受外邪，内伤五脏或内外合邪致病。本患属湿热浸淫，气血阻滞，筋脉失养。方中黄柏苦寒，清热燥湿为君药。苍术、薏苡仁燥湿健脾，辅助黄柏清热除湿，使湿热得除，为臣药。云茯苓、陈皮健脾祛湿；忍冬藤、怀牛膝清利湿热，活血通经；牛蒡子、蝉蜕、白僵蚕疏风清热；白附子祛风燥湿；天麻"通血脉"（《日华子诸家本草》），治"瘫缓不遂"（《药性论》），共为佐药。生甘草缓和药性兼以清解，为使药。诸药可使湿热得除，筋脉气血流畅。

针灸以病变部位取穴为主，面部取足少阳胆经之风池、阳白，手少阳三焦经之翳风，少阳主枢，为多气少血之脉，可调气机，配合经外奇穴太阳能疏风清热，通经活络。四白属足阳明胃经，迎香属手阳明大肠经，阳明经为多气多血之脉，可疏通气血，清利湿热。地仓、颊车、承浆疏通局部气血，主治面瘫。足三里为足阳明胃经"合穴"，可健脾祛湿，补益气血，濡养筋脉。丰隆为胃经"络穴"，调和肠胃，祛痰除湿。昆仑为足太阳膀胱经之"经穴"，疏通经络，强健腰腿。太冲是足厥阴肝经的"输穴"和"原穴"，可条达气机，畅通血脉。内庭为足阳明胃经"荥穴"，"荥主身热"，可清胃肠湿热。解溪为足阳明胃经之"经穴"，可清阳明之热。诸穴合用，调畅气血，清利湿热。

二十二、多系统变性案

姚某，男，35 岁。

初诊日期：1991 年 10 月 25 日。

主症：动作迟缓，行走不稳 2 年余。

病史：2 年前无明显诱因经常出现头晕，行动缓慢。初起仅口服西比灵、天麻丸、眩晕停等对症治疗，并无起效，且逐渐加重。自觉肢体沉重，步履不稳，走路常不自主偏斜，偶有摔跤，头晕持续，神疲乏力。赴多家市级医院诊断为"帕金森综合征"，按此治疗亦罔效。最后去沈阳中国医科大学就诊，诊为"多系统变性"，因无特效治疗且病情进一步加重而放弃西医，来市中医院门诊求治。

来诊时症见：动作迟缓，行走艰难，步履摇摆，头晕较甚，言语欠流利，腰膝酸软，情绪低落，阳痿不举，纳食欠佳，夜寐尚可，小便频数，大便时溏。面黄形瘦，舌淡苔薄白，脉象沉细。

诊断：多系统变性（风痱）。

证型：脾肾两虚，髓海失养。

治法：健脾益肾，益气活血。

方药：黄芪 30g，丹参 15g，葛根 15g，炒白术 10g，陈皮 15g，生晒参 10g，云茯苓 15g，熟地黄 20g，巴戟天 15g，牛膝 15g，赤芍 15g，天麻 15g，菊花 15g，石菖蒲 10g，炒麦芽 15g，泽泻 20g。7 剂，日 1 剂，水煎，早晚分服。

针灸治疗每周 5 次，取穴：百会（交叉）、前顶、风池、平衡区、足三里、丰隆、太溪、合谷、太冲、内庭。

针药治疗 3 个月后，主症稳定不再进展。停药继用针刺治疗一年多，再用中药 3 个月，病情基本稳定，再停药，继续用针，至目前已有 20 余年，诸症虽未痊愈，然生活可自理。20 余年来仍坚持每周 1～2 次针灸治疗。

【按语】多系统变性也称多系统萎缩，是神经系统变性疾病，临床表现为自主神经功能障碍、帕金森综合征、小脑性共济失调和椎体束征等症状。西医学病因不明，也没有特异性的治疗方法。中医属于"风痱"范畴，本患以帕金森综合征为主要表现，发病年龄较早，属禀赋不足，且以行迟不稳等作强技巧失用为主要表现。该病首先定位在肾，病程久而不愈且逐渐加重，虚劳积损，"脾非先天之气不能化"（《景岳全书·脾胃》），又现脾气虚弱之症。故治疗以补益脾肾为主。以黄芪、生晒参补气健脾，熟地黄益肾填髓，共为君药。炒白术、云茯苓助参芪益气；巴戟天补肾助阳；牛膝补肝肾强筋骨，共为臣药。陈皮、炒麦芽理气健脾，补中寓行；葛根升发清阳，鼓舞脾胃之气；久病入络，以丹参、赤芍活血散瘀；天麻"助阳气，补五劳七伤，通血脉"（《日华子本草》）；菊花轻清上达，善"清头脑"（《本草蒙筌》）而止头晕；石菖蒲通利清阳，化痰开窍治言语不利，以上诸药共为佐助。

针刺主要选取头部及阳明经、足少阴经诸穴。以升阳益气，补益脾肾为则。百会位于巅顶，是"手足三阳、督脉之会"（《针灸大成》），能贯通诸阳之经；前顶为"督脉气所发"（《针灸甲乙经》），二穴可升阳益气。风池为胆经穴，可清宣少阳经气，补虚而健脑，定眩而清窍。足三里为胃经"合穴"，"合治内府"，可补中益气，健运脾胃。丰隆为胃经"络穴"，可健脾祛痰，宣窍通络。太溪为肾经"输穴"，可补肾填精。内庭为胃经"荥穴"，可清宣阳明经气，配太溪补养阴津。合谷、太冲为大肠经和肝经的"原穴"，二者相配为开四关，可调整脏腑气血，通达三焦气机，健脾养肝强肾，扶正培元固本。平衡区主治平衡障碍。

本病症状表现多端，病机复杂，常常涉及多个脏腑，治疗时要把握主线，以脾肾为要。对于一个进展加重、生存期较短的病症，在针药干预下已经生存20余年，且能生活自理，确是少见，本案体现了纯中医治疗的良效。

二十三、脊髓脱髓鞘病案

宋某，女，60岁。

初诊日期：2000年3月7日。

主症：下肢麻木、痿软无力20余天。

病史：20天前无明显诱因出现右腰部疼痛，2天后又出现双下肢麻木无力，发病1周左右入住市中心医院，入院时查：双上肢肌力5级，双下肢肌力3级，肌张力适中，双腱反射减弱，双巴氏征阳性，剑突以下痛觉减退，右侧为甚，双下肢深感觉差。颈椎、胸椎核磁共振检查示："颈7～胸8水平脊髓增粗；胸2、胸4、胸6椎体内异常信号，提示血管瘤；胸9～胸10、胸11～胸12黄韧带肥厚钙化"，诊断为"脊髓脱髓鞘病"。用甲强龙冲击、改善微循环及营养神经等对症治疗，半个月后症状好转出院。出院后仍坚持日1次口服强的松40mg。为求中医治疗，转来我处。

来诊时症见：双下肢麻木、痿软无力，需人搀扶行走，畏寒怕冷，剑突以下感觉障碍，两肋有拘紧感，足冷、背屈困难，不欲食，寐欠安，小便正常，大便溏，时有失禁。面黄形瘦，精神萎靡，舌淡白，脉沉细无力。

诊断：脊髓脱髓鞘病（痿病）。

证型：脾肾两虚，湿瘀阻脉。

治法：补益脾肾，祛湿通脉。

方药：阳和汤化裁。

熟地黄25g，砂仁5g（后下），鹿角胶10g，白芥子10g，麻黄5g，肉桂5g

（后下），薏苡仁 20g，牛膝 15g，苍术 15g，黄芪 30g，炒白术 15g，生晒参 10g，生山药 20g，茯苓 15g，桑寄生 20g，丹参 15g。每日 1 剂，水煎，早晚口服。

针灸取穴：1 组：中脘、气海、解溪、足三里、丰隆、太冲、内庭、太溪（透昆仑）、悬钟（透三阴交）；2 组：肾俞、脾俞、委中、太溪、督脉平刺（身柱－至阳）、夹脊穴平刺、筋缩（斜刺）。两组穴位每半个月进行交换针刺。

针药并用，随症稍事增减，治疗 6 个月后病情基本痊愈。

【按语】脊髓脱髓鞘病是自身免疫反应介导的脊髓炎，属于多发性硬化的一种亚型，临床可表现为肢体运动、感觉和自主神经功能障碍。本病中医属于"痿病"范畴。急性期以实邪为主，多因感受外邪，湿热浸淫，脉络瘀阻，筋脉肌肉失于濡养而致。缓解期以正虚或虚实夹杂为主，多表现为脏腑虚损、功能失调、痰瘀内生等。本患无明显外感病因，患病时年已花甲，起病见肾府疼痛，继之下肢麻木痿软无力，属脾肾不足，气血亏虚，又有湿浊困脾，脉络阻滞的特点。故以补益脾肾，祛湿通脉为则。以黄芪、生晒参、熟地黄甘温补益为君药，黄芪、生晒参主入脾经，补脾益气，以生气血，则筋肉强健；熟地黄入肾，补血滋阴，生精填髓，强壮筋骨。炒白术、生山药、茯苓助参芪补气健脾；鹿角胶助熟地黄补肝肾、益精血，共为臣药。薏苡仁、苍术、牛膝燥湿健脾，强筋健骨；砂仁化湿温脾；丹参活血祛瘀，通行血脉；桑寄生补肝肾，强筋骨；麻黄、肉桂、白芥子温通经脉，散寒开结，宣通气血，使补而不滞，共为佐药。本方合入的阳和汤为治疗外科阴疽之方，张师常以此方治疗脑、脊髓病变，以温肾补髓、散寒通滞，其温、补、通、散的特点也切合本案的病机。

针灸以 2 组穴位交替治疗。组方 1：中脘为胃之"募穴"、腑之"会穴"，健运中焦，补益气血。气海培补元气。足三里为足阳明胃经"合穴"，健脾补气。丰隆为胃经"络穴"，祛痰之要穴。解溪为胃经之"经穴"，五行属火，火能生土，"虚者补其母"，故能补益脾胃之虚。内庭为胃经"荥穴"，清宣阳明经气，行气散滞。太冲为足厥阴肝经"输穴"，养肝血，理肝气。太溪为足少阴肾经"输穴"，补肾填精，强筋健骨，透向足太阳膀胱经"经穴"昆仑通络舒筋，且"输主体重节痛"，又有运化水湿之功。悬钟属胆经，为髓之会穴，补髓壮骨，主治下肢痿软，透向脾经三阴交，可补益肝脾肾诸脏。组方 2：脾俞、肾俞补益脾肾。针刺督脉身柱至至阳及筋缩旨在于激发阳气，补益脊髓。夹脊穴旁通督脉，又与足太阳膀胱经经气相通，既可以刺激脊髓功能恢复，又可以调理脏腑气血。"腰背委中求"，取膀胱经穴委中宣畅气血，主治腰背之疾。张师在神经系统疾病的治疗中多以针药并用，脊髓病变必取督脉穴、夹脊穴、背俞穴，以激发督脉阳气，调理脏腑气血。本案中腹、背腧穴交替取用，"阴阳经络，气相交贯，脏腑腹背，气相通应"（《难经本义·六十七难》），从而达到阴阳互通、腹背相应、阴阳平衡、疾病向愈的目的。

二十四、帕金森综合征案

刘某，男，63岁。

初诊日期：1999年9月10日。

主症：行动迟缓、肢体震颤6年。

病史：行动迟缓，双手震颤，慢性起病至今6年。症状呈缓慢进展加重，渐至不能自己起床翻身，双手震颤不能自主进食，起步缓慢，迈步困难，曾多次就医于瓦房店市中心医院、大连医大一院等，均诊断为"帕金森综合征"。给予口服药物"美多芭"250mg/次，每日3次，每晚"息宁"1片。服药多年，症状控制不佳。

来诊时症见：行动迟缓，行走起步艰难，步履缓慢，起床翻身困难，肢体震颤，双手如搓丸样震颤不止，表情呆滞，易汗出，时有心烦，纳食尚可，睡眠欠佳，夜尿3～4次，大便干结，3日一次。面色晦暗，形体肥胖，舌体胖大，舌淡红，苔黄腻，脉弦滑。血压180/100mmHg。

诊断：帕金森综合征（颤病）。

证型：风痰阻络。

治法：平肝息风，补益肝肾，化痰通络。

方药：熟地黄40g，当归15g，白芍20g，天麻15g，远志10g，云茯苓15g，丹参15g，川大黄10g，生山楂片15g，麦冬15g，五味子10g，珍珠母30g（先煎），怀牛膝15g，炒酸枣仁20g，肉苁蓉15g，炙甘草10g。7剂，日1剂，水煎，早晚分服。

二诊：服药 1 周，仍行迟履艰，双手震颤，双腿僵板，大便 2 日 1 行，已不甚干，舌淡红苔薄腻，脉弦滑。前方加龟甲 15g，木瓜 15g，钩藤 15g（后下），日 1 剂，水煎服。

三诊：服药 3 周，肢体僵板改善，汗出减少，手颤如前，大便不干。前方加全蝎 4g，研粉冲服。

前后治疗共计 2 个月，症状逐渐平稳，震颤停止，无自汗，行走较前自如，西药先停息宁，再停美多芭，病情基本痊愈。

【按语】帕金森综合征常见的病因有药物、脑血管病、外伤、毒素等，临床表现类似帕金森病，但对多巴胺类药物反应很差，治疗非常棘手。本病中医属于"颤病"。张师认为，本病多由肝肾不足，气血虚弱，筋脉失养，肝风内动所致。此患病程较久，还兼见痰浊瘀血内停，故以息肝风、补肝肾、化痰浊、通血脉为治法。方中以天麻平肝息风通络为君。珍珠母平肝潜阳；熟地黄、白芍滋阴补血，补益肝肾，共为臣药。佐以麦冬、五味子、炒酸枣仁补养阴血，宁心安神；茯苓健脾渗湿，宁心安神；怀牛膝补益肝肾，活血通经；当归、丹参养血活血；生山楂片健脾行气，活血祛瘀；大黄活血祛瘀，泻下通便；肉苁蓉甘温补肾，益精补血，润肠通便；远志祛痰开窍，宁心安神。使以炙甘草补中兼调和药性。二诊又增入龟甲、木瓜、钩藤。以龟甲之甘寒质重，既善补肝肾之阴，又镇潜上亢之风阳。木瓜味酸入肝，益筋和血，舒筋活络，温香入脾，化湿健中。钩藤甘微寒，主入肝经，可平肝潜阳以息肝风。肝阴得补，肾精得填，则行迟肢板症状缓解，但肢颤风动之症仍在，故三诊加入全蝎，性味辛平，主入肝经，虫类性善走窜，"治诸风掉眩，惊痫抽掣"（《本草备要》），有良好的息风作用，肢颤也渐改善。张师认为慢性痼疾，不可追求速效，应认准病机，坚定守方，志在长久。本案从肝入手，标本兼治，固守病机，慢病缓图，终收良效。

二十五、重症肌无力三案

案一：王某，男，48 岁，工人。

初诊日期：2016 年 6 月 10 日。

主症：双眼睑下垂并吞咽困难 1 年余。

病史：1 年前外感并劳累后，先觉周身乏力，眼睑轻度下垂，后逐渐加重，伴视物不清及重影，后又现咀嚼费力，吞咽困难，方引起重视。先后赴大连医大附属一院、北京协和医院诊治，经查诊为"重症肌无力"。在北京协和医院行胸腺摘除术，术后不足 1 周，诸症加重，呼吸困难，全身无力，经激素冲击疗法后有所缓解。后口服溴吡斯的明每次 60mg，4 次 / 天，强的松每次 30mg，1 次 / 天，勉维持术前之状。回连后病无起色，经友介绍来我门诊求治。

来诊时症见：双眼睑下垂，仅存一线缝隙，眼球活动不灵，几不能动，复视重影，头昏头晕，四肢无力，语声低微，吞咽困难，咀嚼费力，不能持久，每餐以半流食进之，夜寐欠安，小便短频，大便溏薄，日 2～3 次。面色萎黄，呈满月脸，精神萎顿，舌淡红，有齿痕，苔薄白，脉沉细无力。

诊断：重症肌无力（痿证）。

证型：肺脾两虚，肾精亏损。

治法：健脾益气，补肾益精。

方药：补中益气汤化裁。

生黄芪 40g，炒白术 15g，陈皮 15g，白参 15g，菊花 15g，枸杞子 15g，熟地黄 20g，炒蒺藜 15g，枳实 15g，生山药 20g，升麻 5g，薏苡仁 20g，茯苓 15g，炙甘草 10g。7 剂，日 1 剂，水煎，早、晚分服。

二诊：服上方 1 周，症无进退，脉象平稳，继用上方，痼疾缓图，并嘱其加用针刺治疗，治法同前。针灸取穴：足三里、丰隆、太溪、合谷、百会、关元、气海、太阳、攒竹、阳白、风池。隔日 1 次。

三诊：针药并用 1 个月后，诸羔明显好转，眼裂增大超半，眼睑能上举，眼球活动良好，吞咽、咀嚼基本正常，然复视仍在，尤向外、向下明显，舌淡红，苔薄白，脉象弦滑。上方上法有效，乘胜再续，并添蒺藜 15g，三七粉 3g（冲服），目的在于增强明目养目、活跃内外眼肌之功。

依法依方前后有增减，共计 4 个月，激素及溴吡斯的明先后逐渐减停，随访半年未复发。

案二：李某，男，77 岁。

初诊日期：2014 年 5 月 8 日。

主症：复视、眼睑下垂 1 年余。

病史：1 年前渐出现视物成双，双眼睑下垂，睁眼费力，症状呈现明显的晨轻暮重，并逐渐加重。曾就诊于大连医科大学附属一院，经住院诊察，诊断为"重症肌无力（眼肌型）"，予溴吡斯的明片口服，90mg/次，3 次/日。症状一度有所改善，后复如前，辗转求医，未有疗效。于 2014 年 5 月 8 日来门诊求治。

来诊时症见：视物成双，双眼睑下垂，晨轻暮重，乏力怕冷，口干不欲饮，饮食不佳，夜寐欠宁，小便频急，大便干结。舌淡暗，苔薄白略腻，脉沉细。既往 2 型糖尿病病史 3 年。

诊断：重症肌无力（痿证）。

证型：脾胃气虚，痰湿瘀阻。

治法：益气健脾，祛湿化瘀。

方药：补中益气汤化裁。

生黄芪 40g，生晒参 10g，焦白术 15g，升麻 5g，陈皮 15g，云茯苓 15g，生山药 20g，生薏苡仁 20g，生地黄 20g，丹参 15g，枳实 15g，菊花 15g，蒺藜 10g，制附子 7.5g，川大黄 10g，三七粉 3g（冲服）。7 剂，日 1 剂，水煎，早、晚分服。

针灸治疗，每周 5 次，取穴：阳白、攒竹、太阳、百会、头临泣、风池、足三里、丰隆。

二诊：症状稳定，仍有复视、眼睑下垂，乏力改善，恶风怕冷，大便不干，舌淡暗，苔薄白，脉沉细。上方去川大黄，生黄芪增至 50g，加防风 10g。药取 7 剂，并继续针灸治疗。

三诊：眼睑上午状态较好，午后时有下垂，目向两旁视物有复视，身不恶冷，精力尚好，前方续服。

针灸及用药 1 个月，已无明显复视，眼睑抬举尚可，傍晚略有下垂。停针灸，继续口服中药，方药略有增减，服药近 8 个月，诸症悉退，溴吡斯的明逐渐减停，随访近 1 年，一切安好。

案三：徐某，女，57 岁。

初诊日期：2016 年 8 月 4 日。

主症：四肢无力，呼吸困难 8 月余。

病史：2015 年 12 月渐出现眼睑下垂，四肢无力，呼吸困难。于 2016 年 2 月 17 日入住市某医院 ICU 病房，予气管切开、呼吸机辅助通气、免疫球蛋白、血浆置换等治疗，效果不佳。CT 检查示"胸腺瘤"，后行胸腺切除术，溴吡斯的明鼻饲，患者肌力有改善，但撤机困难，且胸腺病理回报为"胸腺瘤 B_2 型"，预后不良。3 月 25 日起溴吡斯的明逐渐减量，开始加用小剂量糖皮质激素，后又出现肺炎，用药后感染得以控制。直至 6 月末多次试图撤机均不成功。后自己购置简易式呼吸机，在病情稍稳定后出院。出院诊断为"重症肌无力、胸腺瘤、肺内感染、高血压 3 级、2 型糖尿病"，每日治疗肌无力的药物有泼尼松 20mg、溴吡斯的明 300mg。为寻求中医治疗，于 8 月 4 日来联合路门诊求治。

来诊时症见：四肢无力，气弱懒言，呼吸困难，气不接续，呼吸肌辅助呼吸，夜不能停，双睑轻度下垂，畏寒怕冷，时有咳嗽，少量黄痰，步履艰辛，乘坐轮椅，吞咽困难，鼻插饲管，夜寐不安，小便频数，大便溏结不调。面色苍白，形体瘦弱，舌淡白，苔薄黄，脉沉细无力。

诊断：重症肌无力（痿证）。

证型：脾肺两虚兼痰热。

治法：补益脾肺，清热化痰。

方药：补中益气汤化裁。

生黄芪 40g，生晒参 15g，炒白术 15g，升麻 5g，陈皮 15g，姜半夏 10g，茯苓 15g，枳实 15g，黄芩 10g，麦冬 15g，五味子 10g，生山药 20g，炒枣仁 15g，金银花 20g，炒麦芽 15g，生甘草 10g。日 1 剂，水煎，早、晚鼻饲。

二诊：上方连续服用 2 周，诸症好转，咳嗽痰黄已解，气短无力略有改善，但仍不能撤机，白天需使用 5 小时，晚间则彻夜不能停机。前方去黄芩、金银花继用。

三诊：中药再进半个月，大部分症状均有好转，精神转佳，呼吸困难大有改善，鼻饲管摘除，可进半流食，呼吸机使用如前，舌淡白，脉沉细无力。肺脾两虚，有中阳及命火动力不足之象。以保元汤化裁，黄芪 120g，红参 15g，炒白术 20g，枳实 15g，肉桂 10g（后下），炙甘草 15g。7 剂，煎服同前。

四诊：1 周来症见大好，白天撤机，晚间使用呼吸机 5 小时，来诊时可下轮椅自行步入诊室，唯感心悸较显，遂上方加生地黄 20g，麦冬 15g，五味子 10g，生山药 20g，甘松 10g。

五诊：上方再进半个月，呼吸机已撤，纳可，寐安，步履自如，唯不能快走及久行，溴吡斯的明逐渐减至每天 180mg，泼尼松减至每天 15mg。

后以本方增减服用中药至 2017 年 2 月初，诸症基本痊愈，生活可自理，糖尿病、高血压亦在可控范围之内。

【按语】重症肌无力是神经肌肉接头的自身免疫性疾病。临床特征为部分或全身骨骼肌易疲劳，通常在活动后肌无力加重，休息后减轻，其特点与中医痿证相符。

案一先有外感，继则劳倦，肺脾同伤，肺虚则宗气不足，脾虚则睑胞失养，眼睑下垂，复因未能及时诊疗，脾虚及肾，肾精不足，水轮受损故现歧视，眼不能动。再后行开胸之术，虽胸腺切除，然宗气大伤，元根动摇，瞳神被及，难以速复，故术后诸症加重，几陷危象险境，若无激素冲击，恐难挽回。然激素终非愈病之法，乃治标之策，现今之医亦多以激素联合溴吡斯的明维持治疗。本患每日口服溴吡斯的明 4 次，每次一片，服用 2 个月，不敢丝毫减少，勉强维持，其眼呈半睁半闭之状，甚是忧虑。今据证以治，针药并施，方显奇效。方以生黄芪 40g 补益脾肺为主药，并用白参强化补益之力。炒白术、生山药、薏苡仁、茯苓、陈皮健脾运脾，以助参芪。升麻、枳实、炙甘草居中升阳，与诸药举其眼睑之陷。熟地黄、菊花、枸杞子、蒺藜意在补肾明目，以冲瞳神。更选三七粉之活血，带动诸药疏而不滞，其对活跃眼内外肌之麻痹与益气补脾肾之药同用，可使眼肌灵活，瞳神灵光。为增效计本案加用针刺，其选穴原则与药相同。远取足三里、丰隆、太溪、关元、合谷补益脾肺，升阳益肾；近取太阳、攒竹、阳白开目除痹，活运眼肌。如此针药并施，收相得益彰之效。

案二属于重症肌无力中的单纯眼肌型，部分可以发展成全身型。本患以复视和眼睑下垂为主要表现，眼睑属"肉轮"，为脾所主，脾司眼睑开合，脾虚则气不升举，故眼睑下垂。脾胃虚损则气血生化乏源，致肾精亏损和肝血不足，则可见复视。《灵枢·大惑论》云："五脏六腑之精气，皆上注于目而为之精……

精散则视歧，视歧见两物。"治疗以健脾益气为主。脾虚则生痰湿，久病又可入络，故兼以祛湿化瘀之法。方中以生黄芪为君药，补益脾气，升举中阳。《珍珠囊》云："黄芪甘温纯阳，补诸虚不足。"生晒参、白术、茯苓、生山药补脾益气，为臣药。枳实与补气之药合用既有益气之功，又可避免补而致壅，气布不及，使局部气有余而化火。正如《汤液本草》所言："枳实益气，则佐之以人参、干姜、白术。"制附子峻补元阳，助气化而行水湿。生地黄养阴血，补虚损，与附子相配温阳以生阴，滋阴以化阳。陈皮、生薏苡仁、茯苓理气健脾祛湿。丹参、三七、大黄活血化瘀。菊花、蒺藜疏风明目。张师认为疏风明目、活血通络之品配合补益脾肾之药可以活运眼肌以治复视。以上诸药为佐。使以升麻入脾胃经，善引清阳之气上升，与参芪同用可收培补举陷之功。二诊便畅，去大黄之苦寒，增生黄芪之量以强化益气，又得防风之配则益气升提之力愈大。针灸治疗取百会，为足三阳经与督脉之会，有提举一身之气、升下陷之清阳的作用。太阳、风池、头临泣、攒竹可疏通头目之气血，强壮眼外肌。足三里、丰隆为足阳明胃经之"合穴"和"络穴"，具有补中益气、化湿祛痰、通经活络之功。中药与针灸具有协调增效作用，对于轻型的重症肌无力可以达到痊愈的临床疗效。张师认为单纯眼肌型的重症肌无力，睑废其病在脾胃，视歧则涉及肝肾，以气虚为主，治疗以益气升阳为要，同时要兼顾肝肾之虚以及湿瘀之实。

案三属于 Osserman 分型 Ⅲ 型的"重度激进型重症肌无力"，起病急，进展快，病情重，死亡率高。其危重阶段经西医 ICU 抢救治疗得以脱离生命危险，但呼吸功能需要依靠呼吸机维持，肺部感染仍在，四肢痿软无力，综合舌脉表现，考虑"气虚"为主，病在脾肺。"脾主肌肉"，"脾气虚则四肢不用"，睑废下垂。脾为肺之母，脾气亏虚，不能游溢精气上归于肺，肺脏失养，不能主气司呼吸，呼吸困难，气不接续；宣降失常，痰热内郁，则见咳嗽、咳黄痰。治疗以补益脾肺为要，佐以清热化痰。以生黄芪为君药，味甘微温，入脾肺经，补中益气，升阳举陷，补肺实卫，《本草求真》言其为"补气诸药之最"。以四君子汤加山药为臣，生晒参大补元气，补脾益肺，炒白术、茯苓、生山药、甘草补脾益气。佐以黄芩、金银花清上焦之热；陈皮、姜半夏燥湿化痰；枳实助陈、夏行气化痰，又助参芪益气；炒麦芽健脾开胃，能运化参术芪补益之力；麦冬、五味子清热生津，养阴润肺，其与补气诸药相配可以拮抗激素伤津耗气之不良反应；炒枣仁养血安神。使以升麻助参芪补脾升阳；生甘草清热兼调和诸药。二诊症见好转，痰热已退，则减黄芩、金银花。三诊考虑到气虚日久，命门火衰，当振奋肾阳，使一身阳气得复，故以保元汤化裁。以参、芪、术、草、枳实益气，以肉桂温肾，可扶阳益气，以充达周身。《古今名医方论》云："参、芪非桂引道，不能独树其功。"以肺脾肾温补之法，用药后患者症见大好。四诊考虑到久用温补及激素之伤津，故合入生地黄、麦冬、五味子养阴生津，补益心阴；生山药补气益津，甘松醒脾，又可抗心律失常。患者在中药治疗后，症状好转，呼吸机也逐渐撤除，激素和溴吡斯的明的用量也减少。坚持用药半年，病情基本痊愈。张师在本案整个治疗过程中，以益气治法贯穿始终，以肺、脾、肾三脏为重点，兼顾并发症以及西药激素长期应用之不良反应的防治。张师认为在重症肌无力的治疗中，中药的干预对于轻型的病症可以达到治愈的效果，重型的也可以明显地改善病情，减少西药使用剂量，延长生存期。

张师治疗重症肌无力多从脾胃入手，常用补中益气汤为主方加减，皆因经言"脾主身之肌肉"。然病非一因，症非独显，临床之中病因五花八门，兼症千奇百怪，必须兼顾周全，故张师又喜联合不同辅方，共奏奇效。

二十六、不安腿综合征案

刘某，男，67岁。

初诊日期：2010年4月15日。

主症：夜间双下肢不自主抖动伴麻木2年余，加重1周。

病史：2年前无明显诱因于夜间出现一侧下肢不自主抖动，后逐渐出现麻木酸胀感，未及时就诊，自行按摩、敲打下肢，行走可暂缓症状，但病情渐重，影响睡眠。曾于我市某医院就诊，诊为"不宁腿综合征"，予普拉克索、地西泮等口服，可缓解症状。但药后自觉头昏头痛、倦怠乏力，遂停药，数日后症状同前。后转求中医治疗，于某医院中医科针灸，病情略有缓解。1周前，因情志不畅，自觉双下肢抖动明显加重，转来我院。

来诊时症见：双下肢时有抖动，麻木酸胀，沉重无力，行动迟缓，上症昼轻夜重，头晕耳鸣，口干心烦，腰膝酸软，夜间盗汗，纳可寐差，小溲短频，大便干燥。面红形瘦，舌质暗红，苔白少津，脉细小数。

诊断：不宁腿综合征（痹证）。

证型：阴虚内热。

治法：养阴清热。

方药：百合地黄汤化裁。

生地黄30g，百合20g，赤芍15g，知母10g，炒枣仁20g，首乌藤20g，牛膝15g，木瓜15g，远志10g，柏子仁15g，制首乌15g，生甘草10g。7剂，日1剂，水煎，早晚分服。

二诊：7剂药尽，腿抖如前，但余症均好转，大便偏干，排便困难，故上方去制首乌，加火麻仁10g。取药1月，煎服同前。

三诊：服药4周，腿抖逐渐好转，余症基本已愈，停药改针。针灸取穴：血海、足三里、三阴交、太溪、太冲，均取双侧，每周针2次。

治疗月余，腿抖消失，夜寐改善，无明显不适主诉，病情痊愈。

【按语】不宁腿综合征是指下肢于休息时出现难以忍受的不适，如：撕裂感、蠕动感、烧灼感、瘙痒感或者刺痛感，通过运动、按摩可暂时缓解的一种综合征。临床上患者常表述为"不知道将自己的腿放哪里好"。该病可归属于中医的痹证范畴。《素问·至真要大论》病机十九条提出："诸风掉眩，皆属于肝。"其中"掉"即摇也，是指肢体的震颤动摇。该患者双下肢抖动，故其病位在肝。凡病夜间发作或加重者，皆与入夜阳归于阴有关。病性亢奋者，多为盛阳入于弱阴；病性抑制者，多属虚阳入于阴，且失于天阳之助。抖动夜间加重，病属亢奋，结合该患其他兼症，病机为阴虚内热。上方百合地黄汤出自《金匮要略》，主治百合病，而百合病病机正是阴虚内热。尤在泾言："盖肺主行身之阳，肾主行身之阴，百合色白入肺，而清气中之热，地黄色黑入肾，而除血中之热。"又加知母，养阴清热，兼能除烦。病位在肝，且为阴虚，故用枣仁、首乌养肝阴，用赤芍凉肝血。木瓜配甘草，既可酸甘化阴，又能柔筋缓急。患者夜寐不安，故加首乌藤、远志、柏子仁，以交通阴阳、安神定志、养心助眠。牛膝既能补肝肾、强筋骨，又可载药下行。二诊患者津亏便干，首乌炙用益阴，生用通便，但生用有一定肝毒性，故去之不用，改为火麻仁润肠通便。三诊停药用针，亦循养阴清热之法，取太阴脾经之血海，少阴肾经之太溪，厥阴肝经之太冲，肝脾肾之汇三阴交，共奏养阴清热之能。针足三里者，缘《灵枢·五邪》云："邪在脾胃，则病肌肉痛，阳气有余，阴气不足，则热中善饥；阳气不足，阴气有余，则寒中肠鸣腹痛。阴阳俱有余，若俱不足，则有寒有热。皆调于足三里。"

本病临床可伴发焦虑症、抑郁症等神经功能失调疾病，治疗上可针药并施，针刺取穴以下肢局部取穴为主，可根据辨证上的不同随症加减，经过针药并用治疗一段时间后，临床疗效较好。

二十七、神经痛性肌萎缩案

王某，男，47岁。

初诊日期：2014年3月11日。

主症：右肩臂疼痛无力1月余。

病史：1月前患者无明显诱因出现右肩背疼痛，并伴右臂无力，不能提重物，仅可勉强书写。曾赴我市多家医院就诊均未能明确诊断，亦未系统治疗，仅间断口服非甾体类消炎药及中医推拿按摩、拔罐等，均无明显疗效。经友人介绍来我处求诊。

来诊时症见：右肩臂疼痛无力，遇冷加重，得温暂缓，活动受限，不任重物，易汗恶风，纳可寐安，小便略频，大便溏软。面黄神萎，舌紫暗，苔薄白，脉沉细。查：右手背屈不能，右拇指外展受限，右小指伸展不能，右侧大小鱼际肌、拇短伸肌和拇短屈肌萎缩，桡骨膜反射、肱二头肌和肱三头肌腱反射消失。肌电图："广泛神经源性损害"；颈椎核磁："未见明显相关病变"。

诊断：神经痛性肌萎缩（痹证）。

证型：寒瘀阻络。

治法：活血温经，养血通络。

方药：补阳还五汤化裁。

黄芪30g，片姜黄15g，当归15g，鸡血藤15g，桃仁15g，红花15g，地龙15g，赤芍15g，桑枝15g，葛根20g，桂枝10g，麻黄10g，甘草10g。14剂，日 1 剂，水煎，早晚分服。

针灸治疗每周 3 次，取穴：颈夹脊（$C_5 \sim T_1$）、肩井、肩中俞、天髎、肩髃、肩髎、曲池、手三里、外关、阳溪、阳池、阳谷、合谷、中渚。

二诊：疼痛已解，右手指活动度变大。继服上方 14 剂，配合针灸治疗。

药尽，仍以针灸治疗 2 周，患者右上肢活动基本正常，肌肉亦渐丰满。

【按语】神经痛性肌萎缩又称为麻痹性臂丛神经炎。特征性地表现为肩背部、上肢严重的疼痛，以及随后出现的肩胛带、上肢肌肉无力、萎缩，是一种原因不明较为少见的综合征。其中医属痹证范畴。本案患者来诊时疼痛已减，肌肉萎缩已现，故治疗重点在活血养血，通络复脉。方以黄芪、当归、鸡血藤、桃仁、红花、赤芍活血养血为基础。用片姜黄、葛根破血行气，解肌通络以解病根部之瘀阻。用地龙、桑枝、桂枝通经脉、利关节，使病稍部之痿痹得养。麻黄辛温，温阳散寒，鼓舞气血，使寒瘀速散，气血速旺。同时麻黄药理分析有兴奋神经、加速神经恢复的作用，可谓一举两得。

针灸取穴亦是遵守活血通络，温经起萎的原则。本案为臂丛神经受病，手三阳经同时发病，故选臂丛神经对应的夹脊穴，针刺向督脉，以引督脉之气温通手三阳经。肩井、肩中俞、天髎为臂丛神经经过的部位，局部取穴疏通气血以止痛。肩髃、肩髎、曲池、阳溪、阳池、阳谷皆为手三阳经在关节处的穴位，为气血汇集之所，具有疏经利节、舒筋通络的作用。手三里、外关、合谷、中渚活血养血，濡养经脉以起萎。本案疼痛解除后中药即停，后期治疗只用针灸，嘱有规律地治疗与休息，不可急于求成，注意养护气血。

二十八、脑外伤瘫痪、共济失调案

王某，男，41 岁。

初诊日期：2006 年 10 月 10 日。

主症：脑外伤后瘫痪 3 年余。

病史：3 年前因头部外伤而至瘫痪在床，头晕目眩，语言不利，不能主动进食，依靠鼻饲，二便失禁。经康复治疗半年后渐能坐起，但不能站立，为求进一步治疗转来我处。

来诊时症见：肢体瘫痪，平素卧床，勉强坐起，站立不稳，搀扶可行，步履蹒跚，眩晕不止，恶心呕吐，口角㖞斜，鼻饲饮食，夜寐尚安，小溲失禁，大便自知。舌淡暗，苔白腻，脉沉细。查体：指鼻试验、跟－膝－胫试验不准，轮替试验差。颅核磁共振示：小脑萎缩。

诊断：脑外伤后遗症（脑伤）。

证型：髓虚血瘀。

治法：补督益肾，健脑活血。

方药：阳和汤加减。

熟地黄 30g，天麻 15g，红参 10g，制首乌 15g，云茯苓 15g，女贞子 15g，丹参 15g，炒枣仁 20g，鹿角胶 10g（烊化），白芥子 10g，麻黄 5g，肉桂 5g（后下），石菖蒲 10g。日 1 剂，水煎，早晚分服。

针灸治疗每周 3 次，取穴：百会、舞蹈震颤区、平衡区、风池、足三里、太溪、丰隆、气海、关元。

以上法略有加减，治疗 3 月后眩晕好转，小便可告知，扶起后可不稳定行走 10 余米。后停针灸月余，眩晕加重，走路摇晃不稳，恶心呕吐，语言不清，再次针刺以上诸穴，并以地黄饮子合导痰汤化裁：

熟地黄 30g，巴戟天 15g，山茱萸 15g，肉苁蓉 15g，制附子 10g，官桂 10g（后下），云茯苓 15g，远志 10g，石菖蒲 10g，姜半夏 10g，橘红 15g，枳实 10g，葛根 15g，丹参 15g，胆南星 15g，天麻 15g，怀牛膝 15g。日 1 剂，水煎，早晚分服。

以上法坚持治疗，诸症渐好，8 个月后可独立行走，病情基本稳定。

【按语】颅脑损伤中医归于"脑伤"范畴，中医认为脑与肾和督脉关系密切。肾藏精，主骨生髓，脑为髓海，是精髓聚会之处，肾精化生脑髓则脑神精明。"督脉者，起于下极之俞，并于脊里，上至风府，入属于脑。"（《难经·二十八难》）督脉为"阳脉之海"，调节全身阳经经气，并输注至脑髓而发挥濡养作用，为脑之脉。故治疗当以补督益肾为主，外伤又可致血溢离经，故兼以活血。首方以熟地黄为君，其性味甘温，属味厚之品，"精不足者，补之以味"，可补益肾阴，填精补髓。鹿角胶入督脉，属血肉有情之品，生精补髓，养血益阳，强筋健骨；制首乌养血益肝，固精益肾；红参大补元气，益肾助阳，在《本草汇言》中记载其可"补气生血，助精安神"，三者共为臣药。天麻能"通血脉"（《日华子诸家本草》），治"瘫缓不遂"（《药性论》）；炒枣仁、女贞子滋养阴血；石菖蒲芳香走窜，能"开心孔，补五脏，通九窍"（《神农本草经》），豁痰开窍，宁心益智；白芥子、麻黄、肉桂化痰散结，温通经络；云茯苓助人参健脾补气；丹参活血行血，"气味轻清，故能走窍，以此通利关节，调养血脉"（《药品化义》），共为佐药。后期表现既有肾之阴阳两虚，又有痰浊上犯，机窍不利，故以地黄饮子合导痰汤化裁，以补肾化痰、行气开窍为主。

针灸取百会穴，属督脉，位于巅顶，为"三阳五会"，能升阳益气，补益脑髓，配风池穴可清利头脑，开窍醒神。足三里为足阳明经的"合穴"，是补益要穴，可健运脾胃，补中益气，配"络穴"丰隆可健脾祛湿化痰。任脉关元穴能大补元阳，主治"诸虚百损"（《类经图翼》）。气海穴大补元气，主治脏气虚惫。太溪为足少阴肾经的"输穴"和"原穴"，能补益肾阴肾阳，填精补髓。舞蹈震颤区、平衡区主治姿势不稳，共济失调。从本案停针刺后症状反复的过程可以看出，针灸在神经系统损伤的治疗中占有不可或缺的重要地位。

二十九、运动神经元病案

王某，男，45 岁。

初诊日期：2010 年 6 月 2 日。

主症：四肢无力伴肌肉萎缩 1 年余。

病史：患者 1 年前无明显诱因出现四肢无力，并进行性加重伴肌肉萎缩，后又出现言语不清。曾于 2009 年 5 月 11 日以"渐进性四肢无力近 6 个月，伴言语不清"为主诉由我市某医院收住院治疗。入院后完善相关检查诊为"运动神经元病"，并予对症营养神经、清除自由基、抗氧化等治疗，效果不佳。出院后又经中西医多方治疗，并服用利鲁唑，均无效果，后经朋友介绍就诊专家门诊。

来诊时症见：四肢无力，上肢较重，不耐久站，行走困难，言语不清，时有呛咳，周身肌肉瞤动，畏寒喜热，不欲饮食，小便尚可，大便稀溏，日 2～3 行。面黄形瘦，舌淡苔薄白，舌无萎缩，脉沉细无力。查：右手大、小鱼际肌，骨间肌明显萎缩，左手肌肉亦轻度萎缩，双下肢无明显肌肉萎缩。肌电图示：广泛神经源性损害。

证型：气血亏虚，脾胃虚弱。

治法：补益气血，健运脾胃。

方药：补中益气汤化裁。

黄芪40g，生晒参15g，炒白术15g，当归15g，白芍15g，远志10g，生山药20g，云茯苓15g，陈皮15g，枳实15g，熟地黄20g，砂仁5g（后下），肉桂5g（后下），川芎15g，炙甘草10g。日1剂，水煎，早晚分服。

针刺治疗每周5次。取穴1组：百会（交叉刺）、风池、完骨、大椎、中脘、气海、足三里、合谷、曲池、阳池、八邪。2组：大椎（选用3寸粗长针向下沿皮刺，留针1小时）、夹脊、脾俞、胃俞、肩井、风池、完骨。

两组穴位每2周更换1次，另足三里、气海、中脘加用灸法。

2个月后症状逐渐平稳，肢体无力好转，肌肉跳动如前，常有咳呛，改用血府逐瘀汤加减：

柴胡10g，生地黄20g，枳壳15，川芎15g，桃仁15g，天麻15g，葛根15g，生晒参15g，红花15g，桔梗10g，当归15g，木瓜15g，三七粉3g（冲服），远志10g，生山药20g，怀牛膝15g，赤芍15g，甘草5g。日1剂，水煎，早晚分服。

坚持针药并用再治疗2月余，肉跳、咳呛基本缓解，诸症平稳，停口服中药，继用针灸治疗。1个月后，症状平稳，但仍便溏，舌淡脉沉细，再用补气养血、健脾助化之法。坚持治疗，从发病到今年（2017年）共计9年，病情平稳，生活可自理。

【按语】运动神经元病是以上、下运动神经元损害为表现的慢性进行性神经系统变性疾病，有肌无力和萎缩、延髓麻痹及椎体束征。本病没有有效的治疗方法，预后也较差，大多数患者在5年内死于呼吸肌麻痹和肺部感染。本病中医属于"痿证"范畴，肝脾肾亏损是发病的常见原因，主要表现为肌肉萎缩、痿软不用。本患以脾胃虚损，气血亏虚为主。脾胃为后天之本，气血生化之源，主四肢与肌肉。故方中以黄芪、生晒参甘温补虚，共为君药。黄芪"补益中土，温养脾胃"(《本草正义》);人参"补五脏,安精神"(《神农本草经》),重在补益脾胃。白术、茯苓、山药助参芪补脾益气;当归、白芍、熟地黄、川芎四物补益阴血,共为臣药。枳实、砂仁、陈皮主入脾胃,行气导滞,使脾升胃降,气机条畅,且枳实配合参、芪、术等品又助益气之力。王好古在《汤液本草》中论述枳实:"益气,则佐之以人参、干姜、白术。破气,则佐之以大黄、牵牛、芒硝。"远志祛痰开窍,"补不足,除邪气,利九窍,益智慧……强志倍力"(《神农本草经》)。肉桂鼓舞气血,温通经脉,《玉楸药解》谓本品:"温暖条畅,大补血中温气。"炙甘草调和诸药。症状平稳后以益气养血,活血通脉为主要治法。以人参、山药益气,血府逐瘀汤养血活血,行气祛瘀,牛膝、三七活血通经,天麻通经络,葛根升清阳活血脉,木瓜舒筋活络,远志祛痰开窍。

针灸治疗,组穴1中百会为"手足三阳、督脉之会"(《针灸大成》),益气升阳。风池、完骨宣畅经气,清脑健脑。大椎振奋阳气,益阳固表。中脘为胃之募穴,是胃经经气聚集之处,生化气血,健运脾胃。气海培补元气。足三里为胃经"合穴",健脾养胃,补中益气。合谷是手阳明大肠经之"原穴",有补气之功,补气可固脱,益气可回阳,行气可散滞。曲池是手阳明大肠经之"合穴",阳池为手少阳三焦经之"原穴",二穴补虚通络,八邪祛邪通络,共治上肢不利。组穴2中,大椎长针沿皮刺,久留针,旨在振奋督脉,激发阳气。夹脊调和五脏。脾俞、胃俞补益脾胃,生发气血。风池、完骨健脑清窍。肩井为足少阳胆经与阳维脉之会,祛风通络,主治肩臂不举。

针药并用,治疗如斯,虽未痊愈,然近十年之生存同前,似无发展,也属少见,吾辈当总结经验,深研探求更好的疗效。

三十、急性脊髓炎案

姚某,女,54岁。

初诊日期:2010年5月25日。

主症:双下肢无力伴二便失禁20天。

病史:2010年5月初,清晨起床自觉头痛身痛,鼻塞流涕,午后出现发热,测体温37.8℃,自以为"感冒",遂口服"速效感冒胶囊",不效。次日出现双下肢无力麻木，有灼热感，时有疼痛，由家人送市某院就诊，以"双下肢无力原因待查"收住院。住院期间病情不断加重，双下肢无力范围增大，且皮肤感觉麻木不仁，第4天出现双下肢瘫软，并且大小便失禁，体检发现"双下肢肌力0级，膝、踝反射消失，T5平面以下深、浅感觉消失"，脑脊液检查示"白细胞轻度增高"，脊髓核磁共振示"胸髓T1W1信号稍低，T2W1信号稍高"，血常规检查显示白细胞数波动于$12.08×10^9/L \sim 15×10^9/L$之间，尿常规示白细胞（++），其余多项检查正常，确诊为"急性脊髓炎"。住院期间采用大剂量甲泼尼龙冲击疗法，静注大剂量人免疫球蛋白，同时静点抗生素、营养神经剂等对症治疗，2周后病情得到控制好转出院。然患者双下肢瘫软，肚脐以下皮肤感觉缺失，大小便均不能控制，为求中医治疗遂于我院门诊就诊。

来诊时症见：双下肢瘫软，肚脐以下感觉缺失，纳可，寐欠安，二便失禁。面黄形盛，脉象弱，舌淡胖，苔白腻。神经系统检查：双下肢远端肌力1～2级，近端肌力3级；双膝、跟腱反射减弱，肌张力下降，双侧巴氏征阳性，脐水平以下深、浅感觉减退，皮肤脱屑，干燥无汗。大小便基本失控。

诊断：急性脊髓炎（痿证）。

证型：脾肾两虚，湿瘀阻络。

治法：健脾益肾，祛湿通络。

方药：补中益气汤合四妙散加减。

黄芪40g，生晒参10g，炒白术15g，当归15g，陈皮15g，薏苡仁20g，牛膝15g，生山药20g，云茯苓15g，砂仁5g（后下），桑寄生20g，丹参15g。日1剂，水煎，早晚分服。

针灸治疗每周5次，取穴：

1组：中脘、气海、关元、足三里、丰隆、三阴交、悬钟、大横、解溪、昆仑、太溪、百会、太冲、内庭、阳陵泉、血海。

2组：大椎、肾俞、脾俞、次髎、秩边、委中、承山、承筋。

针法：根据患者处于俯卧位和仰卧位两种体位而确定选取以上两组穴位，在一次治疗过程中两组先后转换进行。

治疗1个月后，肚脐以下感觉逐渐恢复。2个月后，肚脐以下感觉恢复正常，近端肌力 3 级，远端肌力 2～3 级，可勉强扶持站立。畏寒肢冷，脉象沉细，舌淡苔白，上方去云茯苓、砂仁、薏苡仁、牛膝、生山药，黄芪减量至 30g，加鹿角胶 10g（烊化），熟地黄 30g，白芥子 10g，麻黄 5g，肉桂 5g（后下）。煎服同前。3 个月后二便可自主控制，近端肌力恢复至 4 级，远端肌力 3 级，可靠拐杖行走。半年后下肢肌力恢复至 4～5 级，可独立行走，腿发软。8 个月基本治愈。

【按语】急性脊髓炎是一组原因不明的非特异性炎症性疾病，引起脊髓横贯性损害，导致损害平面以下运动、感觉和自主神经功能障碍。其主症大多为双下肢瘫痪与麻木、大小便功能障碍，可归属于中医学的"痿证"范畴。根据其发病原因和临床症状，早期多由湿热侵袭，气血不畅，瘀血内生，湿瘀阻络，筋脉肌肉失养所致。《素问·生气通天论》云："湿热不攘，大筋软短，小筋弛长，软短为拘，弛长为痿。"脾主肌肉，运化水湿；湿邪侵袭伤及于脾，脾虚则水湿运化无权，气血生化无源，亦加重肌萎不用。治疗以益气健脾、祛湿通络为原则。选用黄芪、生晒参、炒白术、生山药益气健脾；云茯苓、薏苡仁健脾利湿;《本草纲目》言砂仁："补肺醒脾，养胃益肾，理元气，通滞气"；牛膝、丹参、当归养血活血；桑寄生除风湿、通经络、强筋骨；陈皮理气燥湿。后期多为阴阳俱虚，精血亏损，处方中加阳和汤化裁以填精助阳，补血通滞。用熟地黄滋补阴血，填精益髓；配以血肉有情之鹿角胶，补肾助阳，益精养血，两者合用，温阳养血，以治其本。肉桂温经通脉，白芥子消痰散结，少佐于麻黄，宣通经络，与诸温和药配合，引阳气由里达表，通行周身。

针灸治疗，在仰卧位穴组中，气海、关元、足三里为强壮保健要穴，可促进气血生化，利于筋脉濡养。百会穴位于巅顶，益气升阳，配足三里、大横治大便失禁；配三阴交、太溪治小便失控。取中脘、丰隆穴可和胃气，化痰湿；阳陵泉、悬钟属足少阳之脉，分别为筋之会穴和髓之会穴，痿证病在筋骨，取二穴可强壮筋骨；血海健脾养血，强壮筋骨；解溪、昆仑、太冲、内庭疏经通络，治疗下肢筋经病变。《难经·二十八难》曰："督脉者，起于下极之俞，并于脊里，上至风府，入属于脑。"从现代解剖学角度来看，脊髓位于脊骨内，脊髓炎可以看作是督脉之病，大椎为手足三阳及督脉之会，在俯卧位取大椎可激发督脉阳气，最利于疾病康复。脾俞、肾俞可补脾益肾，强筋壮骨；次髎调整二便功能，秩边、委中、承山、承筋疏通下肢经络气血。

三十一、植物人案

当地驻军军长之妻，女，65 岁，居白山路干休所。

初诊日期：1989 年 6 月 20 日。

主症：病人呈睁眼昏迷状态 3 年余。

病史：病人 3 年前晨起活动时突发昏迷、倒地，伴呕吐。由家属急送医院就诊，查脑 CT 确诊为"脑出血"，经脱水降颅压等抢救治疗，病情稳定。1 个月后逐渐出现睁眼，眼球可活动，但无意识，肢体无任何活动，被诊断为"植物状态"。后又辗转多家医院行高压氧、静脉滴注"脑活素"等改善大脑功能药物、中医针灸等多种康复疗法治疗，病人始终处于"植物状态"，1 年后接回家中调养。今年 6 月其子经人介绍来市中医院邀余至家诊治，据家人介绍其母呈"植物状态"，有"觉醒 – 睡眠"周期，每天以鼻饲营养液维持。初诊症见：昏不识人，呼之不应，二便失禁。面色黄，形偏盛，舌体大，苔白腻，脉弦滑。查：血压：120/80mmHg，意识不清，对声、光等刺激均无反应，双瞳孔等大，对光反射迟钝。双眼开闭自如，眼球无目的转动，与外界无交流。四肢废用性肌萎缩，肢体无自主运动。对疼痛刺激有回缩反应。膝腱、跟腱、肱二头肌腱反射均近消失。双侧巴氏征阳性。

诊断：脑出血后植物状态（不识人）。

证型：痰瘀闭阻。

治法：益气活血、醒脑开窍。

方药：黄芪 50g，川芎 15g，生晒参 10g，丹参 15g，郁金 10g，赤芍 15g，天麻 15g，石菖蒲 10g，天竺黄 10g，枳实 15g，远志 10g，胆南星 15g，陈皮 15g，姜半夏 10g。日 1 剂，水煎，早晚由鼻饲管注入。

针灸取穴：百会、四神聪、足三里、丰隆、合谷、金津、玉液、十三鬼穴（除会阴穴）等。

针法：针刺人中时，用雀啄法，以患者流泪和眼球周围充满泪水为度；针刺少商、隐白等井穴时，以患者面部有表情或肢体有回缩反应为度；舌下金津、玉液，点刺出血，以上诸穴不留针。其他穴位平补平泻，留针 30 分钟。每周治疗 3 次（隔日进行）。嘱咐其保姆平时坚持按摩患者肢体，并每天针刺人中穴 1 次。

3 个月后，神志逐渐清楚，用"闭眼""睁眼"示意进行交流，肢体有知觉。6 个月后，肢体肌力开始恢复，肌力 1 级，口中"啊啊"发声，开始鼻饲与自主进食配合训练。在前方基础上加制首乌 15g、怀牛膝 15g 补肾强筋。8 个月后能讲话，肌力可达 2 级。鼻饲管彻底拔出，能自主进食，二便功能渐恢复。1 年后，可独立下地行走，虽不能干家务，但部分生活可自理。患者为某军长之妻，因其疗效突出，曾于辽宁电视台做特别报道。

【按语】植物人是持续性植物状态患者的俗称，是由于大脑半球严重损伤后，大脑皮层功能丧失而脑干功能相对完好、皮质下生存的一种临床综合征，呼吸、体温调节、消化吸收、分泌排泄、新陈代谢以及心跳循环等自主功能依然存在。

本例病由脑出血所致，离经之血即为瘀血。瘀血闭阻于脑窍，脑窍不灵，故见昏迷。瘀血阻痹，局部气机阻滞，津液停聚而痰浊自生。痰瘀闭阻，脑窍失去气血津液濡养，更失神明、灵巧、记忆之性，而加重昏迷。醒脑开窍、活血祛痰应为治疗大法。方中石菖蒲、天麻、郁金开窍醒神；川芎、丹参、赤芍，活血化瘀、通经活络；胆南星、姜半夏、远志、天竺黄燥湿化痰；枳实、陈皮疏导气机。病程 3 年，久病体虚，肢体废用，故重用黄芪和生晒参相伍补气益脾，既补气助血行，又健脾以化痰。治疗后期增加制首乌、怀牛膝以补肾强筋。

十三鬼穴，原称"十三穴"，首见于孙思邈《备急千金要方》，是古代治疗癫狂等精神疾患的十三个经验效穴。因旧时认为精神疾患多由鬼神所致，穴位均冠"鬼"字为名，又以其数为十三，故称十三鬼穴。《针灸神书》始有记载，现代所言"十三鬼穴"则多以《针灸大成》为准。包括人中、少商、大陵、申脉、风府、颊车、承浆、劳宫、上星、会阴、曲池、隐白、海泉。十三鬼穴是以开窍醒神为主组成的针灸处方，其组方特点是把具有针治神志病特效的多经穴位汇集于一起，并按一定规律排列，取穴贯穿于人体上下、首尾及前后、左右，平衡人体之阴阳，调畅全身之气血，从而达到醒脑开窍、安神定志的重要作用。针刺鬼穴时，一般实证、体壮者可用三棱针点刺放血或毫针强刺激以醒神开窍；对虚证、体弱者可用毫针持续轻刺激以激发阳气；对于元气衰微者则酌情选用，以免耗散正气。本例患者久病体虚，又痰瘀闭阻，属本虚标实，故针法上对人中、少商、隐白、舌下金津（玉液）点刺放血或毫针强刺激以醒神开窍，其余诸穴平补平泻疏通经络、调整阴阳。在整个治疗过程中，患者家中条件优越，饮食营养及二便清理井井有条，护理到位，照顾周到，为治疗取得成果提供了必要条件。

三十二、外伤性截瘫案

大昭某，男，52岁，日本东京人。

初诊日期：2015年8月6日。

主症：外伤后截瘫6月余。

病史：患者6月余前因车祸导致双下肢瘫痪，二便失禁，经多方治疗无效，后经友人介绍，来华请张师会诊。来诊时见：双下肢弛缓性瘫痪，痿软不能动，肌力1～2级，二便失禁。跟腱反射消失，第6胸椎以下感觉消失。舌质暗红，苔薄白，脉沉弦滑。

中医诊断：外伤性截瘫（痿证）。

证型：外伤督脉，髓损肾伤。

治法：填精益髓，补益肝肾，活血通脉。

方药：熟地黄30g，补骨脂15g，生晒参15g，桑寄生15g，狗脊15g，川芎15g，赤芍15g，鹿角胶10g，牛膝15g，丹参15g，桃仁15g，红花15g，三七粉3g（冲服）。10剂，日1剂，水煎，早晚口服。

针灸治疗每周3次。取穴：夹脊穴（从第五胸椎开始）、肾俞、丰隆、足三里、次髎、太溪、太冲、大椎（芒针刺）。

3个月1疗程，停1个月再治3个月，经过1年左右治疗，病人基本可步行，大便可控。

【按语】本病起于外伤导致脊髓损伤，其中医辨证属本虚标实，髓伤筋痿、瘀血阻络，故痿废弛缓，二便失司。治疗当以标本兼治，治标活血通络，治本补益肝肾、填精益髓。方药以熟地黄、狗脊、桑寄生、补骨脂补肝肾，强筋骨，益精髓。生晒参补五脏，安精神，定魂魄，大补元气。鹿角胶甘咸而温，《神农本草经》云："主伤中劳绝，腰痛，羸瘦，补中益气，妇人血闭无子，止痛，安胎。"主伤中劳绝是恰对肢体痿废不用。川芎、赤芍、红花、桃仁、丹参、牛膝活血通脉，以除外伤后瘀血阻络之病因。三七粉冲服，化瘀生新，攻中有补。

针灸取足阳明胃经足三里、丰隆补脾益气，化痰通络。肾俞、太溪填精补髓。太冲为肝经原穴，调肝而治筋。夹脊穴位于督脉与足太阳膀胱经之间，具有转输脏腑经络之气之作用，从第 5 胸椎开始取夹脊穴，至腰骶部，调治了督脉、肝、脾、肾、胃等脏腑背俞穴，对于截瘫康复具有积极意义。大椎穴是诸阳经交汇之处，又在督脉之上，在大椎穴用芒针经皮下沿督脉向下平刺，对于促进督脉经气畅通，阳经气血流通，有重要作用。从理法方药到针灸取穴，调肝肾，益精髓，调气血，通经络，针药结合，终获佳效。

三十三、小儿癫痫案

姜某，男，5 岁。

初诊日期：1990 年 3 月 20 日。

主症：神昏抽搐反复发作 2 年余。

病史：2 年前患"感冒"发热，数日未愈，体温高达 39.5℃，出现惊厥，四肢抽搐，神志不清，两眼上视，目翻白睛，口吐白沫，急送至市儿童医院，经对症抗惊厥治疗，很快缓解。然此后患儿每因中、高度发热而诱发惊厥。近 1 年来出现无发热诱因亦常常发生上症，每次 3 ～ 5 分钟可缓解，苏醒后伴短时嗜睡、精神不振。经市儿童医院诊查，诊断为"癫痫"。因患儿年幼，家属忧虑西药之副作用，转求中医，来高尔基路门诊求治。症见：神昏抽搐时有发作，易在睡前后发生，表现为不省人事、四肢抽搐、口吐涎沫、小便失禁，须臾可止，意识渐苏，苏醒后表现为静默懒动、胆小易惊、不欲饮食、眠睡较多、二便尚可。面黄形萎，舌淡白，舌中部见薄黄苔，脉沉弦细。

诊断：癫痫（痫病）。

证型：肝风夹痰。

治法：涤痰息风，定痫止痉。

方药：定痫丸合温胆汤化裁。

姜半夏 5g，胆南星 10g，橘红 10g，天麻 10g，黄芩 5g，竹茹 10g，全蝎3g，石菖蒲 10g，郁金 15g，枳实 10g，远志 5g，茯苓 10g，琥珀 2g（冲服），珍珠母 30g（先煎），甘草 5g。7 剂，日 1 剂，水煎，早中晚分服。

羚羊角 5g，煎水慢熬 2 小时，取汁 1000mL，稍冷饮之，当平素饮水用之，次数不限，连服 3 日停，若同时有发烧，可再连续服至 5～7 天。

二诊：上法服用 1 周，抽搐发作减少，1 周来发作 2 次，醒后嗜睡稍减，精神转佳，饮食有增，仍服上方 14 剂。

三诊：再服药 2 周，痫发基本停止，偶有愣神样失神发作，夜寐已安。

方药又进 2 周，诸症平稳，后以六君子汤加天麻等善后，药用：生晒参 5g，炒白术 10g，陈皮 10g，姜半夏 5g，茯苓 10g，天麻 10g，酸枣仁 10g，远志 5g，石菖蒲 5g，炒麦芽 10g，甘草 5g。服药 1 周后停药。追访 1 年未再复发。

【按语】小儿癫痫的发病率要远高于成人，病因也较复杂。本患儿病发于外感之邪，化热化火，火盛生痰，热极生风，痰火交结，发为惊风。惊风反复发作，病程日久，夙痰内伏。热病易耗伤阴液，肝阴不足，虚风内动，风与伏痰相搏，闭塞经络，扰乱神明，发为痫病。痫病频发之时，当以治标为主，故以涤痰息风，定痫止痉为要。方以定痫丸合温胆汤化裁。姜半夏、橘红性温味辛，燥湿化痰，降逆下气，共为君药。天麻，味甘性平，平肝息风，《本草从新》言其主"诸风掉眩"，为臣药。胆南星性凉味苦，清火化痰，镇惊定痫；竹茹寒泄甘润而降，涤痰热而通经络；黄芩苦寒，清热燥湿；枳实苦辛微寒，理气消痰，使痰随气下；石菖蒲辛苦而温，开窍化痰，化湿和胃，《本草纲目》云其治"客忤癫痫"；郁金辛散苦泄，清心开窍；远志辛苦微温，宁心安神，祛痰开窍；茯苓性平，味甘淡，利水渗湿，健脾以杜生痰之源；全蝎辛平，息风止痉，《本草求真》载："全蝎，专入肝祛风，凡小儿胎风发搐……手足搐掣……无不用之"；珍珠母咸寒入肝，《饮片新参》赞其"平肝潜阳，安神魂、定惊痫"；琥珀味甘性平，安五脏，定魂魄，镇惊安神，以上共为佐药。甘草补中，调和诸药，为使药。羚羊角主入肝经，咸寒质重，平肝息风，镇惊解痉，为治疗惊痫抽搐之要药，又可清热解毒退烧。

张师认为痫病与痰的关系最为密切，朱丹溪于《丹溪心法·痫》中指出：

"痫症有五……无非痰涎壅滞，迷闷孔窍"，沈金鳌在《幼科释谜·痫痉》中云："然诸痫证，莫不有痰"，故在风痰之痫缓解后当以健脾化痰为则。六君子汤益气健脾，燥湿化痰。炒麦芽健脾开胃，使补而不滞，能运化参、术补益之力。天麻平肝息风，《本草汇言》指出："主癫痫强痉，四肢挛急，一切中风、风痰。"酸枣仁养血安神。远志祛痰开窍，宁心安神。石菖蒲化湿豁痰，开窍安神。巩固调治，使脾健痰消，则痫疾可除。

三十四、抽动秽语综合征三案

案一： 蔡某，男，9岁。

初诊日期：2010年10月23日。

主症：面部不自主抽动5年。

病史：患儿平素十分挑食，体型瘦小，5年前不明原因，出现频频挤眉弄眼、努嘴、噻鼻等动作，并不时口中发出声响，去市儿童医院诊为"抽动秽语综合征"。口服西药疗效不理想，经人介绍来联合路门诊求治。来诊时症见：面部不自主抽动，频频挤眉弄眼、努嘴、噻鼻，口中作声连连，时有秽语，胆小内向，挑食明显，纳呆食少，夜寐不安，小便尚可，大便稀溏。面黄形瘦，舌淡白，苔白腻，脉沉细。

诊断：抽动秽语综合征（瘛疭）。

证型：脾虚胃弱，气血双亏，虚风内动。

治法：健脾化痰，息风安神。

方药：半夏白术天麻汤合香砂六君子汤化裁。

生晒参5g，炒白术10g，神曲10g，砂仁5g（后下），炒麦芽10g，茯神10g，远志5g，当归10g，白芍10g，天麻10g，陈皮10g，石菖蒲5g，姜半夏5g，菊花10g，珍珠母30g（先煎），甘草5g。7剂，日1剂，水煎，早晚分服。

针灸治疗每周5次，取穴：四神聪、风池、神庭、太阳、阳白、印堂、迎香、足三里、合谷、内关、中脘。

后方药略事增减，主体未变。治疗中病情时有反复。坚持治疗8个月，逐渐好转稳定，面部抽动渐消，口中作声亦止，随访5年未发。

案二： 孙某，男，11 岁，学生。

初诊日期：2007 年 5 月 7 日。

主症：口、眼、鼻、肩、腹抽动 7 年。

病史：自上幼儿园起，便出现口眼鼻不时抽动，挤眉弄眼，脖子扭动，开始为纠正其习惯，家长常训斥打骂，强行制止，然事与愿违，症反加重，遂去儿童医院就诊，诊为"抽动秽语综合征"。口服精灵口服液、氟哌啶醇等初期略有疗效，后仍加重。因症状频发，动作较大，影响邻座，自去年起便休学在家。经友人介绍来联合路门诊求治。来诊时症见：口鼻抽动，挤眉弄眼，肩抖腹抽，口中怪声连连，时发秽语，面赤易汗，易怒心烦，饮食尚佳，寐中不安，小便黄赤，大便秘结。形盛体胖，舌淡白，苔中薄黄，脉沉细。平素喜食肥甘。

诊断：抽动秽语综合征（瘛疭）。

证型：痰火内扰，肝风内动。

治法：清肝息风，健脾化痰。

方药：龙胆泻肝汤化裁。

柴胡 10g，生地黄 20g，当归 15g，葛根 15g，白芍 15g，天麻 15g，焦栀子 10g，龙胆 10g，炒白术 15g，石菖蒲 10g，菊花 15g，钩藤 15g（后下），远志 10g，五味子 10g，生龙骨、生牡蛎各 20g（先煎），生甘草 10g。日 1 剂，水煎，早晚分服。

针灸治疗每周 5 次，取穴：百会、前顶、神庭、风池、太阳、迎香、四白、印堂、足三里、丰隆、太冲、合谷、中脘。

针药联用 3 个月，诸症平稳，口眼鼻腹抽动基本停止，唯肩部不时抖动。家属请求休息，停止治疗。1 个月后，抽动复发如前，再来求诊。按上法，上方化裁又治疗 3 个月，诸症逐渐平息，抽动渐止，回校复课。追访 2 年未发。

案三： 邱某，男，9 岁，学生。

初诊日期：2010 年 8 月 15 日。

主症：口、眼、鼻、肩抽动 5 年余。

病史：5 年前出现口、眼、鼻时有抽动，逐渐头、肩、双上肢也时有抖动，并常常口中发出秽语之声，于儿童医院就诊，诊为"抽动秽语综合征"。口服氟哌啶醇等效果不显，经人介绍来联合路门诊求治。来诊时症见：双目眨动、挤眉、耸鼻频繁、口角抽动，咽喉作声，时出秽语，双肩耸动，双手甩动，胆小易惊，纳食欠佳，夜寐惊叫，小便尚可，大便溏软。面色黄白，体长瘦弱，舌淡白，苔白腻，脉沉细。

诊断：抽动秽语综合征（瘛疭）。

证型：心胆气虚、惊风内动。

治法：镇惊息风、补益心胆。

方药：涤痰汤化裁。

半夏 7.5g，云茯苓 15g，甘草 5g，陈皮 10g，生晒参 5g，枳实 10g，远志 10g，天麻 10g，菊花 10g，胆南星 10g，葛根 10g，珍珠母 30g（先煎），桂枝 5g，石菖蒲 10g，琥珀 3g（冲服），炒麦芽 10g。日 1 剂，水煎，早晚分服。

针灸治疗每周 5 次，取穴：百会（鸡爪刺）、前顶、神庭、风池、太阳、迎香、攒竹、合谷、内关、足三里、肩井、肩髃、曲池。

2 个月后症状减轻，3 个月停针，后又有 3 次小反复，坚持上法上方针药并用，约 7 个月病情基本平复，期间时面部、时肩肢抽动略有转换，间断治疗 1 年余，终获治愈。追访 3 年无复发，能专心听讲，成绩优秀。

【按语】抽动秽语综合征是临床较常见的儿童神经精神障碍性疾病，以面部、四肢、躯干部肌肉不自主抽动，同时伴有爆发性喉音及猥秽语言为特征的综合征。此三案虽皆是抽动秽语综合征，皆以"抽动"为主症，但其病机却各有不同。案一患儿体质瘦弱，纳呆便溏，脾胃虚弱日久，土虚木贼，木旺化风，遂发抽动。脾气虚弱，健运失司，水湿凝聚，则为痰饮，痰饮随风上阻咽喉，咽喉不利则出现喉中异常发音。治以健脾扶正为主，佐以化痰息风。方选半夏白术天麻汤合香砂六君子汤化裁，健脾燥湿，镇惊息风。案二患儿自幼骄蛮任性，肝火随发，火炎日久则肝风内动，而见抽动易怒；复又喜食肥甘，积热生痰，痰火扰神，故见不自主秽语。方选龙胆泻肝汤化裁，清肝火，泄痰热，疏肝健脾，化痰息风。案三患儿性格内向，胆小易惊，心胆气虚，惊风内动。方用涤痰汤加减，镇惊息风，祛痰利胆，养心安神。其中琥珀冲服为张师经验用药，常用于心胆两虚所致的心悸、惊恐、不寐等症，多有效验，方知《名医别录》谓其"安五脏，定魂魄"所言不虚。张师认为以上三型涵盖了抽动秽语综合征大部分的患者，但无论何型都应注意健脾扶正，土强木固，则风自息。针灸取穴以百会、四神聪、风池、神庭、合谷安神定志，醒脑息风；面部抽动明显的用太阳、迎香、攒竹、四白、印堂；肩部抽动加肩井、肩髃、曲池；腹部抽动加中脘；脾虚血亏加足三里；肝旺痰盛加中脘、太冲；心胆气虚加内关、足三里。针灸对本病疗效确切，取效速捷，故本病治疗宜针药并施，标本兼治，以防复发。

三十五、顽固呃逆案

高某，男，35岁。

初诊日期：1986年5月20日。

主症：呃逆2年余。

病史：2年前不明原因突然打嗝不止，呃逆连连，其声响亮，起始未在意，自思为普通的膈肌痉挛，应不治自愈，未及时诊疗。但呃逆数十日不止，心生疑虑，遂求诊于当地医院，经治疗无效，又奔走于广州、上海、北京、天津等大城市，遍访中西医名家，尝尽中西医多法，应用偏方、秘方不计其数，疗效不理想，呃逆仍未能止。年长日久，病人呃逆连连，痛苦不堪，身体日见衰弱，情绪低落抑郁。后来经友人介绍来大连市中医医院求治。来诊时症见：呃逆连连，其声低弱，短而频，浅而快，心悸气短，神疲乏力，纳呆食少，夜寐欠佳，小便尚可，大便时溏。面色苍黄，形体瘦弱，精神不振，舌淡苔白，脉沉细无力。

诊断：呃逆。

证型：中气不足。

治法：补中益气。

方药：补中益气汤化裁。

黄芪30g，当归15g，炒白术15g，枳实15g，升麻5g，陈皮15g，生晒参10g，远志10g，柴胡5g，竹茹10g，甘草5g，生姜5g，大枣5g。5剂，日1剂，水煎，早晚分服。

服药3剂，呃逆已停，精神愉悦，5剂尽，痊愈，后身体复原。

【按语】呃逆，古称"哕"，又称"哕逆"，《黄帝内经》首先提出为中上二焦病，如《素问·宣明五气》说"胃为气逆、为哕……"，后世医家各有阐发，意见不一，直至《景岳全书》才有了全面明确的分析："哕者呃逆也，非颏逆也，颏逆者颏嗽之甚也，非呃逆也；干呕者无物之吐即呕也，非哕也；噫者饱食之息即嗳气也，非颏逆也。后人俱以此为鉴，则异说之疑可尽释矣。"该病病因主要与饮食不节、情志不和、正气亏虚有关，总由胃气上逆动膈而成，辨证上须分辨寒热、掌握虚实；治疗上实证以和胃降气止呃为主，虚证则应补中益气、生津养胃。西医认为，呃逆是一种临床症状，吸气时声门突然闭合产生一种呃声，系膈肌痉挛，属膈肌功能障碍性疾病，这种膈肌异常的收缩运动是由于迷走神经和膈神经受到刺激所引起。引起呃逆的原因很多，如进食过快、进刺激性食物和吸入冷空气等，轻者间断打嗝，并可于短时间内停止，重者可连续呃逆或呕逆，腹胀、腹痛，个别小便失禁等。严重的脑部疾病、尿毒症、胸腹疾病亦可引起呃逆，部分胸、腹腔手术后也可出现呃逆现象。对于继发于其他器质性疾病的呃逆，则应针对器质性疾病进行病因治疗。为患者四诊之后，余沉思良久，考虑其病已久，呃逆之声由高变低，频率由慢变快，分析其病由实转虚，《素问·宝命全形论篇》说："病深者，其声哕"，鉴于前期治疗之方大多已尽施，故考虑本患应非常规之方能成，今拟益气补中方法试投之。方中黄芪补中益气、升阳固表为君；生晒参、白术、甘草甘温益气，补益脾胃为臣；陈皮、枳实调理气机，当归补血和营为佐；升麻、柴胡协同生晒参、黄芪升举清阳为使。远志养心安神，竹茹降逆止呕，生姜、大枣为引温中益气和胃。综合全方，一则补气健脾，使后天生化有源，脾胃气虚诸证自可痊愈；二则升提中气，恢复中焦升降之功能。故3剂见效，5剂而愈。

呃逆一证，轻重差别明显，如偶然发作，大都轻浅，常可自行消失。若持续不断，则需根据寒热虚实辨证，及时给予药物治疗，始能渐平。临床上实证固然多见，但是虚证很容易被忽视，出现施治罔效的局面。后诊医家辨证时应借鉴前期治疗得失，调整治法和用药，勿犯虚虚实实之戒。本案即是精准把握病机变化，调整治疗方向，对证施药，迅速见效。

三十六、神经性呕吐三案

案一：刘某，女，43 岁。

初诊日期：2003 年 5 月 10 日。

主症：食后呕吐 2 月余。

病史：2 个月前无明显诱因出现进食后恶心、呕吐，呕吐物为进食的食物。上症多于情绪不畅或紧张时发作，初始未在意，未系统诊治，病情逐渐加重，甚或食入即吐，心生恐惧，遂求诊于中心医院，胃镜示"慢性浅表性胃炎"，余多项检查均未见异常，诊为"神经性呕吐"，予对症治疗，无明显疗效。由于食后呕吐，不欲饮食，导致体重下降，2 个月来消瘦 20 斤，为求中医治疗来我院。来诊时症见：食后呕吐，甚或食入即吐，嗳气吞酸，神疲乏力，心烦易怒，脘腹痞满，不欲饮食，夜寐欠佳，小便尚可，大便溏黏，排便不爽。面黄神萎，舌质暗红，苔薄黄腻，脉沉细滑。

诊断：神经性呕吐（呕吐）。

证型：脾虚胃弱，湿热内蕴。

治法：健脾和胃，清热燥湿。

方药：六君子汤合黄连温胆汤化裁。

党参 15g，炒白术 15g，茯苓 15g，陈皮 10g，姜半夏 15g，枳实 15g，黄连 10g，竹茹 15g，炙甘草 5g。7 剂，日 1 剂，水煎，早中晚饭前分服。

服药 3 剂，呕吐减少，药尽 7 剂，诸症皆愈。

案二：孙某，女，54 岁。

初诊日期：2007 年 3 月 11 日。

主症：不思饮食，食后呕吐 1 月余。

病史：1 个多月前无明显诱因出现不思饮食，食后呕吐，呕吐物为胃内容物，唯食花生不吐，每日以此果腹。曾于多家医院就诊，完善各种检查，均未见明显异常，诊为"神经性呕吐"，并予心理疏导、口服莫沙必利等胃肠动力药及健胃消食中成药、各种理疗均未见明显疗效。经亲友介绍来我处求治。来诊时症见：不思饮食，食后呕吐，仅可进食花生，倦怠乏力，身重欲卧，脘腹胀满，怕冷喜暖，多寐易睡，小便频数，大便溏薄，大便日 2～3 行。面黄神萎，舌淡胖，有齿痕，苔白腻，脉沉细。

诊断：神经性呕吐（呕吐）。

证型：脾胃阳虚，寒湿内蕴。

治法：健脾和胃，温阳化湿。

方药：六君子汤合理中丸化裁。

党参 15g，炒白术 15g，茯苓 15g，陈皮 10g，姜半夏 10g，干姜 5g，吴茱萸 3g，黄连 1g，藿香 10g，丁香 10g，焦三仙各 15g，炙甘草 10g。7 剂，日 1 剂，水煎，早、中、晚饭前分服。

药用 1 剂吐止，可入少量清淡饮食；3 剂知饥索食，食肉面未吐；7 剂药尽，饮食正常，二便调畅，诸症皆愈。

案三：姚某，女，32 岁。

初诊日期：2008 年 6 月 13 日。

主症：吞咽困难，食后呕吐 20 余日。

病史：20 余日前因饱餐之后与人争执，吵骂激烈，至情绪不畅，胸腹胀满，大便难下。3 日之后出现吞咽困难，食物进口不能下咽，滞留口中，勉强进食少量半流食，但食后 1～2 小时因呕复出，饮水稍好，然亦困难，进水稍多则吐。多方求治效果不显，经人介绍来我处求治。来诊时症见：吞咽困难，食后呕吐，饮水亦缓慢不畅，多饮亦吐，口干口苦，心烦易怒，焦虑不安，胸腹胀满，夜寐不安，小便短赤，大便干结。面黄形盛，舌尖红，苔薄黄，脉沉滑。

诊断：神经性呕吐（呕吐）。

证型：肝郁气滞，肝胃不和。

治法：疏肝和胃，理气降逆。

方药：小柴胡汤化裁。

柴胡 10g，黄芩 10g，姜半夏 10g，党参 10g，茯苓 10g，郁金 10g，竹茹 15g，玉竹 10g，合欢皮 10g，炒栀子 10g，淡豆豉 15g，炙甘草 10g。7 剂，日 1 剂，水煎，早、中、晚饭前分服。

针灸取穴：舌下金津玉液、廉泉、咽后壁穴、内关、合谷、中脘、足三里、丰隆、隐白、太冲。日1次，先针后药。

初服药时仍呕吐频频，服药2剂，剧烈呕吐1次，吐后知饥，进食少量米粥，未再呕吐。后病情逐日好转，7剂药尽，呕吐未再发作。后嘱服用逍遥丸巩固。

【按语】呕吐是临床常见症状，恶心为呕吐的前驱感觉，表现上腹不适感，伴有头晕、流涎、脉缓、血压降低等迷走神经兴奋症状。呕吐可以出现于多种疾病之中，如神经性呕吐、急性胃炎、心源性呕吐、胃黏膜脱垂症、幽门痉挛、幽门梗阻、贲门痉挛、十二指肠壅积症、肠梗阻、急性胰腺炎、急性胆囊炎、尿毒症、颅脑疾病等，治疗包括对症治疗和病因治疗。中医认为呕吐是由于胃失和降、气逆于上所引起的。任何病变，有损于胃，皆可发生呕吐。一般以有物有声谓之呕，有物无声谓之吐，无物无声谓之干呕，呕与吐多同时发生，很难截然分开，故并称为呕吐。《景岳全书·呕吐》说："或暴伤寒凉，或暴伤饮食，或因胃火上冲，或因肝气内逆，或以痰饮水气聚于胸中，或以表邪传里，聚于少阳阳明之间，皆有呕证，此皆呕之实邪也。所谓虚者，或其本无内伤，又无外感而常为呕吐者，此既无邪，必胃虚也。"总之，外感六淫、内伤七情、饮食不节等引起胃气上逆，皆可发生呕吐。张师将呕吐分为虚实两类进行治疗，实证治宜祛邪化浊、和胃降逆，虚证法当温中健胃或滋养胃阴。

案一患者食后呕吐，甚或食入即吐，几无停留，从此特征看，可以确定有胃热，加之病情较长，脾胃虚弱，故用六君子汤合黄连温胆汤化裁。人参甘温益气，健脾养胃，但因脾胃本虚，运化不及，生晒参大补元气，恐补而不化，反壅滞化热，故以党参代之以缓图。白术苦温，健脾燥湿，加强益气助运之力。茯苓甘淡，健脾渗湿，与白术相配，则健脾祛湿之功益著。炙甘草益气和中，调和诸药。四药配伍，共奏益气健脾之功。半夏辛温而燥，为化湿痰之要药，并善降逆以和胃止呕，《药性论》云其"消痰，下肺气，开胃健脾，止呕吐，去胸中痰满。"陈皮亦辛温苦燥之品，既可调理气机以除胸脘之痞，又能和胃止呕以降胃气之逆，还能燥湿化痰以消湿聚之痰，其行气之功亦有助于化痰，所谓"气顺则痰消"是也。二药合用，燥湿化痰、和胃降逆之功相得益彰，故相须以除痰阻之标。竹茹，取其甘而微寒，清热化痰、除烦止呕。半夏与竹茹相伍，一温一凉，化痰和胃、止呕除烦之功俱备。枳实辛苦微寒，降气导滞、消痰除痞。陈皮与枳实相合，亦为一温一凉，而增理气化痰之力。黄连苦寒，清热燥湿，且苦能降而辛能通，黄连之苦，合半夏、陈皮之辛，寓辛开苦降之意。

案二患者不思饮食，食后呕吐，脘腹胀满，大便溏薄，结合《伤寒论》273条言："太阴之为病，腹满而吐，食不下，自利益甚，时腹自痛"，可定位于太阴病。然太阴为脾，脾之运化功能的发挥，主要依赖于脾气的推动和脾阳的温煦作用。若脾气虚弱，脾阳虚衰，运化失司，或致消化吸收功能减弱，气血生化乏源，则纳少便溏，面色少华；土不生金，肺气失充，则少气懒言，语声低微。脾虚则致水液代谢失常，水湿停滞，凝滞不化，积聚成痰。正如张介宾所云："脾主湿，湿动则为痰"，痰为有形之邪，既易阻滞气机，又常随气机之升而上犯于胃，故见恶心呕吐、胸脘痞闷等胃气上逆、气机失畅之症。本案属脾胃阳虚，运化失司，寒湿内蕴，气机上逆。亦如《素问·至真要大论》言："太阴之复，湿变乃举，食不化，呕而密默，唾吐清液。"故用六君子汤合理中丸化裁，以健脾和胃、益气温阳化湿。理中丸以干姜为君，大辛大热，温中祛寒，扶阳抑阴，为振奋脾阳之要药。再助以吴茱萸、丁香等辛温之品，温胃散寒、降逆止呕；又反佐以黄连，防止体寒药热而格拒。藿香清芬微温，善理中州湿浊痰涎，为醒脾快胃、振动清阳妙品，且香能和合五脏，若脾胃不和，用之助胃而进饮食，有醒脾开胃之功。入焦三仙者，以其能健脾和胃、消食助运。

《素问·六元正纪大论》云："火郁之发，民病呕逆。"可谓一语道破案三患者呕吐之机。其发病之前与人争吵，而至肝失疏泄，郁而化火，肝胃不和，胃气上逆。然火郁发之，治宜宣散为主，清退为辅。上方柴胡苦平，入肝胆经，透解邪热、疏达经气；黄芩清泄邪热；法半夏和胃降逆；党参、茯苓、炙甘草扶助正气，抵御病邪。栀子苦寒，能清热泻火除烦；淡豆豉由黑豆制成，黑豆性平，作豉则温，既经蒸煮，故能升能散，此二药合用乃治火郁之要药。郁金辛香不烈，先升后降，具行气解郁、清心凉血之效；合欢皮味甘性平，入心、肝经，主安五脏、和心志，令人欢乐无忧，上二药合用，共起疏肝解郁之效。竹茹味甘微寒，归肺、胃经，用以清热化痰，除烦止呕。玉竹性凉，得金秋之性，入肺经，功能滋阴生津润燥，为补肺之妙品。此处用之除养阴生津之外，还有佐金平木之意。

鉴于患者不能吞咽，取先针后药之法，先针内关、合谷、中脘、足三里、丰隆、隐白、太冲、廉泉、舌下金津玉液，再针咽后壁穴，促使其呕呃吞咽动作出现，鼓励患者下咽，再予汤剂，针药并用，双管齐下，故可速效。

呕吐迁延日久，必将影响水谷精微的吸收，导致化源不足，加剧病情，必须及时治疗，促进患者康复。服药困难时应借助针灸之力，针药并举，顽疾可去。

三十七、植物神经功能紊乱案

姜某，女，50岁。

初诊日期：2015年4月6日。

主症：头痛、恶风3年余。

病史：3年前沐浴汗蒸，汗出较多，浴后湿发未干，匆忙外出，遇风吹头面，即感不适。次日出现头痛、头胀、头重如裹，冷风来袭则愈加严重，以帽护首方觉舒适。但渐至一年四季不能脱帽，即便夏季三伏，气温高达30余摄氏度，戴帽亦不觉热，稍有脱离头痛即发，自觉痛苦不已。多处求医，查头MRI、经颅多普勒、脑电图等均无异常，治疗亦难有成效，经人介绍来我处求治。来诊时症见：头痛恶风，戴帽可缓，神疲乏力，时有汗出，畏寒怕冷，纳食不香，夜寐欠安，小便短频，大便溏薄。面黄形盛，精神不振，舌淡白，舌体胖大有齿痕，苔白润，脉弦滑。

诊断：植物神经功能紊乱（头痛）。

证型：营卫不和，阳气亏虚。

方药：桂枝汤合玉屏风散化裁。

桂枝10g，白芍10g，黄芪30g，炒白术15g，防风10g，生晒参10g，当归15g，薏苡仁20g，陈皮10g，茯苓15g，制附子5g，五味子10g，炒麦芽15g，炙甘草10g，生姜10g，大枣5枚。7剂，日1剂，水煎，早晚分服。

二诊：服药1周后病人自觉头痛恶风等症较前略有好转，陈年顽疾，非一时可愈，所幸已初见成效，故嘱病人效不更方，可坚持服用。

继续服用上药1个月，诸症基本痊愈，摘帽已无明显不适，遂改为2日1剂，继续巩固治疗，又服药月余而停。直至今年12月随访，未再复发。

【按语】植物神经功能紊乱是因各种原因导致的大脑高级神经中枢和植物神经的功能失调，可导致不同的临床表现，如胸闷、憋气、心慌、濒死感等心脏神经症；胃痛、胃胀、呕吐、腹泻等胃肠神经症；其他如头痛头昏、头部有紧缩重压感、多汗、视力恶化、失眠、健忘、皮肤发麻、皮肤发痒、痛经等临床症状。根据其不同临床表现可归属于不同中医疾病。结合本案患者主症，可诊为中医之头痛病。《伤寒论》言："太阳病，头痛、发热、汗出、恶风，桂枝汤主之。"该患者除无明显发热，他症均见，故选桂枝汤为主方。桂枝辛温，配甘草，辛甘化阳而扶卫；白芍酸平，伍甘草，酸甘化阴而益营；生姜、大枣相合，升腾脾胃生发之气而调和营卫。然卫气者，所以温分肉而充皮肤，肥腠理而司开阖。该患时有汗出，畏寒怕冷，故知其卫阳亏虚。遂加附子以温肾阳，大壮卫气，因《灵枢·营卫生会》云："卫出于下焦。"张仲景亦用桂枝加附子汤治疗太阳中风病误用麻黄汤发汗而致的卫虚漏汗证。黄芪能补三焦而实卫，为玄府御风之关键，且无汗能发，有汗能止。再结合其恶风、纳呆、便溏，故选玉屏风散为辅方。因防风遍行周身，称治风之仙药，上清头面七窍，内除骨节疼痹、四肢挛急，为风药中之润剂。白术健脾胃，温分肉，培土即以宁风也。发病之初，湿发未干，风邪夹湿袭人，且苔白润，亦为有湿之象，故加薏苡仁、陈皮健脾除湿。其纳食不香，故加炒麦芽健脾消食。因患者久病正虚，又用辛温的桂枝、附子，恐使阳气耗散，故加五味子以敛气津，又加生晒参、当归益气养血以复元气。张师常以《伤寒论》29、30条为例提醒我们：凡久病体虚之人，若投桂姜附温阳，切记不可孟浪，以防辛燥耗散虚阳，必佐以酸敛收涩之药，或再加潜镇之品。这与火神派名医李可所创的破格救心汤中用大量山茱萸、龙骨、磁石之意相同。

三十八、抑郁症二案

案一：杨某，女，52 岁，教师。

初诊日期：2012 年 4 月 20 日。

主症：失眠 5 年，加重伴抑郁 1 年。

病史：患者司班主任之职，工作压力大，身心疲惫。于 5 年前开始经常失眠，近 1 年明显加重，夜寐 3～4 小时，入睡难，寐浅而多梦易醒，甚则彻夜不眠。服用佳静安定 1 片，后增加到 4 片，仍然夜寐不安，头昏脑涨，神疲乏力。继又现情绪低落、郁郁寡欢，时感胸闷心悸、心情烦躁、紧张忧虑，疑患重病，于市七院就诊，诊为"抑郁症"。予黛力新，每天口服 1 片，情绪一度好转，配合服用氯硝西泮 1/2 片，睡眠也见改善。前后用药 1 年余，屡试停药，均不成功，且氯硝西泮渐加用量，用至 1 片也难安睡。经友介绍，就诊于联合路门诊。来诊时症见：入睡困难，多梦易醒，醒难再寐，甚则彻夜不眠，日间头痛头晕，胸闷气短，时有心悸、情绪低落，抑郁不欢，神疲懒动，寡言少语，不欲饮食，二便尚可。面黄形瘦，精神萎顿，舌淡白，苔薄白，脉沉细。

诊断：抑郁症（郁病）。

证型：肝郁血虚。

治法：疏肝解郁，养血安神。

方药：逍遥散化裁。

柴胡 10g，当归 15g，白芍 15g，生地黄 20g，生晒参 10g，茯神 15g，合欢皮 15g，焦栀子 15g，莲子心 10g，炒酸枣仁 20g，首乌藤 30g，黄连 10g，肉桂 3g（后下），煅磁石 30g（先煎），甘草 5g。日 1 剂，水煎，早晚分服。

二诊：上剂连服 1 个月，症状稍有改善，氯硝西泮减至半片，夜内可眠 5～6 小时，情绪渐宁，饮食增加，体力精力有所恢复，仍有胸闷心烦。上方加法半夏 10g，陈皮 10g，枳壳 10g。

又药用 1 个月，氯硝西泮减至 1/3～1/4 片，心境、精力尚好，纳食佳，夜寐 6 小时许。稍事增减继续用药 3 个月后，氯硝西泮减为 1/6～1/7 片，黛力新隔日 1 片，诸症基本消退。按脉沉细，仍有体倦乏力，面黄体弱，故改投人参归脾汤化裁，药用如下：生晒参 10g，当归 15g，白芍 15g，龙眼肉 15g，酸枣仁 20g，五味子 10g，茯神 15g，炒白术 15g，莲子心 10g，黄芪 20g，麦冬 15g，合欢皮 15g，炒麦芽 15g，甘草 5g。煎服同前。药用 1 个月，病情痊愈。

案二：王某，男，52 岁，干部。

初诊日期：2015 年 9 月 20 日。

主症：抑郁焦虑 1 年余。

病史：患者供职国企，身居中层，压力巨大，常因上级不满、下级不忿，有气难发，有苦难言，日久不解，历有年余。渐现抑郁不快，焦虑不安，胸闷、心烦，失眠、多梦，不欲饮食，脘腹痞满，大便溏薄，难下而不净，自服佳静安定及安神补脑液等，效果不佳。曾于市七院就诊，诊为"焦虑抑郁症"，口服赛乐特及氯硝西泮等药，静脉滴注氯硝西泮。用药之时症状能有改善，情绪一度好转，停药之后迅速病回原状。遂坚持口服药物治疗半年余，仍不理想，夜寐需氯硝西泮用至1片，方可眠至4～5小时，然日间头晕脑涨，体倦身乏，情绪不稳，时郁时烦，遂于高尔基路门诊求治。来诊时症见：入睡困难，早醒难睡，头昏不清，心情低落，烦躁不安，胸闷气短，神疲乏力，脘腹痞满，胃纳不佳，小便短频，大便稀溏，排便不爽。面黄形瘦，精神萎靡，舌淡白，苔白稍厚腻，脉弦滑。

诊断：焦虑抑郁症（郁病）。

证型：肝郁脾虚。

治法：疏肝解郁，健脾安神。

方药：柴胡 10g，当归 15g，合欢皮 15g，焦栀子 15g，茯神 15g，远志 10g，酸枣仁 20g，首乌藤 30g，莲子心 10g，炒白术 15g，枳实 15g，炒麦芽 15g，生晒参 10g，乌药 15g，砂仁 10g(后下)，陈皮 10g，甘草 5g。7 剂，日 1 剂，水煎，早晚分服。

二诊：心烦减轻，夜寐改善，每夜可睡 5～6 小时，情绪低落，纳食不佳，胸闷气短，大便稍溏。舌淡白苔薄白腻，脉弦滑。前方去焦栀子，加法半夏 10g，香附 10g。

服药 2 周，诸症平稳，胸闷气短已缓，夜寐可达 6～7 小时，赛乐特每日 1 片，逐渐减氯硝西泮为每晚 1/2 片。用中药 3 周后氯硝西泮改为每晚 1/3～1/4 片。坚持服用中药 3 个月，夜寐佳，心境及精力亦好，饮食、大便正常，氯硝西泮逐渐减停，赛乐特减为隔日 1 片。后以逍遥丸调理善后，随访半年，安好如前。

【按语】抑郁症是常见的心理疾病，以心境低落为主要表现，很多患者早期表现为失眠、神经衰弱等，其发病与心理社会因素密切相关，中医属于"郁病"范畴。案一患者为教师，工作劳倦，耗伤心脾，心神失养，早期表现为失眠。脾虚日久，中焦气机失畅，土壅木郁，肝失条达与疏泄，则现情绪低落，郁郁寡欢等症，肝郁化火，则心烦紧张。其病位在心、肝、脾。以心脾两虚、肝气郁结为主，初诊时以肝郁为重，治宜疏肝解郁、养血安神。方以柴胡为君，疏肝解郁，条达肝气。当归、白芍、生地黄养血以助肝用，为臣药。生晒参补脾益气，生化营血，扶土抑木；茯神宁心安神；合欢皮解郁安神；焦栀子、莲子心清心除烦；炒酸枣仁、首乌藤养血安神；黄连、肉桂为交泰丸，使水火相济、心肾相交，以治心悸、心烦、不寐；磁石质重沉降，能镇惊安神，性寒清热，清心肝之火。以上诸药为佐。甘草补中调和诸药，为使。二诊症状改善，但气机郁滞之症明显，故加入法半夏、陈皮、枳壳调理气机，行气畅中。连续用药，病情好转，西药逐渐减量或停药。肝气郁结得除，心脾两虚仍存，故后期以人参归脾汤补益心脾。其心脾两虚亦是本次郁病之始因，心脾得补，疾病终愈。

案二之焦虑抑郁症是指伴有焦虑的抑郁发作，其比不伴焦虑的抑郁患者具有更严重的躯体症状，对治疗反应也差，为西医精神科的难治性疾病。本案患病由情志所伤，肝气郁结，失于疏泄，气机郁滞，升降失常，故见胸闷气短，脘腹痞满；木不疏土，脾失运化，受纳消磨水谷乏力，则胃纳不佳，大便难下；气血生化乏源，则面黄形瘦，精神萎靡，神疲乏力；心神失养则心情低落，夜寐不宁；肝郁化火则烦躁不安。病在肝脾，治以疏肝解郁，健脾安神。方中以柴胡为君药，性善条达肝气而疏肝解郁。合欢皮疏肝解郁，悦心安神；首乌藤、当归、酸枣仁补养阴血，养心安神；生晒参、炒白术补气健脾，以上共为臣药。茯神、远志宁心安神；焦栀子、莲子心清心泻火，除烦安神；炒麦芽健脾开胃，行气除胀，其升生之气又可疏肝；枳实、乌药、陈皮、砂仁行气而除胀满，共为佐药。甘草调和诸药为使。二诊郁火得解，气郁仍在，故去焦栀子加香附、法半夏行气解郁。后期则以逍遥丸疏肝解郁、养血健脾巩固疗效。

张师认为情志因素是郁病的主因，其发生多由肝失疏泄、脾失健运、心失所养所致，病变主要涉及肝、脾、心诸脏。治疗以理气解郁为先，正如《证治汇补·郁证》云："郁证虽多，皆因气不周流，法当顺气为先。"此两案，一由劳倦所伤，一由情志所伤，然发病之时，俱以肝郁为主，故均以疏肝解郁为主要治法。但临证之时又要注意，郁病之中常伴气郁化火、痰湿阻滞、瘀血停滞、阴血耗伤、心脾两虚等证，治宜兼顾。在治疗郁病时常可从以下的方药中借鉴应用，如柴胡舒肝丸、越鞠丸、逍遥丸、血府逐瘀丸、温胆汤、甘麦大枣汤、柴胡加龙骨牡蛎汤、归脾丸等。

三十九、恐惧症案

张某，女，47岁。

初诊日期：2001年6月12日。

主症：恐惧、失眠2年余。

病史：2年前因受惊吓之后出现恐惧、失眠，近年加重。失眠易惊伴心悸怔仲、胸闷气短、精神萎顿，不敢独自在家，不能独自出门，每天须由其夫陪同方可。经市多家医院检查，未见器质性病变，到七院接受心理医生检查，判定为"恐惧症"并"轻度焦虑、抑郁"，用心理疏导及阿米替林、舒乐安定等药物治疗，没有明显疗效，遂至大连市中医院门诊求治。来诊时症见：善惊失眠，多疑多虑，寡言懒动，恶闻声响，不能独处，亲人须臾不敢擅离，时有心烦，胸闷气短，纳呆食少，小便频数，大便溏薄。面黄神萎，形体瘦弱，舌淡红，苔白微腻，脉沉细无力。

诊断：恐惧症（惊悸）。

证型：心脾两虚，胆气虚怯。

治法：补益心脾，温胆安神。

方药：四君子汤合温胆汤化裁。

生晒参10g、炒白术15g、茯苓15g、半夏10g、陈皮15g、枳实15g、远志10g、胆南星15g、黄芪20g、当归15g、酸枣仁20g、石菖蒲10g、琥珀3g（冲服）、珍珠母30g（先煎）、炒麦芽15g、甘草5g。14剂，日1剂，水煎，早晚分服。

二诊：上方服用14剂睡眠大有改善，多疑多虑及恐惧明显好转，但仍不敢独自在家，不能独自出门，于上方加茯神15g，酸枣仁加至30g加强宁心安神之力，炒鸡内金10g健胃消食，继续服用。

三诊：自行连续服用上方3个月，现面色红润，体重增加，性格较前明显好转，可以独立在家也可独自出门，大便成形，偶有心悸，脉象沉细，舌淡红，苔薄白。改口服人参归脾丸加琥珀粉 3g 善后。

1 年后病人特来门诊致谢，已恢复如常。

【按语】恐惧症是一种以过分和不合理地惧怕外界客体或处境为主的神经症。临床分为社交恐惧症、场所恐惧症和特定恐惧症三种类型。多并有抑郁焦虑、睡眠障碍等，属于神经心理疾病范畴。中医将恐惧症归于"怔忡""惊悸""不寐"等范畴。本例起于惊吓，心藏神，惊则气乱扰动心神。清代罗国纲在《罗氏会约医镜》提到"惊悸者，肝胆怯也"，肝喜条达而恶抑郁，惊则气乱，使肝之调畅功能异常，胆气不足，故出现失眠善惊，多疑多虑，恶闻声响。肝脾不和，久之脾失运化，气血生化乏源，失于荣养，故面黄神萎，形体瘦弱，气弱懒言，纳呆便溏。其主要病机为心脾两虚，胆气虚怯。治宜补益心脾，温胆安神。方取四君子汤合温胆汤化裁。方中四君子汤补气益气，健脾扶正。温胆汤善治胆郁痰扰之胆怯易惊证，病人热不明显，故方中去竹茹，加石菖蒲、远志醒神开窍。胆南星镇惊定悸；琥珀镇惊安神；珍珠母安神定惊，以上三药为镇惊定悸之效药。另佐以黄芪、当归、炒麦芽益气养血健脾，甘草调和诸药。神经心理疾病治疗无论中西医，疗程均需半年甚至更长时间，需注意循证守方。本例病人辨证准确，服药后症状缓解较快，坚持善后丸药调理，故不足 1 年获愈。

四十、精神分裂症二案

案一：王某，男，38 岁。

初诊日期：2013 年 9 月 10 日。

主症：精神异常，时有狂躁 5 年。

病史：患者 5 年前因与领导起争执，被调离原岗，郁闷在心，愤愤不平，先期失眠，继则心烦易怒，甚至狂躁不安，常摔打物品，骂詈不休。后被家人捆绑，送到大连七院住院治疗，诊为"精神分裂症"。曾用电刺激、胰岛素等疗法，病情得以控制，出院后口服碳酸锂、奋乃静、冬眠灵等治疗，虽见好转，但不能如常，曾试停药，结果复发如前，遂又坚持服药，仍时有狂躁。经友人介绍，来中医院门诊求治。来诊时症见：易怒心烦，时有狂躁，甚则打人毁物，常自踱步，或低头不语，或骂詈不休，能食易饥，正常服药则可眠 10 个小时左右，小便黄赤，大便秘结。面赤形盛，舌红苔腻，脉弦滑数。

诊断：精神分裂症（狂证）。

证型：肝郁痰火，内扰心神。

治法：行气解郁，清热化痰。

方药：礞石滚痰丸化裁。

青礞石 30g（先煎），川大黄 15g（后下），柴胡 10g，香附 15g，郁金 15g，川芎 15g，紫苏子 15g，青皮 10g，陈皮 10g，桑白皮 15g，大腹皮 15g，远志 10g，赤芍 15g，莪术 20g，黄芩 15g，木香 10g，芒硝 15g（冲服），石菖蒲 30g，炒麦芽 15g。7 剂，日 1 剂，水煎，早晚分服。

二诊：服药 7 剂，情绪稍稳，仍时有躁狂，大便畅下，上方去芒硝继服。

三诊：服药 21 剂，精神渐安，没有打骂奔走情况，守方继服。

后续治疗半年余，上方稍事增减，症状大部分好转，无狂躁、打人、骂人等状，病情稳定后 8 个月先停冬眠灵，再停奋乃静，1 年后缓慢停碳酸锂，病情并无反复。

案二：翟某，女，20 岁，学生。

初诊日期：2003 年 3 月 5 日。

主症：精神异常 5 年。

病史：5 年前因与同学吵架，复遭老师多次批评，心中自感别扭委屈，又不能很好发泄，郁闷心中。后家长发现其精神反常，常喃喃自语，或独自痴笑，或怒目而视，或语无伦次，多疑猜忌，妄想离奇，幻听幻视，无法继续学业。于大连七院就诊，经查诊为"精神分裂症"，口服奥氮平、利培酮、奋乃静等药，虽然有效，然精神状态仍不达正常，故转投中医高尔基路门诊求治。来诊时症见：精神不振，表情淡默，时而嘟嘟囔囔，自言自语，语无伦次，不知所云，幻听幻视，胆小恐惧，偶有心烦兴奋、躁动不安，纳食欠佳，夜寐欠佳，小便尚可，大便溏黏。面黄肌瘦，舌淡红，苔白腻，脉沉细无力。

诊断：精神分裂症（癫证）。

证型：痰气郁结。

治法：理气解郁，化痰开窍。

方药：导痰汤化裁。

半夏10g，胆南星15g，枳实15g，橘红15g，合欢皮15g，天竺黄10g，石菖蒲30g，郁金10g，黄连10g，远志10g，茯苓15g，青礞石30g（先煎），黄芩10g，木香10g，甘草10g。7剂，日1剂，水煎，早晚分服。

二诊：服药7剂，仍时喃喃自语，语无伦次，幻听幻视，大便秘结，夜寐不宁。前方加川大黄10g，桃仁20g。每日1剂，水煎服。复加针灸治疗，每周5次，体针取穴：四神聪、神庭、风池（双）、内关、合谷、太阳、丰隆（双）、足三里、中脘。耳穴：心。

上方及针灸随症加减，调治半年，诸症基本痊愈，后鉴于其体质较弱，月经稀少，有心脾两虚之症，以人参归脾汤加琥珀3g（冲服），柏子仁15g，炒麦芽20g，甘草10g，调理善后。随访2年，病情未见复发。

【按语】精神分裂症是一组病因未明的重性精神障碍，具有认知、情感、思维、行为等多方面异常，多见于青壮年。本病属于中医"癫狂"的范畴。癫则默默少动，语无伦次，或哭或笑，或迁或呆。狂则躁狂不宁，妄行骂詈，打人毁物，动而多怒。二者在症状、病因、病机上不同，治法也有异。

本案一为狂证，病起于情志不遂，愤郁恼怒，肝气郁结，郁久化火，灼津生痰，痰火扰心，则精神失常。故治以行气解郁，清热化痰。方中以柴胡、香附疏肝解郁，条畅气机。青皮、陈皮、桑白皮、大腹皮、木香助柴胡、香附行气导滞，疏肝健脾。炒麦芽健脾开胃，又可疏肝。青礞石重坠，下气消痰，平肝镇惊。大黄、黄芩清热泻火，芒硝攻逐下行，以治痰热。此四味为礞石滚痰丸之意，以治痰火扰心。紫苏子降气消痰。远志、石菖蒲、郁金化痰开窍，清心解郁，宁心安神。川芎、赤芍、莪术行气活血通经。张师认为狂证之病多以实证为主，以郁、痰、火、瘀多见，应治在肝、脾、心诸脏，临证常以礞石滚痰丸为主，可以收到较好的效果。

本案二为癫证，也是病起于情志所伤，精神抑郁，肝郁乘脾，脾运不健，聚生痰湿，痰气郁结，蒙蔽心窍，发为精神失常。治以理气解郁，化痰开窍。以导痰汤化裁。半夏燥湿化痰，降逆除满，为君药。胆南星化痰清火；橘红燥湿化痰；茯苓健脾祛湿；木香行气健脾；枳实破气，气顺则痰消，共为臣药。痰气郁结，火热内生，以石菖蒲、郁金、天竺黄、黄连清心豁痰开窍；青礞石下气消痰，平肝镇惊，善消胶固之顽痰，配以黄芩可消痰降火；远志祛痰开窍，宁心安神；合欢皮疏肝解郁，悦心安神，共为佐药。二诊加入大黄、桃仁开结通滞，以开痰火下行之路。加用针灸，以开窍醒神、理气化痰之法取穴。取头部四神聪、神庭宁心安神，开窍醒脑。风池、太阳宣畅经气，清利脑窍。丰隆为胃经络穴，祛痰要穴；足三里为胃经"合穴"，"合治内府"；中脘为胃之"募穴"、腑之"会穴"，均主治脾胃之疾。三穴可健运脾胃，降逆化痰。内关为心包经之"络穴"，理气和胃，清心安神。合谷为大肠经"原穴"，条畅气机，使气行则痰消。耳穴心可清心安神，主治心神疾患。神志之疾缓解之后，究其本虚，以调养心脾为计，属固本清源，则病不复发。张师认为癫证属虚实夹杂之病，初起及病情进展期以邪实为主，痰、郁多见，后期以虚为主，治在心、脾。癫证多病久，顽痰难以速愈，故祛邪之法用之稍长，不可补益过早，以免邪气居留，变为呆疾。

此两案虽然西医诊断均为精神分裂症，然临床表现特点不同，治法也不同。中医治病是以辨证为基础，既有异病同治，又有同病异治，应"观其脉证，知犯何逆，随证治之。"

四十一、上呼吸道感染案

戴某，男，36 岁。

初诊日期：1993 年 9 月 15 日。

主症：发热身痛 7 天。

病史：7 天前外出不慎感寒，归家后自觉恶寒身痛，头疼咽痛，鼻塞流涕，自测体温 38.5℃。自服银翘解毒丸、速效感冒胶囊，治疗 2 日未见明显疗效。遂于社区医院就诊，查血常规示白细胞、中性粒细胞偏高，诊为"上呼吸道感染"，并予抗生素静脉滴注，又治疗 2 日仍未见效，体温波动于 38～38.5℃。转诊于我市某三甲医院，复查血常规示大致正常，又行其他多项检查亦无明显异常，续用抗生素静脉滴注及清热解毒颗粒剂口服，但发热依旧，身痛如前。经他人介绍来我院求诊。来诊时症见：身热体痛，稍有恶寒，头疼目胀，口苦咽干，咽痛喑哑，食少纳呆，心烦少寐，小便短黄，大便偏干。面赤体壮，舌红苔黄，脉弦滑数。

诊断：上呼吸道感染（感冒）。

证型：外感风寒，郁而化热。

治法：解肌清热。

方药：柴葛解肌汤化裁。

柴胡10g，葛根20g，白芷10g，生石膏30g，知母10g，赤芍10g，黄芩10g，桔梗10g，薏苡仁20g，金银花15g，甘草5g。3剂，日1剂，水煎，3次分服。

二诊：3剂药尽，热退身凉，诸症若失，仅略感体倦乏力，唇干思饮。予益胃汤加减如下：沙参3g，麦冬3g，生地黄3g，玉竹3g，党参6g，炒麦芽10g，淡竹叶2g。煎服同上，另嘱其清淡饮食，不宜饱餐，以防反复。

【按语】现行全国高等中医药院校规划教材《中医内科学》认为感冒是感受触冒风邪，邪犯卫表而导致的常见外感疾病，可以称之为"伤风"，并进一步提出感冒病名出自北宋《仁斋直指方·诸风》篇。但张师认为"感"是感受，"冒"是触冒，"感冒"就是感受触冒，就是外感，至于是感受触冒何种病邪，那可就不能单指风邪了。而《仁斋直指方·诸风》中"治感冒风邪，发热头痛，咳嗽声重，涕唾黏稠"之言，"感冒"亦仅仅为动词，联合其后"风邪"才能称之为病名。若由此认为感冒就是伤风，最早见于《仁斋直指方》，恐有所不妥。其实感冒病等同于广义伤寒。该患者发病因于感寒，中年男性，平素体壮，属阳热之人，易从火化，但由寒转热必经少阳，壮热不寒乃至阳明。结合该患具体情况可知其正处三阳同病之期，发热恶寒为太阳未罢，口苦咽干是少阳主症，身热面赤、溲黄便干已见阳明之象。张仲景治三阳同病喜用小柴胡汤，如《伤寒论》99条："伤寒四五日，身热恶风、颈项强、胁下满、手足温而渴者，小柴胡汤主之。"但若阳明热重，亦用白虎汤，如《伤寒论》219条："三阳合病，腹满身重，难以转侧，口不仁面垢，谵语遗尿。发汗则谵语；下之则额上生汗，手足逆冷。若自汗出者，白虎汤主之。"由此亦可看出三阳同病禁发汗，禁下，但可用小柴胡汤、白虎汤辨证施治。柴葛解肌汤是由明代伤寒大家陶节庵根据小柴胡汤及白虎汤加减而来。陶节庵既能阐发张仲景要旨，又不为伤寒六经所囿，于温热病诊治多有发明，为寒温汇通大家。方中葛根、白芷、石膏入阳明，葛根味辛性凉，辛能外透肌热，凉能内清郁热，配白芷、石膏，清透阳明之邪热；柴胡、黄芩归少阳，柴胡味辛性寒，既为"解肌要药"，且有疏畅气机之功，配黄芩，透解少阳之邪热。桔梗宣畅肺气，配合甘草以利咽止痛。知母苦寒质润，一助石膏清肺胃热，一滋阴润燥，防止辛燥苦寒之品伤阴。赤芍凉血兼以养血，又可清少阳郁热。金银花辛凉，具透邪清热之功。诸药相配，共成辛凉解肌，兼清里热之剂。3 服热退痛止，但壮火食气，热耗津液，二诊之时热病后其气虚津亏之象已现，故予沙参、玉竹养胃阴，麦冬益肺阴，生地黄滋肾阴；党参健脾益气，助水液输布，防止因渴而喜饮，气虚不布致水饮内停；炒麦芽健脾消食，防止热病预后食复；稍佐淡竹叶使余热从小便清利。大凡外感之病，皆可依六经辨证施治。太阳本寒标阳，可寒可热，寒者桂枝、麻黄用之可解；热者银翘、桑叶、菊花服之乃愈。其他五经亦大抵如此。

四十二、长期不明原因发热案

王某，女，40 岁，教师。

初诊日期：2011 年 9 月 12 日。

主症：低热 11 年。

病史：11 年前不明原因自感体倦肢困，神疲乏力。以为教学劳累所致，休息月余，但症状未缓且有加重。午后除体倦外，复感身热，测体温 37.5℃。先后去北京协和医院等就诊，经全面检查未见异常，诊断为"不明原因发热"。又多次转投中医治疗，前后历经 11 年，体温仍在 37～37.5℃之间，体倦乏力，肢体沉重如旧，身体日渐衰弱。经人介绍转诊我处，来诊时见：低热困倦，体温 37.2℃，午后高至 37.5℃，气短乏力，身重懒言，时有心悸，纳呆少食，夜寐欠佳，小便尚可，大便溏薄。面黄形瘦，舌质淡白，舌体胖大，舌苔白润，脉象虚软。

诊断：不明原因发热（内伤发热）。

证型：气虚发热。

治法：补中益气，甘温除热。

方药：补中益气汤化裁。

黄芪 30g，当归 15g，炒白术 15g，生晒参 10g，远志 10g，陈皮 15g，升麻 5g，柴胡 5g，生怀山药 20g，薏苡仁 20g，茯苓 15g，炙甘草 5g。7 剂，日 1 剂，水煎，早晚分服。

二诊：3 剂热退，7 剂症状痊愈，为巩固记，前方续服 7 剂，并配补中益气丸中午服用，人参归脾丸晚间服用。

用药 1 个月后，再无发热，体健神爽，沉年痼疾得以痊愈。

【按语】"不明原因发热"的病因复杂，虽经多种检查及长期观察，仍不能确诊，西医学无从入手治疗，其中医可归于"内伤发热"的范畴。本患为中学教师，长期操劳过度，劳则气耗，正如《脾胃论》所言："形体劳役则脾病，脾病则怠惰嗜卧，四肢不收……脾胃气虚，则下流于肾，阴火得以乘其土位……无阳以护其荣卫，则不任风寒，乃生寒热。"故劳倦所伤，初则困倦，久则神疲体倦，形体消瘦，甚则身热。治疗当以补中益气，甘温除热之法，方以补中益气汤化裁。重用黄芪为君，补中益气，升阳固表。生晒参、白术、怀山药、甘草补气健脾，共为臣药。茯苓、薏苡仁补脾渗湿；当归补养阴血；陈皮调理气机，使补而不滞；远志宁心安神，共为佐药。柴胡、升麻升阳，引黄芪、生晒参等甘温之气上升，《本草正义》曾言柴胡、升麻"振动清阳，提其下陷，以助脾土之转输，所以必与补脾之参、芪、术并用"，二药及炙甘草俱为使药。汤剂为主，后佐以丸药缓图，11 年顽疾在 1 个月即除，独显中医之功。

张师认为内伤发热病多缠绵，临床以虚证居多，亦有虚实夹杂之证。虚者有气虚、血虚、阴虚、阳虚之分，治疗有甘温除热、补血退热、滋阴清热、温阳消热之不同；夹实有气郁、痰郁、湿阻、食积、瘀血之别，兼以解郁、化痰、利湿、消积、祛瘀之法。认准病机，往往久稽之疾可以应手而瘥。

四十三、高血压案

林某，男，42 岁。

初诊日期：2015 年 9 月 11 日。

主症：头昏脑涨 2 个月。

病史：2 个月前赴西藏旅游回大连后，经常感觉头昏脑涨，脖子僵硬，时有头痛，服清脑片、天麻丸等，略有小效。近来情绪波动，心烦易怒，易激惹，时灼热汗出，倦怠乏力，肢体沉重，夜寐 4～5 小时。外院查血流变：胆固醇、甘油三酯增高，血黏度、红细胞聚集均超标，测血压 180/100mmHg，外院诊为"高血压病、高胆固醇血症、高甘油三酯血症"。因拒绝西药，故来联合路门诊求治。来诊时症见：头晕脑涨，项强板滞，心烦易怒，灼热有汗，神疲乏力，肢体沉重，纳食尚可，夜寐欠佳，小便短频，大便偏秘。面赤形盛，舌暗红，苔黄腻，脉沉弦有力。

既往嗜酒肥甘。

诊断：高血压（眩晕）。

证型：肝阳上亢，风火上扰。

治法：平肝阳、清肝火、养肝肾。

方药：天麻钩藤饮合丹栀逍遥散化裁。

天麻 15g，菊花 15g，生石决明 30g，柴胡 10g，生地黄 20g，黄芩 15g，白芍 15g，当归 15 g，焦栀子 15g，牡丹皮 15g，葛根 15g，决明子 15g，牛膝 15g。7 剂，日 1 剂，水煎，早晚分服，另嘱其限盐。

二诊：头昏脑涨明显减轻，项强板滞好转，情绪转佳，夜寐 6～7 小时，肢体沉重亦减，大便 1 天 1 行。面色如常，舌暗红，苔白，脉沉弦，血压 150/90mmHg。上方有效，继用 7 剂。

三诊：头昏脑涨消失，血压 140/90mmHg。效不更方，续用 2 周。

后随访 1 个月，血压均稳定在正常范围。

【按语】高血压是临床常见疾病，若血压长期控制不良，会引起心、脑、肾等靶器官损伤，一般来说均需终身服药。中医学中并无高血压病名，临床上多根据症状归为头痛、眩晕等范畴。中医理论多认为高血压的发生与风、火、痰、瘀、虚有关，与肝肾关系密切。张师对于部分高血压病人，尤其是早期高血压，应用中药治疗，临床观察疗效较好，可在很长的一段时间内控制病情。本例病人以头昏脑涨为主症，中医诊为眩晕。病人旅途劳倦复加情绪波动，气机失畅，肝失疏泄，郁而化火，火性上炎，上扰清窍，故见头昏脑涨，头痛，面赤。肝火扰心故见心烦易怒，易激惹。肝旺乘脾，则脾气虚弱，故见倦怠乏力，肢体沉重。舌暗红，苔黄腻，脉沉弦有力，为肝郁有热、风火扰动之表现。据《黄帝内经》"木郁达之"的原则，首先当顺其条达之性，开其郁遏之气，并宜配合清火降逆之品以达清肝降压之目的。方中以柴胡疏肝解郁，使肝气条达，以复肝用。《药品化义》曰："柴胡性轻清，主升散，味微苦，主疏肝。"当归归肝、心、脾经，具有补血、活血、止痛之功效。《景岳全书·本草正》谓："当归，其味甘而重，故专能补血；其气轻而辛，故又能行血，补中有动，行中有补，诚血中之气药，亦血中之圣药也。"白芍归肝、脾经，具平肝缓急养血之效。二药皆入肝经，均能补血，养血柔肝，合用相得益彰，既养肝体助肝用，以治血虚，又防柴胡劫肝阴。以牡丹皮、栀子清热凉血，其中栀子入营分，能引上焦心肺之热，屈曲下行，尚可泻火除烦；牡丹皮亦能入肝胆血分，清血中之浮火。黄芩清热泻火，生地黄清热凉血，二药配合牡丹皮、栀子共清肝经之火。天麻、石决明亦入肝经，有平肝潜阳之效。决明子润肠通便，降脂明目。菊花清肝明目，葛根舒筋解肌，牛膝补肝肾，引血下行。中医虽无"高血压"之诊断，但其针对症状，辨证论治，从根源治疗，祛除病因，改善体质，能收西药所不及之效，可很大程度地减少患者的服药量，甚至免除终身服药。

四十四、冠心病心绞痛案

张某，男，68岁。

初诊日期：2006年9月28日。

主症：阵发性胸闷痛、气短1月余。

病史：1月余前因"感冒"及劳累后，出现心前区阵发性憋闷、压榨性疼痛。反复发作，短则持续3～5分钟，长则10余分钟，疼痛向左肩或下颌放散，舌下含服硝酸甘油有效，伴胸闷气短，不能平卧，心悸乏力，活动后加重，并有头痛头胀，恶心项强之症。半个月前症状进一步加重，自行服药不缓解，去市某医院就诊，查血压180/110mmHg，心电图示"V1～V5 ST段明显压低，T波倒置"，以"高血压3级（很高危）、冠心病心绞痛、心衰Ⅱ度"诊断住院治疗，经治后病情稳定而出院。虽其主症缓，但仍有诸多不适，故来联合路门诊请余诊治。来诊时症见：胸闷气短，动则明显，心悸气短，不能平卧，心痛时发，头昏头胀，不欲饮食，夜寐不宁，二便尚调。面黄晦暗，形体羸弱，舌紫暗，苔薄白，脉沉细。查：血压 160/100mmHg，口唇紫绀，双下肢轻度水肿。

既往高血压病史 10 余年，血压控制不良。

诊断：冠心病心绞痛（胸痹）。

证型：气虚血瘀，心脉瘀阻。

治法：益气活血，温通心脉。

方药：黄芪 30g，生晒参 10g，丹参 15g，毛冬青 20g，川芎 10 g，赤芍 15g，降香 10g，枳实 15g，桂枝 7.5g，三七粉 3g（冲服），远志 10g，陈皮 15g，甘草 5g。4 剂，日 1 剂，水煎，早晚分服。

二诊：服上方 4 剂后，诸症皆有改善，胸闷气短有缓解，心痛大减，精神转佳，气力有增，舌边紫暗变淡，唯下肢水肿未见消退。上方有效，化裁治之，上方加益母草 20g，茯苓皮 15g，车前子 15g（包煎），再进 5 剂。

三诊：上方服 5 剂诸症基本得解，水肿已退，心悸乏力、胸闷气短、头晕头昏等症逐渐消退，心痛已解，舌暗之色变浅，脉沉细。方药调整如下：黄芪 30g，生地黄 20g，生晒参 10g，丹参 15g，毛冬青 20g，川芎 15g，赤芍 15g，降香 10g，枳实 15g，桂枝 7.5g，三七粉 3g（冲服），远志 10 克，陈皮 15g。7 剂，煎服同前。

服药后病情基本痊愈，1 年未见复发。

【按语】冠心病是临床老年人群中最常见的病种。其主要是由于冠状动脉粥样硬化导致其管腔出现痉挛或者狭窄，引起心肌缺血、缺氧而导致的各种临床症状。目前西医主要以药物、介入和外科手术搭桥等治疗。部分老年患者冠脉血管多支广泛性病变，其介入或搭桥效果不显著，为临床治疗难题。冠心病在中医学中属"胸痹心痛"范畴。中医认为胸痹心痛的主要病机是本虚标实、不通则痛，多为寒凝、气滞、血瘀、痰阻等导致心脉痹阻，发为胸痛，以标实为主，此时如处理得当，畅通其痹阻之心脉，则疼痛缓解。如若标实之邪久闭心脉，则可出现卒心痛而危及生命。本例患者年近古稀，加之劳累日久伤及正气，气为血之帅，气虚帅血无力，气机瘀滞，血行不畅，瘀阻心脉，发为胸痛。治宜益气活血，温通心脉。以黄芪、丹参相配，益气活血通脉，为君药。黄芪大补元气，使正气得复，气助血行；丹参活血祛瘀通脉，其现代药理研究，其具有明显扩张冠状动脉的作用，有效增加冠状动脉血流量，并激活纤溶，能有效改善侧支循环，促进毛细血管网开放，为治疗心绞痛要药。生晒参补气养心；毛冬青活血通络，共为臣药。川芎、赤芍、降香、枳实活血行气通痹；桂枝温通心阳；三七粉活血；远志宁心安神；陈皮理气健脾，共为佐药。甘草调药和中为使药。余常以上方加减，治疗冠心病获效。

四十五、重症肺炎、呼吸衰竭、肾衰案

安某，女，54岁。

初诊日期：2014年5月20日。

主症：发热、咳嗽、气短3月余。

病史：患者素来体弱，反复"感冒"咳嗽。3个月前复感风寒，咳嗽不已，伴发热、胸闷气短。在社区门诊静脉滴注阿奇霉素、头孢类抗生素等，3天无效，症反加重。发热38.5℃，咳嗽胸闷气短，时咳黄痰，呼吸困难，不能平卧，体力不支，心悸心慌，口唇紫绀，下肢浮肿。就诊于市某医院，查肺CT"左肺大叶性肺炎"，住院后经完善检查，诊为"重症肺炎、Ⅱ型呼吸衰竭、肾功能不全"。经治半个月后，体温渐降，病情基本稳定出院。但仍低热37.2～37.4℃，有咳嗽胸闷气短，每天需用呼吸机2次，每次5小时。经友人介绍来联合路门诊请余诊治。来诊时症见：低热37.2℃，咳嗽气短，咳少量黄白痰，胸闷、动则气喘，心悸心慌，神疲乏力，双下肢轻度浮肿，纳呆眠差，小便短频，大便秘结，数日一便。面黄肌瘦，口唇紫绀，舌红少津，苔薄白，脉沉细。

诊断：肺炎、呼衰、肾衰（咳喘）。

证型：气阴两虚，痰热郁肺。

治法：益气养阴，清热化痰，宣肺平喘。

方药：百合30g，金银花20g，黄芩15g，桑白皮15g，橘红15g，瓜蒌15g，生晒参10g，麦冬15g，五味子10g，麻黄10g，杏仁15g，远志10g，桔梗19g，

生甘草10g。7剂，日1剂，水煎，早晚分服。

二诊：服药3天后体温降至正常，5天后咳嗽减轻，咳少量白痰。虽有胸闷气短，动则气喘，但呼吸困难减轻。呼吸机使用频率降为每天1次，每次5小时。虚弱乏力之感较明显，下肢仍轻度肿胀，时有心悸，大便略干。调方如下：黄芪30g，生地黄20g，百合20g，生晒参15g，陈皮15g，丹参15g，远志10g，生怀山药20g，益母草20g，茯苓15g，猪苓15g，泽泻15g，麦冬15g，五味子10g，车前子15g（包煎），生甘草10g。日1剂水煎服。

上方化裁治疗1个月，诸症平稳，体力渐复，肿胀已消，检查肾功能恢复正常。为巩固计，上方去益母草、茯苓、猪苓、泽泻、车前子，加焦白术15g，服药半月，诸症痊愈。

【按语】重症肺炎常致多器官功能衰竭，属于临床危重症，治疗棘手，预后不佳。本患者平素体虚，卫外不固，易感外邪。从发病情况来看，当属感受风温之邪，正如《伤寒总病论》所言："病人素伤于风，因复伤于热，风热相搏，则发为风温。"从季节来看亦属风温，病发于2月末，初春阳气始升，厥阴行令，风夹温也，亦如《三时伏气外感篇》言"风温者，春月受风，其气已温""温邪上受，首先犯肺"，邪热壅肺，则痰热喘急。虽经救治，但余热未尽，痰热仍存，肺胃阴伤，阳气亦耗。故来诊时见低热，喘咳，咳黄白痰，胸闷，肢肿，便干等症。以益气养阴，清热化痰，宣肺平喘为则。方用生晒参，味甘性温，补脾益肺，益气生津。五味子、麦冬、百合，益气生津，养阴润肺，敛肺止咳。金银花清解透邪。黄芩、瓜蒌清化痰热。橘红、桔梗、杏仁、远志化痰止咳，宣降肺气。麻黄、桑白皮宣肺止咳，泻肺平喘，利水消肿。生甘草清解兼调和诸药。二诊热退，余热已清，喘咳仍在，以益气养阴、化痰利湿为则。黄芪、生晒参、山药补益脾肺，益气补虚。百合、生地黄、麦冬、五味子养阴生津。陈皮、远志化痰止咳。益母草、茯苓、猪苓、泽泻、车前子利水消肿。丹参活血通脉，另《滇南本草》记载其能"补心定志，安神宁心"，故用以兼治心悸。生甘草调和诸药。咳喘、水肿已消，则减渗利之品，以补气健脾调理善后。

本案从西医角度来看涉及多个脏器功能不全，但中医主治在脾肺，紧扣病机，随证遣方，使余邪得去，气阴得补，气机通条，痰化湿利，诸症得除，脏腑得复，显示了中医在复杂感染性疾病治疗中的重要作用。

四十六、胃柿石症案

张某，男，59 岁。

初诊日期：2016 年 12 月 5 日。

主症：胃脘疼痛 1 天。

病史：2 天前口服生山楂数枚，次日觉胃中不适，继则上腹部剧烈疼痛，并有恶心呕吐，不欲饮食，腹部胀满，按之疼痛加剧。因其既往有胃柿石症病史，自觉与上次病情相同，遂口服苏打类药物治疗，上症有所减轻，但未尽愈，遂于我院求诊。来诊时症见：胃脘疼痛，痞塞胀满，时觉呕恶，嗳气吞酸，不欲饮食，夜寐不安，小便尚可，大便酸腐。面黄形瘦，舌淡红，苔薄黄，脉沉细。查：腹部紧张，上腹部有压痛，并可触及硬结状物。

既往慢性胃病史。

诊断：胃柿石症（聚证）。

证型：食滞痰阻。

治法：消食导滞，健脾和胃。

方药：枳实消痞丸化裁。

木香 10g，砂仁 10g（后下），党参 15g，炒白术 15g，茯苓 15g，陈皮 10g，青皮 5g，姜半夏 15g，枳实 15g，厚朴 15g，鸡内金 15g，黄连 5g，炒麦芽 15g，神曲 15g，炙甘草 5g，炮姜 5g。7 剂，日 1 剂，水煎，早中晚饭前分服。

服药 3 剂，诸症大减，药尽病愈。

【按语】胃柿石症的发病分急性和慢性两种。急性型在大量吃柿子或山楂后半个小时就可出现症状，上腹部有沉坠感，胀满、恶心呕吐，呕吐物中有碎柿块，也可呕血；在柿石的刺激下，还可产生慢性胃炎、胃溃疡和胃功能紊乱。病程超过 6 个月的为慢性型，慢性型的症状与溃疡或慢性胃炎相似，如食欲不振、消化不良、上腹疼痛、反酸烧心等。柿石较大的病人，在上腹部可摸到肿块。中医中药治疗胃石是我国传统的内科治疗方法之一。中医认为胃石发病机制属于食积不化、蕴结于胃，故以消积化滞，软坚散结，和胃健脾，行气活血之法，常使用枳实消痞丸、香砂六君丸、散结排石汤等，并随证加减。例如，腹痛者加延胡索、白芍、甘草；呕吐者加半夏、竹茹；大便潜血者加白芨、炒大黄；体虚者加党参、太子参；便秘者加大黄或番泻叶等。本案以苦辛微寒之枳实，行气消痞为君；苦辛而温之厚朴，行气除满为臣。两者合用，以增行气消痞除满之效。黄连苦寒清热燥湿而除痞满，半夏散结降逆而和胃止呕，少佐炮姜辛温散寒，三味相伍，辛开苦降，平调寒热，共助枳、朴行气开痞除满之功。另配以青皮、陈皮，理气和胃、消食化积。青皮性较峻烈，行气力猛，苦泄下行，偏入肝胆，能疏肝破气，散结止痛，消积化滞；陈皮性温而不峻，行气力缓，偏入脾胃，长于燥湿化痰。二者并用，缓急兼顾。神曲、炒麦芽、鸡内金消食健脾。党参、白术、茯苓、炙甘草四君益气健脾，祛湿和中。砂仁为醒脾调胃要药，其化湿醒脾，行气温中之效均佳。木香行气止痛，健脾消食。诸药合用，共奏消食导滞，健脾和胃之功。值得注意的是，胃柿石症无论是西药或中药治疗，用药时间应在3餐之间或空腹服用，有利于药物与胃石充分作用，提高治疗效果。

四十七、慢性胆囊炎急性发作案

刘某，男，40岁。

初诊日期：2007年10月15日。

主症：右上腹疼痛反复发作4年余，复发加重5天。

病史：患者4年前因饮食不节、饮酒过量诱发右上腹部疼痛，伴恶心呕吐、寒战高热，于我市某西医院急诊就诊，诊为"急性胆囊炎"，予抗炎治疗，症状缓解。但此后饮食稍有不慎则出现右上腹部疼痛，伴有恶心欲呕、嗳气反酸、脘腹胀满，进食高脂或油腻食物后症状加重。因惧手术，故间断保守治疗，并通过饮食调护，戒烟忌酒，近年保持良好。5天前因家中变故，情绪不畅，出现上腹部胀满不适，未及时诊疗，进而出现右上腹疼痛拒按，恶心呕吐，遂于我市某西医院急诊就诊。急查血常规：白细胞$14.9×10^9$/L；腹部彩超：胆囊壁增厚毛糙，以"急性胆囊炎"诊断收入院，予解痉镇痛、抗炎、胃肠减压等治疗病情有所缓解，但仍时有右上腹疼痛、恶心欲呕、不欲饮食等症状。为求中医治疗，来我院门诊。来诊时症见：右上腹疼痛，按之则剧，恶心欲呕，脘腹胀满，不欲饮食，小便短黄，大便秘结。舌质暗红，苔黄厚腻，脉沉弦滑略数。胆囊区压痛明显。平素形体偏盛。

诊断：慢性胆囊炎急性发作（胁痛）。

证型：少阳郁热，阳明腑实。

治法：和解少阳，通泻阳明。

方药：大柴胡汤化裁。

柴胡 10g，黄芩 15g，枳实 15g，白芍 20g，金银花 20g，蒲公英 20g，姜半夏 10g，川大黄 10g(后下)，陈皮 15g，茵陈 15g，川厚朴 15g，芒硝 15g(冲服)，莱菔子 15g，甘草 5g。3 剂，日 1 剂，水煎，早晚分服，便通则停服芒硝。

二诊：服药次日便通，腹痛大减，腹胀已消，知饥欲食，3 天后诸症基本缓解出院。询其除纳食不佳，余无明显不适。舌质暗红，苔薄黄，脉象弦滑。再拟四逆散加减，调和肝脾以善后。

柴胡 10g，枳实 10g，白芍 10g，甘草 10g，黄芩 10g，鸡内金 15g，陈皮 6g，党参 10g，云茯苓 15g，炒麦芽 15g。7 剂，日 1 剂，水煎，早晚分服。另嘱清淡饮食。

【按语】胁痛是指以一侧或两侧胁肋部疼痛为主要表现的病症，是临床上比较多见的一种自觉症状。可见于西医多种疾病，如急慢性肝炎、胆囊炎、胆结石、胆道蛔虫症、肋间神经痛等。本案属慢性胆囊炎急性发作的胁痛。胁痛的病位在肝胆，涉及脾、胃、肾，其基本病机为肝络失和，病性有虚实之分，病理变化可归结为"不通则痛"与"不荣则痛"。因肝郁气滞、瘀血内停、湿热蕴结所导致的胁痛多属实证，为"不通则痛"；因阴血不足、肝络失养所导致的胁痛则为虚证，属"不荣则通"。本案起于情志不调，而至肝郁气滞，郁而化火，胆火犯胃，胃气上逆，为少阳、阳明合病。选方为《伤寒杂病论》中的大柴胡汤，张仲景言："太阳病，过经十余日，反二三下之。后四五日，柴胡证仍在者，先与小柴胡。呕不止，心下急，郁郁微烦者，为未解也，与大柴胡汤，下之则愈。"太阳病过经十余日，暗示病不在太阳，而入少阳或阳明，未经明辨，贸然用下，服药病不解，再审其病，见有少阳之症，故改用和解之法，病仍不解，且见呕吐、上腹拘急疼痛、心烦，考虑为少阳、阳明同病，故用大柴胡汤，和解少阳兼通泻阳明。上方用柴胡配黄芩和解清热，以除少阳之邪。用大黄配枳实以内泻阳明热结，行气消痞。白芍柔肝缓急止痛，与大黄相配可治腹中实痛，与枳实相伍可以理气和血，以除心下满痛。半夏和胃降逆，以治呕逆不止。方中又加芒硝、厚朴，和大黄、枳实又成大承气汤，增加通腑泄热之力，正合张仲景"阳明少阳合病……脉滑而数者，有宿食也，当下之，宜大承气汤"之训。患者脘腹胀满、不欲饮食，故加陈皮、莱菔子消食化痰。其舌暗红，有热毒之象，故加金银花、蒲公英清热解毒、消肿散结。而苔黄厚腻为湿热内蕴，病又在肝胆，故加茵陈清利肝胆湿热。药后病大减向愈，故于调和肝脾。四逆散中柴胡、枳实一升一降，调节气机；肝体阴而用阳，故以白芍养肝阴，复阳用；甘草补脾土。加黄芩配柴胡和解少阳。另遵仲景告诫："见肝之病，知肝传脾，当先实脾。"而实脾之法，一曰补脾，如党参、山药、莲子之类补脏；二曰运脾，如鸡内金、麦芽、神曲之属助消；三曰清脾，如陈皮、车前子、茯苓之品除湿。凡补脏腑之法皆可由此举一反三。

四十八、慢性胰腺炎急性发作案

牛某，女，48岁。

初诊日期：2007年9月30日。

主症：上腹部疼痛反复发作5年余，复发加重7天。

病史：患者5年前因饮食不节诱发上腹部疼痛，伴恶心呕吐，于我市某医院急诊就诊，以"急性胰腺炎"诊断住院治疗，经治好转。出院后时觉上腹部不适，恶心欲呕，不欲饮食，腹胀腹泻，于上述医院复诊，考虑"慢性胰腺炎"，虽经治疗病情依然时有发作，渐至身体消瘦、手足不温。7天前因饮食不当再次诱发上腹部疼痛，疼痛程度较前加重，遂就诊于我市另一家西医院。查腹部彩超提示"胰腺略肿大"；血清淀粉酶偏高；血常规大致正常。住院对症保守治疗1周，病情有所缓解，但仍时觉腹痛，呕恶厌食，经人介绍来我处求诊。来诊时症见：上腹隐痛，压之痛甚，恶心欲呕，脘腹胀满，畏寒怕冷，神疲乏力，语声低微，不欲饮食，小便略频，大便稀溏。面黄形瘦，舌质淡白，苔白略滑，脉沉而细。

诊断：慢性胰腺炎急性发作（腹痛）。

证型：脾胃虚寒，气滞湿蕴。

治法：温脾和胃，行气化湿。

方药：香砂六君子汤化裁。

生晒参 10g，炒白术 15g，云茯苓 15g，炙甘草 10g，陈皮 15g，姜半夏 10g，砂仁 10g（后下），木香 10g，炮姜 10g，鸡内金 15g，炒薏苡仁 20g，炒白芍 20g。7 剂，日 1 剂，水煎，早晚分服。

二诊：服药 3 日诸症减轻，服至 5 日腹痛已除，呕恶渐止，7 剂皆尽便溏向愈。但仍觉食少纳呆，食后腹胀，形寒肢冷，疲乏懒言，小便稍频，大便软烂。上方去炒白芍、姜半夏，另加神曲 10g，炙黄芪 20g，炮附子 10g，补骨脂 15g。7 剂，煎服同上。

未再复诊，后 1 年余，其亲朋就诊时告知该患自服二诊处方月余其病痊愈，停药后注意饮食，现时过年余未再复发。

【按语】胰腺炎是胰腺因胰蛋白酶的自身消化作用而引起的疾病，临床上常见腹痛、腹胀、恶心、呕吐、发热等症状。该病属于中医学脾胃病之腹痛。腹痛病因诸多，或外感风、寒、暑、湿，或内伤饮食以及气滞血瘀、虫积、积聚等均可致病。本案患者平素脾胃虚寒、湿邪内蕴，又因饮食不节、气滞不行，诱发腹痛，审因论治，故选香砂六君子汤加减治疗。方中生晒参甘温，健脾益气；白术苦温，健脾燥湿；茯苓甘淡，健脾渗湿；炙甘草甘温，益气和中。四君共奏益气健脾化湿之功，又加陈皮、半夏可见六君之形，以强化燥湿之力。复加行气止痛之砂仁、木香则为香砂六君子之方。伍入炮姜，又见理中之意，可温复脾阳。择理中者，源仲景于《伤寒论》中言："太阴之为病，腹满而吐，食不下，自利益甚，时腹自痛。"故其病属太阴，当用理中汤。重用白芍，合甘草又为芍药甘草汤，取其缓急止痛之理。用鸡内金以健脾消食，选炒薏苡仁以健脾止泻。二诊时已无腹痛、呕恶，故去白芍、半夏；其食少纳呆、食后腹胀，故加神曲以消食助运。另五脏之用皆赖五脏之体所化之气而得以维持，黄芪生用补肺气，炙用补脾气，故加炙黄芪益脾气助脾运。而形寒肢冷等症提示有少阴虚寒之意，况肾阳为一身阳气之源，温复肾阳可使脾阳化生有根，故加炮附子、补骨脂，且补骨脂可助其便坚。张师认为肾阳虚可至便秘，亦可使便溏，如主症是便秘，证型为肾阳虚，可用济川煎加减；若主诉为便溏，病机是肾阳虚，可选四神丸加减；肾阳虚便秘倘为兼症者，主方之中加一味肉苁蓉即可；兼症见肾阳虚便溏者，以补骨脂为佐助甚佳。

四十九、慢性肾盂肾炎急性发作案

孙某，女，36岁，教师。

初诊日期：1988年8月6日。

主症：尿频、尿急、尿痛伴发热3天。

病史：3天前诱因不明，突然出现尿频、尿急、尿痛、尿涩不尽，伴发热，体温38.6℃。于我内某医院就诊，查尿常规示"白细胞、红细胞、脓血球、细菌素均明显升高"，查血常规示"白细胞、中性粒细胞均升高"，诊为"急性尿路感染"，予口服抗生素治疗，罔效。次日病情加重伴寒战高热，体温39.7℃，不欲饮食，恶心欲呕，予左氧氟沙星注射液静脉滴注，效果不明显。经朋友介绍与我院门诊求治。来诊时症见：小便频数，点滴而下，尿色黄赤，溺痛灼热，痛引脐中，发热身痛，时有寒战，口干口苦，恶心欲呕，平素大便调。面赤形瘦，舌暗红，苔黄腻，脉沉细数。

既往：慢性尿路感染病史。

诊断：慢性肾盂肾炎（热淋）。

证型：膀胱湿热兼以津伤。

治法：清利湿热，佐以养阴。

方药：八正散化裁。

滑石20g，木通10g，萹蓄15g，瞿麦20g，车前子15g，焦栀子10g，生甘草10g，淡竹叶10g，金银花15g，生地黄30g，柴胡10g，黄芩15g。3剂，日1剂，水煎，早晚分服。

服药1剂后烧退，尿频好转，3剂药尽病愈。

【按语】热淋为中医学淋证之一，其包含西医之急慢性肾盂肾炎、膀胱炎、尿道炎、急慢性前列腺炎、前列腺增生肥大等疾患。中医学认为其病因多为恣食辛热、肥甘；或酗酒太过，酿成湿热；或下阴不洁，秽浊侵入；或外感风、热、暑、湿等邪气；或因情绪不节、相火妄动，导致湿热蕴结下焦，膀胱气化不利，发生热淋。《诸病源候论》谓："热淋者三焦有热，气搏于肾，流入于胞而成淋也，其状小便赤涩。"本案患者平素患慢性尿路感染，反复发作，久治不愈，为湿之伏邪，伺机而病。此次发病正处8月，恰为五运六气中四之气太阴湿土当令，外湿引动内湿，兼以暑热为害，湿热毒邪客于膀胱，气化失司，水道不利，故而发病。盖火性急迫，故溲频而急；湿热壅遏，气机失宣，则尿出难涩、灼热刺痛；湿热蕴蒸，故尿黄赤；上犯少阳，而寒热起伏，口干口苦，恶心欲呕。本案治之亦以八正散为基础方加减而成，因其平素大便调，故去大黄，无便溏故留栀子。方中主要由利尿通淋之药组成，如：滑石、木通、萹蓄、瞿麦、淡竹叶皆可使膀胱湿热从小便清利而出。佐以焦栀子清泄三焦，通利水道，以增强上药之清热利水通淋之功。因其热灼津伤、阴液不足，故加生地黄养阴生津，又可发挥"壮水之主，以制阳光"之效。加金银花取其清热解毒之能。因其"往来寒热、口干口苦，恶心欲呕"知病及少阳，故加柴胡、黄芩，取小柴胡汤之意，以和解少阳。正如《伤寒论》379条言"呕而发热者，小柴胡汤主之。"此案与前案皆用八正散治之，体现中医学异病同治的特点，但同中有异，用药侧重不同，该患者虽为中医之实证，但无有形之实邪，即西医所言病理产物，加之年轻易复，故偏于清泻，略于温补。

五十、肾病综合征案

张某，男，30 岁。

初诊日期：2012 年 10 月 27 日。

主诉：反复大量蛋白尿半年余。

病史：患者半年前体检查出尿蛋白（+++），遂于大连医科大学某附院进一步详查，行肾脏穿刺检查后确诊为"膜性肾病"。予激素治疗，无明显疗效，尿蛋白仍持续在（+++）至（++++）。为求中医治疗转来我处。来诊时症见：眼睑浮肿，晨起明显，身体消瘦，倦怠无力，气短声低，腰膝酸软，食少纳呆，寐浅多梦，小便频数，大便稀溏。面色㿠白，精神萎靡，舌淡胖，有齿痕，苔薄白，脉沉涩无力。2012年10月24日查尿常规：尿蛋白（++++）、尿潜血（++）、红细胞120个/HP；血常规、血脂大致正常。

诊断：肾病综合征（水肿）。

证型：脾肾两虚，瘀水互结。

治法：健脾益肾，利水化瘀。

方药：黄芪45g，炒白术20g，苍术15g，熟地黄20g，薏苡仁20g，生山药20g，防风15g，墨旱莲15g，云茯苓15g，牡丹皮15g，芡实15g，山茱萸15g，丹参15g，牛膝15g，大蓟15g，小蓟15g，蝉蜕10g。14剂，日1剂，水煎，早晚分服。

二诊：服药14剂，诸症改善，未按时复诊，自加服上方14剂后来诊。自觉精力充沛，睡眠安稳，偶有倦怠感。眼睑浮肿已去，小便正常，大便日1次略成型。舌淡胖，有齿痕，苔薄白，脉沉弱。2012年12月1日查尿常规：尿潜血（+-），尿蛋白（+），红细胞7～8个/HP。效不更方，续予上方14剂，煎服同前。

三诊：药后诸症已退，近日劳后低热，测体温37.6℃。查血常规：大致正常；尿常规：尿蛋白（++），尿潜血（++），白细胞0～2个/HP，红细胞15～20个/HP。症见：神疲乏力，口干微汗，夜寐不安，夜尿1次。舌红无苔，有齿痕，脉细弱。上方加减如下：黄芪40g，墨旱莲15g，生地黄20g，仙鹤草20g，薏苡仁20g，生山药20g，芦根20g，怀牛膝15g，芡实15g，山茱萸15g，牡丹皮15g，大、小蓟各15g。14剂，煎服同前。

四诊：发热已退，体温正常，仍觉咽干口渴，大便稀溏，日1次。舌淡红，有齿痕，苔薄，脉沉弱。查尿常规：尿蛋白（+）尿潜血（+-），白细胞0～1个/HP，红细胞6～7个/HP。上方去芦根加炒白术15g，苍术15g。取药30剂，煎服同前。

五诊：前几日因饮食不洁导致腹痛腹泻。现腹痛已除，身重乏力，畏寒肢冷，双足跟痛，大便稀溏，日3～4次。舌淡润，有齿痕，苔薄白，脉沉濡。查尿常规：尿蛋白（++），潜血（+），红细胞7～8个/HP，白细胞0～1个/HP。上方易生地黄为熟地黄，另加丹参15g，防风15g，三七粉3g（冲服）。取药30

剂，煎服同前。

六诊：患者自述身轻足温，寐安，大便稀溏日 1 次。舌淡红，有齿痕，苔薄，脉沉濡。查尿常规：尿蛋白（+-），潜血（+-）。上方加云茯苓 15g，取药 30 剂，煎服同前。

遵上法连用半年后患者诸症消失，尿常规检查正常，随访 3 年无复发。

【按语】膜性肾病是导致成人肾病综合征的一个常见病因，其特征性的病理学改变是肾小球毛细血管袢上皮侧可见大量免疫复合物沉积。临床表现为肾病综合征（大量蛋白尿、低蛋白血症、高度水肿、高脂血症），或无症状、非肾病范围的蛋白尿。其属于中医"水肿"的范畴，但又有自己的临床特点，故治疗中应注意宏观辨证与微观辨证相结合。蛋白质是人体所必需的营养物质，尿蛋白阳性实质是水谷精微物质的流失；尿潜血反复阳性应属血溢脉外，瘀积膀胱；胆固醇增高应是脂浊物的瘀积。本案患者见精神萎靡，面色㿠白，身体消瘦，大便稀溏等症状及舌淡胖有齿痕、脉沉无力，此皆为脾虚征象。脾的运化统摄功能失常即脾虚失制导致的精微物质的流失，血溢脉外，所以治疗当以健脾渗湿为主，配以益气活血，化瘀止血。本案患者脾虚症状显著，故用黄芪、炒白术、苍术、云茯苓、薏苡仁、生山药之属健脾渗湿益气，其中重用黄芪大补脾肺之气以增强脾的统摄制约功能，同时黄芪尚有增强免疫，利尿及激素样作用。选芡实脾肾同补为收涩强壮药的特性，与黄芪相合强化了脾的固摄作用，减少精微物质的流失。取蝉蜕、防风意在以风胜湿，宣水之上源。古人云"风以胜湿"，诚为至理。三七粉、丹参、大蓟、小蓟、牡丹皮、仙鹤草等活血药、止血药同用以止血化瘀，增加肾脏供血。全方标本兼治、涩利并举，使中州固、蛋白消、潜血去，而病自愈。

五十一、慢性肾脏病 5 期（尿毒症）案

邵某，男，56 岁。

初诊日期：2012 年 3 月 18 日。

主症：蛋白尿 10 余年，水肿 2 年，少尿、恶心呕吐半年。

病史：于 10 余年前在体检中发现蛋白尿、高血压，未予在意。2 年前经常

出现头痛、头晕，神疲乏力，身体沉重，面色晦暗，眼睑浮肿，遂去市某医院住院，经多项检查，确诊为"慢性肾小球肾炎"，虽经多家西医三甲医院诊疗，未见明显成效，并渐有加重。近半年来，尿蛋白持续在（++）～（++++）之间，颗粒管型、潜血均存在，尿比重低，肌酐、尿素氮飙升，分别达720μmol/L、60mmol/L，频繁出现恶心呕吐，少尿，体力不支。于某医院行规律血液透析治疗，3个月后诸症有缓解，尿素氮32mmol/L，肌酐450μmol/L，肌酐清除率21mL/min，但因经济问题终止治疗，症转加剧，转投联合路中医门诊求治。来诊时症见：头昏头晕，眼睑浮肿，口气秽浊，胸闷气短，四末不温，下肢肿胀瘙痒，肤色紫暗，恶心时吐，夜寐欠佳，少尿便秘。面色㿠白，形体瘦弱，精神萎顿，舌质淡，苔黄厚，脉沉细。查：血压170/95mmHg，肌酐710μmol/L，尿蛋白（+++），血红蛋白860g/L。

诊断：慢性肾脏病5期（关格）。

证型：脾虚失运，湿毒淤积。

治法：益气健脾，助阳化水，泻下逐瘀。

方药：黄芪40g，益母草30g，茯苓皮15g，炒白术20g，苍术20g，制附子7.5g，川大黄15g（后下），枳实15g，泽泻15g，丹参20g，生晒参10g，生山药20g，薏苡仁20g，姜皮5g，芡实20g，猪苓15g，陈皮15g，车前子15g，肉桂5g（后下）。14剂，日1剂，水煎，早晚分服。

另予灌肠方：蒲公英50g，牡蛎50g，制附子7.5g，川大黄15g。14剂，水煎，取汁300mL，每日保留灌肠1次。

二诊：连服上方2周，双下肢及眼睑浮肿消失，呕止，恶心缓解，饮食有增，尿量较前增多，大便2至3天一行，身体有轻松感，血压150/90mmHg，舌质淡，苔黄，脉沉细。上方去益母草、茯苓皮，加三七粉3g（冲服），再进2周。

三诊：先后服药已1个月，查尿蛋白（++），肌酐200μmol/L，尿素氮26mmol/L，其方有效，诸症均有减缓，故乘胜继服2周，灌肠方不变。

后中汤药前后略有加减，共服120余剂，肾功已复，诸症基本缓解。

【按语】尿毒症是慢性肾脏病的最严重阶段，以肾功能减退，代谢产物潴留，水、电解质、酸碱平衡失调，全身各系统受累为主要表现的临床综合征。其属于中医"关格"的范畴。本病阴阳错杂、虚实夹杂，临床治疗多难取效，西医谓之不可逆的病变。张师认为其病机为脾虚日久，气虚不化，而至湿毒内蕴。脾虚运化失司是本，湿浊内蕴成毒为标。脾不运化故见面萎体瘦，困顿乏力，纳呆便秘，水肿贫血，蛋白质等精微物质的流失。湿毒瘀阻中焦，脾胃升降失调，则见呕吐、二便不利，肌酐、尿素氮等代谢产物的潴留；湿毒上熏，故见口中秽臭，舌苔厚腻；湿浊上蒙轻窍症见头昏头晕精神萎靡；湿毒外溢皮肤则见皮肤晦暗瘙痒。本案湿毒瘀积日久化热故见黄腻苔；湿为阴邪损伤阳气，水湿久停故脉象沉细。看似舌脉相悖实乃病情错综复杂，非持一端可解。故方以黄芪补气行水，以增强气化作用；取白术、苍术、生晒参、芡实、陈皮、生山药健脾益气以固本；选茯苓皮、姜皮、泽泻、薏苡仁、猪苓、车前子以利水渗湿；用川大黄、枳实以通腑泻毒；以益母草、丹参活血利湿，以化湿瘀；制附子、肉桂温阳化气，以解湿毒。并用蒲公英、牡蛎、制附子、川大黄灌肠以降浊复阳。二诊时水湿渐退，故去益母草、茯苓皮，加三七粉以增强活血化湿瘀之功。全方攻补兼施，用活血泻下以降浊，温阳渗湿以利水，健脾益气以扶正，多法并用方起沉疴。

五十二、慢性非特异性结肠炎案

姜某，男，52 岁。

初诊日期：2010 年 3 月 8 日。

主症：腹痛、便溏 5 年余。

病史：该患因平素工作繁忙，饮食不节，饥饱无常，冷热不定，渐至饮食无味，喜食辛辣刺激食物，食后时有胃脘部疼痛。近 5 年出现腹痛、便溏，大便日行 3～4 次，且每日凌晨 3～4 点必腹痛如厕，泻后痛止方可再寐，晨起后仍需排便 2～3 次。曾多方求治，服用中西药无数，未见明显疗效，身体日渐消瘦，身高 175 厘米，体重仅 51 公斤。恐患肠道恶性疾病，遂于我市某西医医院行肠镜检查，结果提示"慢性非特异性结肠炎"。为求中医治疗，而来我处。来诊时症见：五更腹泻，先痛后泻，泻后痛止，晨起复泻，日三四行，脘腹隐痛，畏寒怕冷，食少纳呆，夜寐欠安，小便清频。面黄形瘦，舌淡苔白，脉沉细。

诊断：慢性非特异性结肠炎（泄泻）。

证型：脾肾阳虚。

治法：温肾暖脾，固肠止泻。

方药：四神丸化裁。

补骨脂20g，肉豆蔻20g，吴茱萸3g，五味子10g，白芍20g，炮姜10g，炙甘草10g，罂粟壳10g，诃子20g。7剂，日1剂，水煎，早晚分服。

二诊：服药7剂，腹痛改善，便次减少，日便2次，五更仍便，便前略感腹痛，便后痛止，便质溏软，晨起再排，未感腹痛。上方去罂粟壳、诃子、白芍，另伍入参苓白术散加减，药用如下：补骨脂20g，肉豆蔻20g，吴茱萸3g，五味子10g，炮干姜10g，炙甘草10g，生晒参10g，炒白术15g，白扁豆15g，炒薏苡仁20g，云茯苓15g，砂仁10g（后下），炒麦芽10g，山药10g。7剂，煎服同前。

三诊：药服过半，腹痛已除，7剂皆尽，日便1次，便质软烂，但仍纳食不多。舌质淡红，舌苔薄白，脉细不沉。另欲增肥，请予药助。上方去肉豆蔻、吴茱萸、五味子、炮干姜，加鸡内金10g，焦神曲10g，生姜10g，大枣10g。7剂，煎服同前。

药后未再复诊，半年后前来致谢，告知三诊方药服后，饮食渐增，起居如常，无明显不适。其亲属有知医者，嘱其按三诊处方取药5剂，研粉制丸，每次10g，每日3次口服，坚持6月余，现体重已至65千克。

【按语】慢性非特异性结肠炎是一种原因不明的慢性结肠炎，病变局限于黏膜及黏膜下层，早期呈水肿、充血，常有广泛小溃疡，继续发展则可融合成大溃疡，多累及直肠和乙状结肠，严重时可累及全结肠。本病特征是病程长，慢性反复发作，以腹痛、腹泻为主要特征。根据其主要临床表现可归属于中医之泄泻。患者发病前长期饮食不节，导致脾胃受损，未及时改善，病情迁延，渐至腹泻腹痛。患者症脉皆示脾肾阳虚，故以四神丸为基础方加减用药。方中补骨脂、肉豆蔻皆为辛苦性温之品，前者补命门之火以温养脾土，后者直温中焦并涩肠止泻。吴茱萸味辛性热，有助阳止泻、散寒止痛之功。五味子味酸性温，可固肾涩肠止泻。另加张仲景之芍药甘草汤，以酸甘生血，濡润筋肉，缓急止痛。加甘草干姜汤，以辛甘化阳，温复脾阳。方中罂粟壳味酸涩，性平和，能固肠道、涩滑脱，《本草纲目》称之为"涩肠止泻之圣药"，适用于久泻、久痢而无邪滞者，常配诃子以疗脾虚久泻不止。服药7剂，腹痛将愈，便次减少，故去罂粟壳、诃子收涩力强之品，另去白芍，恐其久用滑肠。脾阳渐复，尚需健脾益气，故合参苓白术散。生晒参、山药补中益气以健脾，属补脾之类；砂仁、麦芽消食助运以健脾，属运脾之品；白术、茯苓、炒薏仁、白扁豆利湿止泻以健脾，属清脾之属。补、运、清三管齐下为实脾之妙法。三诊之时患者除大便软烂之外无明显不适，并期望药助增肥，疾病的主要矛盾已由腹泻转为消瘦，故去肉豆蔻、吴茱萸、五味子、炮干姜，仅留补骨脂温阳实便。另加鸡内金、焦神曲以强化健脾消食助运之力。加生姜、大枣辛甘化阳，温脾力缓而久，防久用峻补温燥之品伤阴。

五十三、真性红细胞增多症案

徐某，男，55岁。

初诊日期：2005年10月11日。

主症：头痛、头昏3年余。

病史：近3年来经常感觉头痛、头昏，初始未予重视，自行服用脑清片、去痛片、天麻素片等药物，症可稍缓，但始终未愈，且愈来愈重，时间也愈见持久。伴有神疲乏力，倦怠体沉，易困健忘。曾在一次体检中发现血象异常，红细胞明显增高，白细胞也较高，遂进一步去市某医院诊查。血常规："红细胞6.6×10^{12}/L，血红蛋白20.7g/L，白细胞16.5×10^9/L，血小板490×10^9/L"，进一步骨穿显示"符合真性红细胞增多症骨髓象"；超声示："脾肿大"，确诊为"真性红细胞增多症"。用定期静脉放血，静脉滴注低分子右旋糖酐，口服马利兰片、阿司匹林等效果不显，经介绍转投中医，邀余诊治。来诊时症见：头痛、头昏，神疲乏力，倦怠体沉，口渴不欲饮，时感心烦，手足麻木，四末红暗，脘腹胀满，纳少恶心，夜寐不宁，小便短频，大便秘结。面色晦暗，口唇紫绀，舌质紫暗，舌下脉络青紫粗大，苔白腻，脉沉弦滑。

诊断：真性红细胞增多症（头痛）。

证型：肝郁血滞，脾虚湿盛。

治法：疏肝理气，活血化瘀，健脾化湿。

方药：血府逐瘀汤化裁。

柴胡 10g，生地黄 20g，当归 15g，赤芍 15g，三七粉 3g（冲服），地龙 15g，陈皮 15g，川芎 15g，茯苓 15g，薏苡仁 20g，丹参 10g，桃仁 15g，红花 15g，桑枝 15g，牛膝 15g。7 剂，日 1 剂，水煎，早晚分服。

二诊：服药 7 剂，头昏头痛稍缓，面唇紫暗，乏力体倦，肢体麻木，末端暗红，大便不干。上方加蜈蚣 2 条，乌梢蛇 15g，连翘 15g，忍冬藤 20g，牡丹皮 15g。10 剂口服。

后方药稍事增减，攻伐渐减，补益渐增，肝脾肾兼顾，治疗 1 年，诸症悉除，血常规各项检查正常，随诊 2 年未再发。60 岁退休后曾因胃病来诊两次，均未有血液疾病表现。

【按语】真性红细胞增多症是一种以红细胞异常增多为主的慢性骨髓增殖性疾病，病因不清，临床多表现为头晕、头痛，肢麻刺痛，皮肤红紫，血栓形成等症状。其中医归于"瘀血症"范畴，临床多采用活血化瘀的治法。张师认为活血化瘀属于治标之法，单独运用难以长期取效，当从病因着手，标本兼顾。本患年逾半百，仕途已降，情志不畅，肝气郁结，气滞血瘀，且肝病传脾，脾运失司，湿浊阻滞，更助瘀滞，发为本病。故以疏肝理气，活血化瘀，健脾化湿为治法。以血府逐瘀汤化裁，方中以柴胡疏肝解郁，陈皮理气健脾，肝脾同调。桃红四物汤活血化瘀，兼滋阴养血使祛瘀不伤正。牛膝活血通脉，下行利湿。三七、丹参化瘀止痛，攻中有补。地龙走窜，通行经络，活血止痛又可利湿。茯苓、薏苡仁补气健脾，利水渗湿。病属顽疾，草木之品稍嫌力弱，当以虫类药物搜逐血络，故二诊加蜈蚣，力猛性燥，走窜通达。如《医学衷中参西录》云："蜈蚣走窜之力最速，内而脏腑，外而经络，凡气血凝聚之处皆能开之。"乌梢蛇性亦走窜，通经络而祛风湿，病久邪深者宜之。本病病变主要在血分，日久则血瘀内结、热郁营血。故以连翘、忍冬藤清热解毒，疏通经络；牡丹皮入血分，清热凉血，活血散瘀。张师认为真性红细胞增多症多以血瘀、血热、气郁为主，脏腑责之于肝、脾、肾，治疗要灵活掌握祛邪与扶正的关系，早期以祛邪为主，中期扶正祛邪并用，晚期则以扶正为主，然瘀血常贯穿疾病始终，故各期均有活血化瘀之则。

五十四、干燥综合征案

孙某，女，52 岁。

主症：口眼干燥 5 年余。

病史：5 年前无明显诱因出现口舌干燥、眼干等症状，于我市某医院经查诊为"干燥综合征"。口服来氟米特片、强的松片治疗 5 年半，症状改善不明显，遂来中医院就诊。来诊时症见：口干舌燥，双目干涩，畏寒怕冷，神疲乏力，时有头晕，双手指关节肿胀疼痛，晨僵明显，活动半小时可缓解，肘膝关节时有疼痛，无肿胀，纳欠佳，大便干，夜寐 4～5 小时。患者面黄形瘦，舌质淡，苔白，脉沉细弦。查血常规：白细胞 1.8×10^9/L，类风湿因子阳性，免疫球蛋白 IgA 增高。

诊断：干燥综合征（燥症）。

证型：阳虚津亏，风湿夹瘀。

治法：温阳祛风化湿，活血化瘀通络。

方药：生黄芪 40g，当归 10g，赤芍 15g，鸡血藤 20g，生地黄 25g，生晒参 10g，沙参 15g，玉竹 20g，制附子 7.5g，细辛 5g，防风 15g，桂枝 10g，桑枝 15g，忍冬藤 20g，威灵仙 15g，乌梢蛇 15g，薏苡仁 20g。10 剂，日 1 剂水煎，早晚口服。

二诊：口眼干燥略有改善，仍乏力，头晕，畏寒怕冷，关节疼痛，纳食可，大便不干，每日 1 行，寐差。舌淡苔薄白，脉沉细。前方黄芪增至 50g，制附子增至 10g，加灵芝 15g。日 1 剂早晚分服。

后以上方为底，略事化裁，治疗半年余，停来氟米特片，复查血常规：白细胞 4.1×10^9/L，类风湿因子阳性，免疫球蛋白 IgA 恢复正常。体重稍有增加，饮食可，大便日 2 次，诸关节疼痛基本消失。

【按语】本案病情较为复杂，既有干燥症，也有类风湿关节炎。干燥综合征是外分泌腺体慢性炎症的免疫疾病，类风湿关节炎是滑膜组织炎症的自身免疫病，侵袭小关节为主，伴类风湿关节炎的干燥综合征多为继发。西医治疗以激素及免疫抑制剂为主，常伴有明显的药物副作用。中医治疗此类病，如能辨证准确，把握病机，合理选方用药，大多疗效较好。

关于燥证，《类证治裁》云："燥为阳明秋金之化，金燥则水源竭，而灌溉不周，兼以风生燥，火化燥……燥有外因，有内因。因于外者，天气肃而燥胜，或风热致伤气分，则津液不腾，宜甘润以滋肺胃，佐以气味辛通；因乎内者，精血夺而燥生，或服饵偏助阳火，则化源日涸，宜柔腻以养肾肝，尤资血肉填补。叶氏以上燥治气，下燥治血二语括之，最为简当。"

此病人来时，既有畏寒怕冷的阳虚证，也有面黄形瘦、口干舌燥、双目干涩的津液营血亏虚证，还有手指关节肿胀疼痛的寒湿痹证。若温阳化湿除痹，则易伤津液营血，若生津液养营血，则易致寒湿加重。思之再三，以当归、赤芍、生地黄、鸡血藤养营血扶正；以沙参、玉竹生津液；以黄芪、生晒参补气通卫。这样气血津液，面面俱到。再以制附子、细辛、防风温阳祛风，妙在辛温之品更可使津液营血周流四肢百骸、脏腑筋脉。桂枝、桑枝、忍冬藤、威灵仙、乌梢蛇、薏苡仁通络除湿，并促气血流通。诸药合用，兼顾卫气营血，气血周流，使筋膜得养，燥证得除，痹证得解。

五十五、痛风案

王某，男，56岁。

初诊日期：2015年9月29日。

主症：右足趾红肿疼痛5天。

病史：因近期忙于应酬，多食肥甘，饮酒过度，5天前突然出现右足趾及第一跖趾关节处红肿热痛，痛不可触，活动受限。急赴市某院查血尿酸640μmol/L，诊为"痛风"，并予口服秋水仙碱，上症有所控制，但出现恶心呕吐、腹泻等症，遂停药。经友人介绍来中医医院求治。来诊时症见：右足趾及第一跖趾关节处红肿疼痛，头痛头昏，心烦燥热，口渴不欲饮，身体沉重，乏力易汗，纳可寐浅，小便黄赤，大便干燥。面黄形盛，舌红苔黄腻，脉弦滑数。查：右足趾及第一跖趾关节红肿，局部压痛。血压：160/100mmHg，餐后 2 小时血糖：8.4mmol/L，总胆固醇：7.2mmol/L，甘油三酯：4.7mmol/L。

既往高血压、糖尿病病史。

诊断：痛风（痹症）。

证型：湿热内蕴，瘀阻络脉。

治法：清热祛湿，化瘀通络。

方药：三妙散化裁。

苍术 15g，黄柏 10g，牛膝 15g，忍冬藤 30g，连翘 15g，当归 15g，生地黄 20g，蒲公英 20g，赤芍 15g，金银花 15g，苦参 7.5g，茵陈 15g，土茯苓 20g，白花蛇舌草 20g。7 剂，日 1 剂，水煎，早晚分服。

针灸取穴：丰隆、太冲、公孙、太溪、委中，每周针刺 5 次。耳尖、隐白穴刺血，每周 3 次。

另嘱其低嘌呤食物，多饮水，忌酒。

二诊：足痛大减，红肿已退，可正常行走，但行走时略感疼痛。舌淡红，苔薄白，舌中心略黄，脉弦滑。此热势已衰，湿瘀渐化，继遵上法治疗 1 周。

前后治疗 2 周，足部已恢复正常，随诊 1 年无复发。

【按语】痛风是嘌呤代谢紊乱和（或）尿酸排泄障碍所致的一组异质性疾病，急性痛风性关节炎是最常见的首发症状。其属于中医热痹的范畴，具有关节疼痛、红肿等痹证的共同表现，但套治痹方药施治，却难以取效。痛风患者多嗜食肥甘，喜饮甜品，常伴血脂升高，故张师认为痛风的病机多属湿浊瘀阻。本案患者消渴多年，可知其本为阴虚内热，又嗜食肥甘，使湿瘀化热而发病。热为阳邪，扰动心神，则烦闷不安。湿性重浊黏滞与阳邪相和，交阻于经络关节，故局部红肿热痛。溲黄、便秘、头昏身沉，口渴不欲饮，脉弦滑数，舌红苔黄腻皆为一派湿热壅盛之象。痛风急性期治疗当以清热通络为主，清热以解火毒，通其不通以止痛。本方重用忍冬藤为君，清热通络；以金银花、蒲公英、白花蛇舌草、生地黄、连翘助其清热解毒之力；用苍术、黄柏、苦参、茵陈、土茯苓以解湿邪之困；佐当归、赤芍以活血化瘀通络，与生地黄相和以防利湿伤阴之弊；牛膝引药达所为使。针灸取穴同方药之旨，耳尖、隐白放血直折其热。刺委中以泄太阳之火，刺太冲以清肝热，丰隆是治痰湿之要穴，针公孙以健脾祛湿，针太溪乃是壮水制火之义。另取太冲、公孙正是在患部附近，使清热化湿更有针对性。针药相合，共解湿热瘀阻之苦。

五十六、颈部肿物二案

案一：于某，女，48 岁。

初诊日期：2015 年 7 月 14 日。

主症：左颈部蚕豆大小包块 3 个月。

病史：3 个多月前，左颈靠腮腺处发现有一包块，约 1.5cm×1.0cm 大小，按之痛，吞咽也有疼痛感。去市某医院检查，多项检查基本正常，要求穿刺，取患处组织作病理切片以确定其诊断，本人拒绝。鉴于其颈部两侧均有触及大小不等之淋巴结多个，故按淋巴结炎处置，用抗生素输液、口服等，无明显疗效，且左颈部肿块渐有增大，出院诊断"慢性淋巴结炎，不排除腮腺混合瘤"。后转投中医治疗。来诊时症见：左颈部肿块，推之不移，压之疼痛，咽干咽痛，四肢乏力，食欲不振，夜寐欠安，小便短赤，大便干结。面黄形瘦，舌红无苔，脉象细数。查：左颈部靠下颌角处有 1.5cm×1.2cm 左右之皮下包块，表面皮色发红，边界清楚，质硬，移动度差，有压痛。

诊断：瘰疬。

证型：火毒瘀结。

治法：滋阴清热，软坚散结。

方药：消瘰丸加减。

忍冬藤 30g，生地黄 20g，赤芍 15g，夏枯草 15g，大贝母 15g，连翘 15g，王不留行 15g，玄参 15g，生甘草 10g。日 1 剂，水煎，早晚分服。

以上方为主化裁，连续用近 3 个月，颈淋巴结包块消退痊愈，至今未发。

案二：杜某，男，28 岁。

初诊日期：2003 年 8 月 20 日。

主症：左颈部肿块逐渐增大 5 个月。

病史：5 个月前无明显诱因，于左颈部发现肿物，如核桃大小，无疼痛，质较硬，未求诊治。后觉肿物越长越大、越长越快，于是去市某大医院检查，查血常规、颈部CT都未发现特殊异常，行肿物穿刺、病理切片，结果提示"淋巴肉瘤"，因拒绝手术，亦不愿意接受放化疗，故转投中医，来高尔基路门诊请余治疗。来诊时症见：左颈部肿块，质硬无痛，固定不移，头晕乏力，胸闷肋胀，情绪不宁，纳少眠差，小便尚可，大便偏干。面色晦暗，形体瘦弱，舌淡暗，苔白，舌下脉络紫暗粗大，脉沉弦。查：左颈部外上方可见3cm×2cm大小之皮下肿块，皮色不变，肿物触之质地较硬，按之无疼痛，移动度差，两侧淋巴结可及。

诊断：非霍奇金淋巴瘤（恶核）。

证型：气滞血瘀，痰瘀蕴藉。

治法：活血化瘀，化痰散结。

方药：消瘰丸加减。

柴胡10g，夏枯草15g，忍冬藤20g，赤芍15g，莪术20g，连翘15g，大贝15g，王不留行15g，山慈菇10g，鸡内金15g，半枝莲20g，桃仁15g，红花15g，生甘草5g。7剂，日1剂，水煎，早晚分服。

另嘱用犀黄丸1丸，用清水软化，外敷贴在患处，外用伤湿止痛膏固定。

用药1周，明显缩小，2周基本消退，上方服用3周，神奇般痊愈。

【按语】不明肿块案西医虽未明确诊断，但根据其肿物发生的部位、大小、性质推断属中医"瘰疬"范畴。淋巴肉瘤又称恶性淋巴瘤，现在称之"非霍奇金淋巴瘤"，是起源于淋巴、造血系统的恶性肿瘤，好发于头颈部淋巴结，属于中医"恶核"的范畴。两案肿物都发于项部，质地皆硬，故都取软坚散结之法。案一肿物见红肿热痛，舌脉也皆为火盛之象，推断肿物应是火毒炽盛，炼液为痰，痰随火势上阻于项部而发。故方中以忍冬藤、王不留行为君，以清热解毒，通络散结。臣以夏枯草、大贝、连翘，既助君药清热解毒，又可化痰散结。佐以玄参、赤芍、生地黄，滋阴活血、凉血止痛。甘草清热解毒，调和诸药为使。方中忍冬藤为张师治疗"肿物"的常用药、经验药。其消肿散结通络之功，多次得到临床验证。案二西诊已知为恶性肿物，且症见面色晦暗，头晕乏力，食欲不振，胸闷肋胀，情绪不宁，脉象沉弦，舌下脉络紫暗粗大等肝气不舒，脾胃虚弱，气血郁滞之征，故分析此肿物源于气滞、瘀血、痰凝。病起情志内伤，肝气郁滞，气滞则血瘀；肝郁乘脾，脾虚则痰生，瘀血与痰凝，上逆于颈部而成。方以血中之气药莪术与性急善走之王不留行相合为君，行气活血、散结削坚。臣以夏枯草、山慈菇、大贝等，增强化痰散结之力；红花、桃仁、赤芍加大活血化瘀之效。佐以柴胡梳理肝气，引药达所。外合犀黄丸活血消肿，化痰散结。方药本应用穿山甲，但因患者家贫故用莪术代替。莪术苦辛温，气味浓郁似樟脑，既可破血行气，又可祛痰通经。本案肿物本为气分阻碍，又见痰瘀胶坚，故非寻常气药可宣通，药不胜病，反生胀痛。遂重用莪术，药专力宏，直捣鼓心，则药到病除。两案虽都见到虚证，但张师方中不填补药。先贤喻嘉倡导"先议病，后用药。"病机无差，只问病当攻不当攻，病人可攻不可攻。值此结节肿物之未老坚腐坏之期，若无信心，轻添补药，看似安全，实为养虎为患，我辈后学当细思之。

五十七、乳腺增生、甲状腺结节案

孙某，女，36 岁。

初诊日期：2013 年 5 月 28 日。

主症：经前乳房胀痛 5 年余。

病史：5 年前因情志不遂致月经常常滞后，并出现经前乳房胀痛。近年来愈见加重，每至月经前 10 余天，双乳即感发胀、疼痛，并且愈接近月经期则愈明显，伴胸闷、心烦易怒、焦虑等症。月经第 1 天小腹胀痛，甚则恶心头痛，经血难下，量少有块，曾多次去市妇产医院，查超声示："双乳腺增生伴结节""甲状腺结节"，口服乳癖消、益母膏、宁坤丹、疏肝解郁胶囊等其效不显，今经他人介绍来中医门诊求治。来诊时症见：经前双乳胀痛，甚则不敢触碰，月经滞后，小腹胀痛，有少量血块，心烦易怒，胸闷善太息，纳食尚可，夜寐欠安，小便通畅，大便偏干。面色黄白，舌淡苔白，脉沉弦。末次月经 5 月 10 日。

诊断：乳腺增生（乳癖）、甲状腺结节（瘿瘤）。

证型：肝郁气结，血脉不通。

治法：疏肝理气，活血散结。

方药：柴胡疏肝散化裁。

柴胡 10g，当归 15g，香附 15g，郁金 15g，大贝 15g，王不留行 15g，桃仁 15g，赤芍 15g，莪术 20g，川芎 15g，忍冬藤 20g，夏枯草 15g，橘叶 15g，炒麦芽 15g，合欢皮 15g，甘草 5g。日 1 剂，水煎，早晚分服。嘱保持情绪舒畅。

二诊：上方连服 2 周，双乳胀痛减轻，情绪稍有不宁，寐已安，纳谷、二便正常，舌淡白，脉象沉弦。月经将至，守原方加五灵脂 15g，生蒲黄 15g，延胡索 15g，小茴香 10g。

三诊：服药 7 剂，期间月经于 6 月 16 日至，无明显乳房胀痛，腹痛亦基本缓解，情绪稳定，月经尚未结束，休药 1 周再用原法原方至下次月经来潮停药，经期过后复诊。

四诊：药用 4 周，月经正常来潮，无明显不适。乳腺结节与甲状腺结节非短时可以尽消，此疾需用消法缓缓图之，用自拟散结消瘿汤：

夏枯草 20g，大贝母 15g，王不留行 15g，赤芍 15g，忍冬藤 20g，合欢皮 15g，连翘 15g，莪术 20g（亦可用穿山甲），山慈菇 10g，炒麦芽 15g，方药用 1 个月，煎服同前。

又治疗 2 个月，复查超声示：甲结、乳结消失，月经正常，诸症痊愈。

【按语】乳腺增生伴或不伴有结节是临床常见的乳房疾病，其发生多与"下丘脑 – 垂体 – 卵巢"轴内分泌失调有关，导致乳腺组织增生与复旧不全，乳腺导管上皮、腺上皮及间质纤维组织不同程度增生。其特点是单侧或双侧乳房疼痛及出现肿块，乳痛和肿块与月经周期及情志变化密切相关，本病相当于中医"乳癖"范畴。甲状腺结节也是临床常见病，大部分无明显临床症状，常在体检时发现，结节可较大，也可仅有颈部胀闷、咽部阻塞感等局部压迫症状，女性多见，大多数甲状腺结节是良性结节，本病属于中医"瘿瘤"范畴。余临床接诊此类患者较多，很多乳腺增生、结节与甲状腺结节并存，因其中医病机有相同之处，故可采用异病同治的原则，一并治之。多因患者情志内伤，或工作烦劳，饮食失节，肝气疏泄失司，郁而不化，气机失调，肝郁乘脾，脾气亏虚，运化失司，水湿积聚成痰，痰凝与气郁相互搏结；肝气不舒，郁久化热，热灼阴液，气滞血瘀留滞于颈前乳络，引发本病。临床症状明显时，先予柴胡疏肝散化裁，取"木郁达之"之意。方中以柴胡为君，功善疏肝解郁。川芎活血行气以止痛；香附、郁金理气疏肝，助柴胡疏解肝郁，并有行气活血止痛之效，是为臣药。当归、芍药、甘草养血柔肝，缓急止痛；大贝、王不留行、桃仁、莪术活血祛瘀，软坚散结；橘叶疏肝理气；炒麦芽健脾和胃；合欢皮解郁安神，乃为佐药。甘草调和诸药，而为使。待临床症状缓解后予自拟散结消瘿汤口服缓缓图之，常可显效。

五十八、肾结石案

姜某，男，48 岁，海员。

初诊日期：1986 年 8 月 10 日。

主症：腰腹疼痛伴尿频、尿急 5 天。

病史：5 天前诱因不明，突然腹部剧痛并向小腹及右侧股内放射，伴尿频、尿急，小便黄赤。急于某西医医院急诊就诊，查尿常规："红细胞满视野"，行腹部 X 光片检查发现"右侧肾盂多发结石"，经西医治疗腹痛稍缓解。后经朋友介绍来中医院门诊求治，来诊时症见：尿频、尿急，尿道涩痛，小便黄赤，腰腹拘急，痛引脐睾，神疲力乏，泛恶纳呆，平素便溏。面黄形瘦，舌淡暗，苔腻、黄白相间，脉沉弦。既往胃病史。

诊断：肾结石（石淋）。

证型：湿热内蕴兼脾肾两虚。

治法：清热利湿，佐以健脾益肾。

方药：八正散化裁。

滑石 20g，木通 10g，萹蓄 15g，瞿麦 15g，车前子 15g，淡竹叶 10g，生甘草 10g，金钱草 30g，石韦 15g，生地黄 30g，怀牛膝 15g，炮附子 3g，山药 10g。7 剂，日 1 剂，水煎，早晚分服。

服药 3 剂后小便连续排出 2 块结石，不适大减，再继续服药，连续 3 天均有结石排出，后复查腹部 X 光片未见结石。

【按语】石淋又称为"砂淋"，类似于西医的泌尿系结石，其病机多为湿热下注、化火灼阴、煎熬尿液，结为砂石。虽发病急促，但成病日长，乃久煎慢结而至。如《金匮翼·诸淋》："初则热淋、血淋，久则煎熬水液，稠浊如膏如沙如石也。"然久病多虚，石淋亦不例外，亦如《诸病源候论·石淋候》："肾虚为热所乘，热则成淋。"故治石淋者，当攻补兼施。上方以八正散为基础方加减而成，八正散原方以滑石、木通为君药。滑石善能滑利窍道，清热渗湿，利水通淋，《药品化义》谓之："体滑主利窍，味淡主渗热"；木通上清心火，下利湿热，使湿热之邪从小便而去。萹蓄、瞿麦、车前子为臣，三者均为清热利水通淋之常用品。生甘草调和诸药，兼能清热、缓急止痛，是为佐使之用。因其平素便溏，故去大黄、栀子。去大黄易懂，去栀子者，因医圣仲景于栀子豉汤中告诫"凡用栀子汤，病人旧微溏，不可与服之。"加金钱草、石韦皆因其具利尿排石之效，即所谓专病专药。加大量生地黄以滋肾水而消石，正如陈士铎在《石室秘录》中说"溺石者，总皆水郁而火煎之也，不治石而补肾水之不足，水足而火自消，火消而石自化。"加怀牛膝以补肾强腰、止痛利尿、活血排石。患者神疲力乏，为元阳虚损之象，故佐以少量附子，取其温肾益阳且走而不守之性，大大提高排石之力。国医大师朱良春曾在其《朱良春用药经验集·附子》提到"泌尿系结石方中稍佐附子 3～5 克，有增强排石之功"，可见朱老、张师所见相同。患者既往胃病史，存在土虚不能制水之象，故加山药健脾益肾，且补而不腻，大有培土制水不伤肾之意。此案能有速效，皆因补泻一体、清温一炉。凡内伤杂病以有形之邪为害者，治之皆当仿此，切不可偏执一隅，顾此失彼。

五十九、梗阻性黄疸案

于某，女，10 岁。

初诊日期：2003 年 5 月 23 日。

主症：身目黄染 1 周。

病史：1 周前不明原因出现全身黄染，腹胀痛，恶心呕吐，大便色淡。于大连医科大学第一附属医院住院治疗，经相关检查，诊为"梗阻性黄疸"。经保守治疗无效，请中医科会诊后予茵陈蒿汤加减口服，亦无显效，遂告知手术治疗。在术前禁食洗肠后，家属闻中医院可治，遂来院请余诊治。来诊时症见：身目黄染，其色鲜明，腹胀隐痛，时恶心呕吐，小便短赤，大便干结。舌绛红，苔黄腻，脉沉弦。

诊断：梗阻性黄疸（黄疸）。

证型：湿热内蕴。

治法：清热利湿退黄。

方药：茵陈蒿汤化裁。

茵陈 50g，茯苓 15g，焦栀子 10g，枳实 15g，半夏 5g，竹茹 10g，黄芩 10g，鸡内金 10g，厚朴 10g，莱菔子 10g，川大黄 10g（后下）。7 剂，日 1 剂，水煎，早晚分服。

家属要求大连医科大学第一附属医院暂停手术，1 周后若无效再行。结果服用本方第 3 天奇迹出现，大便开通，身黄消退变淡，5 天基本消尽，一周痊愈，诸症平顺，回家用香砂六君子汤善后。目前其女已婚生子，身体健康。

【按语】黄疸以身黄、目黄、小便黄为主症，其中目睛黄染为本病的主要特征。黄疸的病因有感受外邪，饮食不节，脾胃虚寒，内伤不足等，病机关键是湿邪为患，正如《金匮要略·黄疸病》所说："黄家所得，从湿得之。"临证以阴阳为纲，分为阳黄、阴黄。其中急黄为阳黄之重症，阳黄之人，阳盛热重，湿热蕴蒸，胆汁外溢肌肤而发黄。柯琴《伤寒来苏集·伤寒附翼》卷下："太阳、阳明俱有发黄症……然黄有不同，证在太阳之表，当汗而发之，用麻黄连翘赤小豆汤，为凉散法……在阳明之里，当泻之于内，故立本方，是逐秽法。"治疗大法为化湿邪、利小便，如《金匮要略·黄疸病》所说："诸病黄家，但利其小便。"至于急黄，又当以清热解毒、凉营开窍为法。热重于湿者，用茵陈蒿汤、栀子柏皮汤、大柴胡汤等化裁；湿重于热者，用茵陈五苓散等加减。西医认为，黄疸发生是由于胆红素代谢障碍而引起血清内胆红素浓度升高所致。临床上表现为巩膜、黏膜、皮肤及其他组织被染成黄色。因巩膜含有较多的弹性硬蛋白，与胆红素有较强的亲和力，故黄疸患者巩膜黄染常先于黏膜、皮肤而首先被察觉。引起黄疸的疾病甚多，多见于肝脏疾病、胆道疾病，其他如某些血液系统疾病、胰腺疾病、产科疾病、新生儿生理性黄疸、母乳哺养性婴儿黄疸及甲状腺功能低下所致的黄疸等；如在应用某些药物后发生的黄疸，则称之为药物性黄疸。治疗上主要是针对病因进行治疗。本案看前方虽用茵陈蒿汤（阳黄证），但原方君药茵陈用量一般用至 15g，案中以茵陈蒿汤加重茵陈剂量，重用茵陈 50 克，苦泄下降、清热利湿，为治疗黄疸要药，其用量宜重，前医茵陈用量 15 克，难以奏效，已是明证。臣以栀子清热降火，通利三焦，助茵陈引湿热从小便而去。佐以大黄泄热逐瘀，通利大便，导瘀热从大便而下，前后分消，黄疸自退。茯苓渗湿，竹茹、半夏降逆止呕，枳实、厚朴行气降逆，鸡内金、莱菔子消积健脾。

黄疸病应早发现、早治疗，只要方药对路，一般短期内即可见效。阳黄之热重于湿者易退，湿盛于热者应防其迁延转阴，缠绵难愈。黄疸消退后仍需注意善后调理，如疏肝健脾、调补气血等，本案用茵陈蒿汤加减治疗初见成效后，继以香砂六君子汤善后，远期效果较好。

六十、肩关节周围炎案

李某，女，52 岁。

初诊日期：2015 年 9 月 7 日。

主症：右肩疼痛 1 年余。

病史：一年前因汗出受风，右肩关节开始出现疼痛，并逐渐加剧，渐伴活动受限，上举困难，不能梳头，夜间加重，右肩稍有牵拉闪动则疼痛加剧，苦不堪言。曾用按摩、拔罐、封闭、针灸、理疗等法，皆无明显效果，经介绍来联合路中医门诊求治。来诊时症见：右肩疼痛，活动困难，遇寒痛重，逢热则舒，动作稍有不当则肩痛如割、当即汗出，纳食不香，夜寐不安，二便尚调。面黄形瘦，舌淡红，苔薄白，脉沉弦。肩顶端光亮皮薄，瘦削僵硬，局部有压痛、萎缩明显。患肩活动受限上举不足 30°，背伸、外展仅有 15°～ 20°，肩外展实验阳性。

诊断：肩关节周围炎（肩凝症）。

证型：气虚受风，寒凝经脉。

治法：补气养血，疏风散寒，通脉止痛。

方药：黄芪 30g，防风 15g，当归 15g，鸡血藤 15g，赤芍 15g，桑枝 15g，土鳖虫 15g，制附子 7.5g，桂枝 10g，羌活 15g，老鹳草 15g，片姜黄 15g，生甘草 5g。7 剂，日 1 剂，水煎，早晚分服。

针灸取穴（健侧）：肩臂穴（在足三里外一寸，下一寸），快提转出现明显针感，继续提转 1 分钟，同时请病人主动活动肩部，上举、外展、背伸 30 分钟。

患侧：肩髃、肩贞、肩髎、肩井、风池、肩外俞、臂臑、曲池、合谷。

隔日局部拔罐 1 次。

针 1 次即见效，痛减轻，活动范围扩大。1 周后，其痛大减，上举近 90°，背伸 30°。治疗近 10 周，肩部活动正常，无疼痛，病痊愈。

【按语】肩关节周围炎是肩周肌肉、肌腱、滑囊和关节囊等软组织的慢性炎症。因其好发于 50 岁左右，故又称"五十肩"。其病机为年过半百，肝肾渐弱，气血亏虚，筋脉失养，复又感受风寒或劳损外伤使筋脉闭塞，导致活动受限及疼痛。本案患者起于汗出受风，肩部疼痛，活动困难，遇寒痛重，逢热则舒，是寒邪致病的特点。故方药以黄芪、当归、鸡血藤、老鹳草益气养血，舒筋通络；防风、羌活、制附子祛风散寒；赤芍、土鳖虫活血定痛，破瘀疗伤；桂枝、桑枝、片姜黄通经脉，利关节；甘草调和诸药。针灸选取肩井、风池、肩外俞祛风散寒，开瘀通络；肩髃、肩贞、肩髎通利关节；臂臑、曲池、合谷活血止痛。针灸与中药配合，益气散寒，活血通经。肩关节周围炎是临床中常见病，对于像本案这样病程日久，粘连明显，治疗中多效果不显或疗程漫长。本案之所以疗效理想且可速效，其原因有二：一是运用了新穴肩臂穴，并配合了运动针疗法，使局部气血得以活运；二是方药中运用"通""散""破""利"多种方法，使风寒祛、瘀血化、粘连开、经脉通，则痛自除而动自如。

六十一、腰椎间盘突出症案

林某，女，53 岁。

初诊日期：2016 年 12 月 18 日。

主症：腰痛 7 天。

病史：7 天前因劳累受凉，出现腰部疼痛，活动受限，并逐渐加重。2 天后出现右下肢疼痛、麻木，用止痛药及按摩，症状加剧。去某市级医院行腰椎 CT 检查示："腰 4～腰 5、腰 5～骶 1 椎间盘突出，硬膜囊受压"，予对症治疗亦无显效。为求中医治疗来我处求诊。来诊时症见：腰痛如折，痛及右腿，屈伸俯仰不得，足背麻木疼痛，步履艰难，平素纳可眠安，二便尚调。舌暗红，舌薄白，脉沉弦。

诊断：腰椎间盘突出症（腰痛）。

证型：劳伤筋骨，瘀血阻络。

治法：强筋壮骨，活血化瘀。

方药：桃红四物汤化裁。

桃仁 15g，红花 15g，熟地黄 30g，当归 10g，赤芍 15g，川芎 15g，桑寄生 15g，丹参 15g，牛膝 15g，土鳖虫 15g，刘寄奴 15g，乳香 15g，没药 15g。7 剂，日 1 剂，水煎，早晚分服。

针灸治疗每日 1 次，取穴：肾俞、次髎、环跳、阳陵泉、丰隆、悬钟、昆仑。

针药并用治疗 1 周，腰痛缓解，活动尚如。嘱避免着凉及负重，腰围束固。

【按语】病人因劳累和受凉引起腰痛，病因一是寒凉，二是劳损。关于腰痛发病之因，正如《备急千金要方·腰痛第七》所载"凡腰痛有五：一曰少阴，少阴肾也。十月万物阳气皆衰，是以腰痛。二曰风痹，风寒着腰，是以腰痛。三曰肾虚，役用伤肾，是以腰痛。四曰暨腰，坠堕伤腰，是以腰痛。五曰取寒眠地，为地气所伤，是以腰痛。痛下止，引牵腰脊，皆痛。"此病人占其中病因四和五，既有外力因素导致局部筋伤血瘀，又兼寒凉外感入侵肌肤，寒凝血泣，经脉痹阻，发为疼痛。麻木亦是因寒和因劳导致气血运行不畅，不荣则麻木。治疗以活血化瘀，通络止痛，补肾强筋为原则。桃红四物汤为底，增乳香、没药、土鳖虫以活血化瘀，桑寄生、牛膝补肝肾，强筋骨。

取穴以肾俞穴补肾强筋壮骨，治疗腰府痛。次髎穴主治如《铜人腧穴针灸图经》所云："治疝气下坠，腰脊痛不得转摇，急引阴器，痛不可忍，腰以下至足不仁，背膝寒，小便赤淋，心下坚胀。"次髎穴属膀胱经，可以疏通膀胱经气。因胆主膜，亦主骨，胆经为少阳，通行人体阳气，故受寒及劳伤后，致使筋膜及关节寒痹不通，发为疼痛，所以取胆经环跳、阳陵泉、悬钟穴通阳祛寒调筋骨。昆仑为足太阳膀胱经之原穴，可通太阳之经筋气血。取络穴丰隆，调足阳明胃经气血，化湿通络止痛，以期解除足背麻木疼痛。诸穴合用，治在足三阳经，祛寒通络，强筋壮骨。

六十二、类风湿关节炎案

刁某，女，42 岁。

初诊日期：2014 年 11 月 3 日。

主症：双手指关节疼痛 5 年，加重 1 个月。

病史：病人 5 年前开始出现双手指关节反复发作性疼痛，伴关节僵硬变形，活动受限，遇冷诱发及加重，于我市某医院诊为"类风湿关节炎"，未规范治疗。近 1 个月疼痛加重，屈伸不得，随来我处求诊。来诊时症见：双手指关节疼痛，食指、中指呈梭形肿胀，晨僵明显，双腕关节屈伸不利，时感肩膝关节疼痛，畏寒肢冷，食少纳差，夜寐欠佳，大便溏日 2～3 次。面黄形瘦，呈贫血貌，舌质淡，苔薄白，脉沉细无力。

实验室检查显示血红蛋白 82g/L，红细胞 4.6×10^{12}/L，类风湿因子（＋），免疫球蛋白升高。

诊断：类风湿关节炎（顽痹）。

证型：寒湿阻络，气血亏虚。

治法：温阳化湿，补益气血。

方药：麻黄附子细辛汤化裁。

麻黄 10g，细辛 5g，制附子 7.5g，桂枝 10g，黄芪 30g，生晒参 10g，鸡血藤 15g，赤芍 15g，炒白术 15g，苍术 15g，薏苡仁 20g，忍冬藤 20g，桑枝 15g，松节 10g，露蜂房 10g，防风 15g，乌梢蛇 15g。7 剂，日 1 剂，水煎，早晚分服。药渣加水重煎后，泡手泡脚。

复诊症状略缓，以上方为主，略有加减，治疗半年余。诸关节疼痛基本消失，畏寒已去，指、腕、膝、肩关节活动基本正常，唯右中指仍有梭形改变，体重增加 3 斤，类风湿因子（+/-）。随访半年余，未见复发。

【按语】类风湿关节炎是以侵犯手足小关节为主的自身免疫性疾病，相当于中医之"痹症"，因其缠绵难愈，预后不佳，又有"顽痹"之称。《类证治裁》云："诸痹，风寒湿三气杂合，而犯其经络之阴也。风多则引注，寒多则掣痛，湿多则重著，良由营卫先虚，腠理不密，风寒湿乘虚内袭，正气为邪气所阻，不能宣行，因而留滞，气血凝涩，久而成痹。"风寒湿邪为患，走窜经络，留着关节肌肉，致痹阻不通。病人双手指关节胀痛，且有晨僵，腕关节屈伸不利，膝肩关节疼痛，畏寒肢冷，大便溏，舌淡苔白，脉沉细无力，是一派气虚、血虚、阳虚、风寒湿滞之象。故取专治少阴虚寒之麻黄附子细辛汤，发散风寒湿邪，振奋阳气。以人参、黄芪、鸡血藤、赤芍补气养血扶正。以白术、苍术、薏苡仁、忍冬藤化湿。桑枝、松节化湿邪通经络，防风、乌梢蛇祛风邪通经络。《神农本草经》载："露蜂房味苦平。主惊痫瘈疭，寒热邪气，癫疾，鬼精蛊毒，肠痔。"可解毒，除寒热邪气。中药药渣外用，同样可以散寒除湿通痹。全方温阳散寒祛风化湿，补气养血通经止痛，扶正祛邪，章法有度，则邪去、正复、肿消、痛止。

六十三、下肢血栓性静脉炎案

王某，男，86 岁。

初诊日期：2016 年 9 月 23 日。

主症：双下肢凹陷性肿胀 1 周。

病史：多年前曾出现双小腿局部红肿疼痛，可触及串珠样结节。经市某院诊断为"血栓性静脉炎"，经治疗后痛肿渐消，但仍留有串珠样结节。1 周前突发双小腿肿胀，行走困难，遂来诊。来诊时症见：臁胕肿胀，按之如泥，步履困难，行后加重，短气乏力，心慌胸闷，动则气喘，纳食尚可，夜寐欠安，小便频数，大便溏黏，排便不爽。面黄形盛，精神萎顿，舌紫暗，苔白腻，脉沉涩。查：双下肢中－重度水肿，皮肤粗糙，皮色暗红，青筋暴露，皮脊皮沟明显，局部有搔抓痕，足背紫暗。

既往 2 型糖尿病、冠心病、阵发性房颤病史。

诊断：下肢血栓性静脉炎（脉痹）。

证型：湿瘀阻脉。

治法：活血化瘀，利湿通脉。

方药：四妙散化裁。

苍术 15g，黄柏 10g，牛膝 15g，薏苡仁 20g，柴胡 10g，生地黄 20g，赤芍 15g，忍冬藤 20 克，当归 15g，丹参 15g，三七粉 3g(冲服)，生甘草 10g。14 剂，

日 1 剂，水煎，早晚分服。

二诊：用药 2 周后无明显变化，脉证同前，处方调整如下：

牛膝 15g，黄柏 10g，甘松 10g，苦参 5g，远志 10g，生地黄 20g，益母草 20g，云茯苓 15g，丹参 15 克，忍冬藤 20g，赤芍 15g，毛冬青 20g，车前子 15g（包煎），三七粉 3g（冲服），黄芪 40g，甘草 10g。7 剂，日 1 剂，水煎，早晚分服。

三诊：下肢肿胀渐消，心慌气短亦有好转，仍守前法益气活血，清热利湿通络，取药 14 剂。

四诊：双腿肿胀大部分消退，其色已淡。困顿之气已去，自感步履轻松，胸敞气顺，便黏亦解。舌暗，舌下青紫较之前已淡，苔白，腻苔已去，脉沉弦。仍遵上法。

治疗 2 个月病情基本痊愈。

【按语】血栓性静脉炎是指静脉血管腔内急性非化脓性炎症的同时伴有血栓形成，是一种常见的血管血栓性疾病，病变主要累及四肢浅静脉和深静脉。属于中医"脉痹"范畴。本病多由湿热外侵、痰浊瘀阻、外伤血脉等因素致气血运行不畅、瘀阻脉中而发病，故湿瘀阻脉是本病的关键病机。具体到本案，初以活血化瘀、利湿通络为治，但 2 周后仍无动静。转念细思患者年至耄耋，患冠心病多年，面部、舌脉皆有血瘀之象，平素又有心慌气短、动则气喘，平卧短气，心律不齐，此应是气虚日久，无力运血，瘀血痹阻心脉。水湿与瘀血又互结于下位，水性本趋下，其气既虚，必无力行水活血。故二诊果断换法，以益气活血、利湿通脉治之，果然应手。本方重用黄芪为君药，益气以增强推动力。臣以丹参、益母草、赤芍、毛冬青、三七粉配合君药通行心脏之气血，增强活血化瘀之力。甘松、云茯苓醒脾健脾增强运化淡渗之力；苦参、黄柏清热燥湿，且苦参、甘松亦有稳定心律之功效；生地黄、远志以养心血祛痰消肿；车前子利小便给湿邪出路；忍冬藤清热通脉，共为佐药。牛膝引药下行，甘草调和诸药共为之使。本案主治在心，因心主血脉，心气充沛、心血充盈是气血正常运行之保障，是血脉通畅的基础；心属火，温心益气则日照当空，阴霾自散，湿瘀得化，血脉以通。

六十四、雷诺病案

宋某，女，26 岁。

初诊日期：1998 年 11 月 5 日。

主症：双手苍白、冰冷、麻木 1 年余。

病史：1 年前冬季无明显诱因，出现双手阵发性苍白、冰冷，指端青紫，麻木，甚则疼痛，发作频繁，且病情不断加重。求诊于我市诸家医院神经科、血管科，均诊为"雷诺氏病"，并予交感神经阻滞剂、血管扩张药、丹参制剂等对症治疗，均无明显疗效。后经人介绍，来我院门诊求治。来诊时症见：四末清冷，双手苍白，指端青紫，麻木疼痛，畏寒怕冷，纳食欠佳，小便略频，大便时溏。面黄形瘦，舌质淡白，舌体胖大，两侧齿痕，舌苔白腻，脉象沉细。平素月经量少。

诊断：雷诺氏病（脉痹）。

证型：血虚寒凝，脉络瘀阻。

治法：温经散寒，养血通脉。

方药：当归四逆汤化裁。

当归 15g，桂枝 10g，赤芍 15g，细辛 5g，通草 10g，炙甘草 10g，生晒参 10g，制附子 10g，炮姜 10g，生山药 20g，罂粟壳 10g，鸡血藤 15g。7 剂，日 1 剂，水煎，早晚分服，药渣温敷手足。

针灸治疗每周 5 次，取穴：足三里、关元、合谷、八邪。针法：温针灸。

二诊：药后上症仍时有发作，但发作频率减低，症状明显减轻，已无痛感，处方调整如下：

当归 15g，桂枝 10g，赤芍 15g，细辛 5g，通草 10g，生晒参 10g，制附子 10g，鸡血藤 15g，炮姜 10g，生山药 20g，炙甘草 10g，红花 10g，熟地黄 20g，巴戟天 15g，炙黄芪 30g。7 剂，日 1 剂，水煎，早晚分服，药渣温敷手足。

针刺同前。

后未及时随诊，数月后陪同他人就诊，告知自服二诊处方 2 月余病已痊愈。

【按语】雷诺病是血管神经功能紊乱而引起的肢端小动脉痉挛性疾病，典型症状表现为遇寒冷或情绪激动时出现手指或足趾发凉、苍白、发紫然后变为潮红的一组综合征。其类似于中医学的"痹证""血痹""脉痹"。《素问·举痛论》："寒气入经而稽迟，泣而不行，客于脉外则血少，客于脉中则血不通"，为寒邪致病论。《素问·痹论》："夫痹之为病……在于脉则血凝而涩，"为血瘀致病论。《诸病源候论·虚劳四肢过冷候》："经脉所行，皆起于手足，虚劳则气血衰损，不得温其四肢，故四肢逆冷也。"为气血虚损致病论。张师认为本病其总的病因病机是寒邪凝滞，血虚血瘀，气血失调，阳不外达，筋脉失养；或由素体脾肾阳虚，外感阴寒之邪，寒凝血泣；或情志不畅，肝失疏泄，气滞血瘀。为本虚标实，在本为脾、肾阳虚，在标为气滞、血瘀、寒凝。其六经辨证中属于厥阴病，《伤寒论》351条："手足厥寒，脉细欲绝者，当归四逆汤主之。"患者平素面黄形瘦，提示脾胃虚弱，气血生化乏源，其月经量少，又示血虚。其病发于冬季，虽无明显诱因，但不免天寒受凉，寒凝血滞，瘀血内生，故其证属血虚寒凝、脉络瘀阻，故选当归四逆汤加减。原方实为桂枝汤之变方，取其调和营卫，以气血和，气载血行；当归甘温，养血和血；细辛温经散寒，助桂枝温通血脉；通草通经脉，以畅血行；以赤芍易白芍兼取活血之功；厥阴虚寒，太阴、少阴必虚寒，正所谓"三阳传变，三阴递进"，故以炮姜代生姜，强化温太阴之力，更加附子以温肾阳；方中加罂粟壳以通络止痛；加鸡血藤以养血活血通络，取其活血不伤正之性，以防活血峻剂耗气伤血；更加生晒参以大补元气。可见桂林古本《伤寒杂病论》将当归四逆汤改为当归四逆加人参附子汤亦不无道理。二诊气血渐复，阴寒消减，病情好转，可加强活血之力，故加红花以活血化瘀通络；加黄芪以益气达表至末，助阴阳交于手足；加熟地黄、巴戟天补肾精而化肾阳，使肾阳化生有源，防久用辛温性燥之姜附而至孤阳不生之局。虽其纳食不佳，舌苔白腻，但依然可重用熟地黄，反使纳食香、痰浊化，此并非张师标新立异，古有张景岳由水生万物、阳根于阴的原理，创用熟地黄、当归以补肾中精血，使精血得充而气化以振、水湿潜消，为后世留下金水六君煎等名方；今有裴沛然善重用熟地黄以消痞胀、止泄泻、化痰饮、增纳食。针灸取足三里，补中益气，健运脾胃；合谷益气补虚，行气散滞，二穴均在阳明多气多血之经，可鼓舞气血。关元温补脾肾，通经行血；八邪驱散寒邪，疏通气血。温针灸法可以强化温通经络，散寒止痛，行气祛瘀之功。

六十五、过敏性鼻炎二案

案一：王某，男，13 岁，学生。

初诊日期：2001 年 5 月 23 日。

主症：喷嚏、鼻塞、流涕反复发作 2 年余。

病史：自小体质较弱，经常感冒、发烧、咳嗽。近 2 年来参加足球训练班，体质有所增强，感冒发烧减少，但每天清晨起床，稍有冷意则喷嚏不已，清涕如流，鼻塞声重。去市某院检查，查过敏源为冷空气和尘螨，诊为"过敏性鼻炎"。经抗过敏、调免疫等治疗，初起有效，后疗效越来越差。经人介绍转投中医，请余诊治。来诊时症见：鼻塞声重，遇冷鼻痒易嚏，清涕不止，易汗畏风，纳可眠安，二便通调。面黄形弱，舌淡，苔薄白，脉沉细。

诊断：过敏性鼻炎（鼻鼽）。

证型：肺气虚弱。

治法：温肺通窍，益气固表。

针灸取穴：上星、印堂、迎香、四白透迎香、合谷，隔日针 1 次，每次 1 小时；迎香、四白、足三里，隔日灸 1 次，每次 15 分钟；大椎，每天拔罐 1 次，每次 10 分钟。

嘱：①颈背部保暖；②室内外温差尽量保持一致，温差有变化时要提前做好过渡准备；③每天清晨服姜汁水热饮 1 杯。

1 个月后已痊愈，初秋再按上法治疗 1 个月。随诊 1 年未再复发。

案二：魏某，男，36 岁。

初诊日期：2014 年 4 月 14 日。

主症：喷嚏、流涕、鼻塞反复发作 7 年。

病史：患过敏性鼻炎 7 年多，每逢季节变更，尤其夏秋之交、冬春之季，稍有不慎则易发生。或起床被窝与室温之差，或室内外温度之差，或背部稍感寒凉，或屋内稍热进屋必喷嚏连连，清涕不止，鼻塞声重有如伤风。近年清晨常有黄痰咳出，之后常有黄涕跟随。偶有前额头痛，乏力易汗。去市某院耳鼻喉科查："鼻黏膜色灰白，鼻甲肿大"，诊为"过敏性鼻炎"，用鼻通及扑尔敏等抗敏药治疗不能久效，故寻求中医治疗。来诊时症见：鼻痒常有，喷嚏频频，清涕不止，鼻塞声重，时有咳痰，或黄或白，时有前额头痛，气短懒言，易汗乏力，平素畏寒，清晨尤显，纳眠正常，小便通畅，大便时溏。形体肥胖，舌淡苔白，脉沉弦滑。

诊断：过敏性鼻炎（鼻鼽）。

证型：风寒伏肺，肺脾气虚。

治法：宣肺散寒，培土生金。

方药：玉屏风散合荆防败毒散化裁。

生黄芪 30g，荆芥 15g，炒白术 15g，川芎 15g，防风 15g，生晒参 10g，桂枝 7.5g，麻黄 10g，白芷 15g，苏叶 15g，陈皮 15g，生姜 5g，忍冬藤 20g，甘草 5g。日 1 剂，水煎，早中晚分服。

针灸取穴：上星、印堂、四白透迎香、迎香、足三里、合谷，隔日针 1 次，每次 1 小时；灸迎香、四白、足三里，隔日 1 次，每次 15 分钟；大椎拔罐，日 1 次，每次 10～15 分钟。

二诊：针药并用 3 周，喷嚏偶发，流涕已止、鼻塞亦通。此是风寒已散，鼻窍渐通。中药停用，针罐继续 1 周，嘱其入秋时节再按上法治疗 1 个月。

如法治疗，入秋未发，随访 1 年余未犯，彻底治愈。

【按语】过敏性鼻炎即变应性鼻炎，是机体接触变应原后主要由 IgE 介导的鼻黏膜非感染性炎性疾病，相当于中医的"鼻鼽"。本病多由脾肺气虚，卫表不固，风寒异气侵袭，阳气无从泄越，故喷而上出为嚏；脾失运化，肺不通调，水饮停肺，遂致肺窍流涕。故取穴多选督脉上星、印堂、大椎补气散寒，通宣鼻窍；迎香、四白为局部取穴加灸以祛寒通窍；合谷为阳明经之原穴，功能宣肺发汗，开关通窍；针灸足三里健脾益气，培土生金。案二患者虽见黄痰、黄涕，但其喷嚏、流涕每每发作于季节交替或受凉等感寒之时，故病之宿根仍为风寒伏肺。其患病日久，运化通调失司，津液拥塞鼻窍，郁久化热而见黄痰、黄涕。遂用麻黄、桂枝、荆芥、防风辛温发散之品宣肺散寒，以去其根；臣以生晒参、白术、黄芪等补肺健脾，益气固表；佐以白芷、川芎、忍冬藤引经通窍。全方攻补兼施，扶正祛邪。张师在本病的治疗中主张在发散风寒的同时健中州、实脾气，以培土生金、抗邪外出，使风寒尽散、卫表得固，病不再发。

六十六、耳鸣耳聋二案

案一：李某，男，52岁。

初诊日期：2014年9月10日。

主症：右耳耳鸣、耳聋1年余。

病史：患者1年前无明显诱因，出现右耳时有耳鸣，伴听力稍有下降，逐渐耳鸣、耳聋呈持续状，耳内闷胀鸣响，并致头昏头胀，心烦意乱，影响睡眠。曾去多家市级医院求诊，经五官科诊为"感音神经性耳聋"，纯音测听示：右耳感音性聋。静脉滴注金纳多、丹红，口服维生素B_1、甲钴胺等，未见明显效果。为求中医治疗来我处。来诊时症见：右耳耳鸣、耳聋，头晕胀痛，两目昏花，颈项强硬，心烦易怒，体倦身重，脘腹胀满，溲清短频，大便溏薄，排便不爽。面黄形胖，舌质淡白，胖大齿痕，苔白而腻，脉沉弦滑。

既往：高血压病，混合性高脂血症，眼底动脉硬化2级。

诊断：感音神经性耳聋（耳鸣、耳聋）。

证型：脾虚湿盛，清阳不升。

治法：益气健脾，化湿升清。

方药：益气聪明汤化裁。

黄芪30g，生晒参10g，葛根15g，蔓荆子15g，赤芍15g，黄柏10g，升麻5g，菊花15g，茯苓15g，陈皮15g，蝉蜕10g，甘草5g，天麻15g，炒白术15g。7剂，日1剂，水煎服，早晚分服。

针灸治疗每周5次，取穴：百会、听宫、听会、颞三针、翳风、风池、外关、足三里、丰隆、太溪。

以上方化裁，前后针药并用治疗经4月而痊愈，听力基本恢复，耳鸣消失。

案二：王某，女，43岁。

初诊日期：2012年9月10日。

主症：左耳耳鸣、耳聋10天。

病史：病人在广电中心工作，10 天前诱因不明，突发左耳耳鸣、耳聋，时有头痛，情绪不宁，心烦易怒，恶闻噪声。去市某医院五官科求诊，测听示：左耳感音性聋，诊为"突发性耳聋"。予静脉滴注金纳多，口服甲钴胺、维生素 B_1 片等对症治疗一周，无明显疗效。经友人介绍来我处求治。来诊时症见：左耳耳鸣、耳聋，鸣声如雷，双耳闷塞，时感头痛，口干口苦，心烦易怒，小便略短，大便偏干。面色黄白，精神不振，舌质红，苔薄黄，脉沉弦。

诊断：突发性耳聋（耳鸣、耳聋）。

证型：肝火上炎。

治法：清肝泻火。

方药：龙胆泻肝汤化裁。

龙胆 10g，焦栀子 15g，黄芩 15g，柴胡 10g，生地黄 30g，泽泻 15g，当归 15g，天麻 15g，菊花 15g，牡丹皮 15g，牛膝 15g，川芎 15g，磁石 30g（先煎），白芍 15g，甘草 5g。7 剂，日 1 剂，水煎，早晚分服。

针灸隔日 1 次，取穴：听宫、听会、耳门、颞三针、翳风、风池、下关、外关。

7 剂药尽，针灸 3 次，病获痊愈。

【按语】耳鸣指在没有外界刺激条件下所产生的异常声音感觉，临床常见耳内有蝉鸣声、嗡嗡声、嘶嘶声等单调或混杂的响声。耳聋是指听力减退或丧失。耳鸣、耳聋常同时并见或先后发生。中医治疗，首辨虚实。此二案一虚一实，从不同思路论治耳鸣，体现了中医同病异治的特点。

案一为虚证例，《灵枢·口问》："黄帝曰：人之耳中鸣者，何气使然？岐伯曰：耳者，宗脉之所聚也，故胃中空则宗脉虚，虚则下溜，脉有所竭者，故耳鸣。"经典告诫我们耳鸣可由胃虚而来，李患脉症皆为脾胃虚弱之象，脾胃虚弱则水湿内停，清阳不升，故治宜健脾化湿，升举清阳。益气聪明汤见于《医方集解》和《东垣试效方》，两著作方药组成相同。《医方集解》载："五脏皆禀气于脾胃，以达于九窍；烦劳伤中，使冲和之气不能上升，故目昏而耳聋也。"李东垣学术思想以中土立论，认为脾胃运化水谷，游溢精气，化生气血，濡养脏腑肢窍，使其各司其职。此病人恰是脾胃虚弱，清阳不升，水湿内生，气血生化不利，而致头面五官之窍不得清阳濡养，故见耳鸣、耳聋。方中生晒参、黄芪、甘草补益中土脾胃。升麻、葛根升清阳之气。白术、茯苓健脾化湿。陈皮、赤芍理气通滞。菊花、蔓刑子、蝉蜕既化湿，又升阳，鼓舞胃气上输头面。黄柏对治产生的阴火。临床亦常用此方治疗眩晕、眼花、低热、腹泻等病，只要病机相符，投之必效。

案二为实证例，《素问·至真要大论》："岐伯曰：厥阴之胜，耳鸣头眩。"由此可知耳鸣可有肝胜引起。肝内藏相火，胜则火易妄动，火性炎上，故肝火上炎易致耳鸣。王患耳内轰鸣声，心烦易怒，伴头痛、大便秘为主要症状，舌红苔黄，脉沉弦，为肝郁火内盛，上窜耳窍，发为耳鸣、耳聋。龙胆泻肝汤出自李东垣《兰室密藏》，清代汪昂在其著作《医方集解》引用并调整配比，此方具有清肝泻火，清利湿热之效。病人有阵发性头痛，是火夹风动，方中加天麻、菊花祛头面之风。根据病人面色黄白，精神不振，耳中阻塞感，发闷，脉象沉弦，有血虚不足之象，对证加当归、白芍、川芎，合四物汤之意以补血扶正。磁石"主周痹风湿，肢节中痛，不可持物，除大热烦满及耳聋。"（《神农本草经》）"味辛入肺，金能平木，可以治风。肺司水道，可以行湿也。肾水藏也，水不制火，浊气上逆，则大热烦满。磁石入肾，气寒壮水，质重降浊，所以主之。肾开窍于耳，肾火上升则聋，磁石气寒可以镇火，所以主耳聋也。"（《本草经解》）肝火郁发，易夹相火妄动，故加磁石，重镇而息风火。方中有泻、有补，有重镇、有息风，切中病机，加减得当，故得良效。

耳鸣的针灸治疗，辨证思路亦同选方用药，也存在不同之处。针灸治疗，一是局部治疗作用；二是远端治疗作用；三是根据气血旺衰及升降特点；四是结合现代研究成果。耳门、听宫、听会是治疗耳鸣常用穴位组，可以疏通耳附近经络、经筋，从而达到治疗耳鸣、耳聋的目的。颞三针是疏通颞肌，即胆经之走行线，风池亦是胆经穴，人体阳气升发，都从少阳而起，此病人清阳不升，选胆经在头部腧穴，类似风药作用，升阳而化湿。翳风、外关是少阳三焦经腧穴，可通水道，化水湿，升清阳，散郁火。案一脾胃虚弱，痰湿内蕴，故选足三里、丰隆，健脾益胃通络化湿。升发少阳之气则合足少阳胆经。选肾经原穴太溪，使肾中真阳布散，通达周身，以升清阳、调水气。

六十七、梅尼埃病案

李某，男，36岁，公务员。

初诊日期：2016年9月11日。

主症：突发头晕目眩5天。

病史：近期因工作繁忙，熬夜劳神，于5日前清晨起床时突感头晕，天旋地转，身欲倒地，急忙卧床，迅至恶心呕吐，涌吐痰涎。急就诊于大连某医院，行相关检查诊断为"梅尼埃病"，对症治疗后好转。但之后仍有头晕、恶心，并持续无好转，来联合路门诊求治。来诊时症见：头晕头昏，站立不稳，恶心欲吐，倦怠乏力，时有耳鸣，听力下降，恶闻噪声，不欲饮食，夜寐不宁，小便正常，大便溏黏。面黄形瘦，舌质淡白，苔白微腻，脉象沉弦。

既往有类似眩晕发作史。

诊断：梅尼埃病（眩晕）。

证型：风痰上扰，清窍逆乱。

治法：息风化痰，健脾和胃。

方药：半夏白术天麻汤化裁。

半夏10g，天麻15g，炒白术15g，陈皮15g，泽泻20g，生晒参10g，茯苓15g，菊花15g，枳实15g，远志10g，磁石30g（后下），炒麦芽15g，生甘草10g。7剂，日1剂，水煎，早晚分服。

服药1周病情基本痊愈。

【按语】梅尼埃病是一种特发性内耳疾病，该病主要的病理改变为膜迷路积水，临床表现为反复发作的旋转性眩晕、波动性听力下降、耳鸣和耳闷胀感。该病中医属眩晕范畴，多为本虚标实之证，与肝脾关系密切。中医有"无痰不作眩""无虚不作眩""脾为生痰之源"之说。本患亦为本虚标实，证属风痰上扰，予燥湿化痰、健脾益气熄风的半夏白术天麻汤化裁。方中半夏与天麻共为君药，半夏燥湿化痰，降逆止呕；天麻平肝息风止眩晕，二者合用，为治风痰眩晕头痛之要药，李杲云："足太阴痰厥头痛，非半夏不能疗，眼黑头旋，风虚内作，非天麻不能除。"以白术为臣，健脾燥湿，以治生痰之源，助君药祛湿化痰止眩之力。茯苓益气健脾化痰，茯苓、泽泻渗湿利浊，助白术健脾燥湿；陈皮、枳实、炒麦芽健脾理气化痰，脾气顺则痰消；远志、磁石安神潜阳；菊花清利头目，共为佐药。甘草和中调药为使。随证化裁加减，每能使痰湿去除，脾气健运，清阳之气得升，秽浊之气得降，眩晕随之消失，患者得以康复。

六十八、口腔扁平苔藓案

安某，女，52岁。

初诊日期：2015年7月14日。

主症：口腔黏膜溃烂2年余。

病史：2年多前无明显诱因经常出现口腔黏膜溃疡，此起彼伏，反复发作，甚或溃疡面持续不收并逐渐扩大。起初呈分钱币大，再呈角钱币大，近年来呈点状连片，左右皆有，饮食吞咽疼痛，更不敢进食辛辣刺激物品。平素胃纳欠佳，大便时溏时结，口角流涎，多方求治，用激素亦不见起色，经多家医院诊断为"口腔扁平苔藓"，于2015年7月来中医院请余治疗。来诊时症见：颊黏膜两侧皆有片状角币大小糜烂样不规则溃疡，表面覆盖一层黄白色薄膜类似脓苔，薄膜底部嫩红，舌尖边部有豆粒大溃疡，溃疡处疼痛明显，心烦失眠，咽干咽痛，不敢进食，时有烧心反酸，神疲乏力，夜寐欠安，溲黄尿频，大便时溏。面黄形瘦，舌红苔白中黄，脉弦滑小数。

诊断：口腔扁平苔藓（口蕈）。

证型：湿热内蕴，脾湿不运。

治法：清热解毒，健脾化湿。

方药：忍冬藤30g，金银花15g，薏苡仁20g，连翘15g，黄柏10g，苍术15g，白花蛇舌草15g，生地黄20g，川黄连10g，吴茱萸3g，肉桂5g（后下），生晒参10g，生甘草10g。日1剂，水煎，早晚分服。

另嘱外用冰硼散涂患处。

二诊：自服上药1个月后来复诊，咽痛已俊，仍有灼热感，溃疡面缩小，苔藓表面薄膜颜色转为白色。纳食增加，口干乏力仍较为明显，舌干淡红苔白，脉弦滑。此是湿热渐退、津液耗伤之象。上方加黄芪30g，玄参15g，沙参15g，煎服同前。

尊上法主体不变，略有加减，前后共 4 个月，终告痊愈，随访 1 年无复发。

【按语】扁平苔藓是一种不明原因引起的累及皮肤、毛囊、甲、黏膜的慢性炎症性疾病。发于口腔黏膜的扁平苔藓类似中医的"口蕈"。多由阴血不足，虚火上炎；脾湿不运，湿热互结，上蒸于口腔所致。治益增水伏火，补土利湿。本病虽为湿热毒邪作祟，然湿邪本易趋下，合火邪炎上之性方能上腾于口唇。且来诊时患者疼痛明显，以至心烦不得眠，苔藓表面见黄白色薄膜，舌脉也皆是火像。故拟方先以忍冬藤、金银花等清热解毒为主；辅以四妙散清热燥湿，因病在上位故去牛膝；用交泰丸、左金丸以调和阴阳，引火归元；以生晒参、甘草补脾健运，以增强体质；生地黄滋阴清热。外配冰硼散，清热解毒，消肿止痛。忍冬藤、金银花本为一物，此处茎花并施，是既用其通络疗藓之功又取其轻清上浮之性。待热毒衰退再添黄芪、玄参、沙参以滋阴清热、扶正祛毒，攻补兼施，使邪祛正复，以绝再患。

六十九、带状疱疹案

于某，男，52 岁。

初诊日期：1992 年 8 月 19 日。

主症：左胁肋、背部疼痛伴疱疹 10 天。

病史：患者因近 10 日工作繁忙，连续开会宣教，突发左肋、背部疼痛，痛如针刺，阵发性加重。次日局部烧灼样痛明显，范围渐扩大，皮肤出现集簇样疱疹，于大连市友谊医院就医，诊为"带状疱疹"。住院予抗病毒治疗 3 天，效果不佳。后转大连市中医医院干部病房，因疼痛难忍，夜不能眠，邀余会诊。诊时症见：左胸胁及背部疼痛，局部皮肤见片状分布团簇样疱疹，皮肤色红，破溃处可见少量渗出，纳少眠差，小便色黄，大便偏干。舌红绛，苔薄黄，脉弦滑。

既往高血压病史。

诊断：带状疱疹（蛇串疮）。

证型：肝经湿热。

治法：清热解毒，利湿止痛。

方药：龙胆泻肝汤化裁。

柴胡 10g，生地黄 20g，金银花 15g，忍冬藤 20g，赤芍 15g，连翘 10g，龙胆 10g，当归 10g，泽泻 15g，川楝子 15g，延胡索 10g，黄芩 15g，车前子 15g（包煎），生甘草 10g。日 1 剂，水煎，早晚分服。

外治：于疱疹处拔火罐。

拔罐 1 次，服药 1 剂，当晚痛减，夜可成寐，5 日后痛消，疱疹结痂。后局部疱疹区有不适感，经间断针灸，并用扶正之法，约 10 日后恢复如常。

【按语】带状疱疹是由水痘－带状疱疹病毒引起的累及神经和皮肤的急性疱疹性病毒性皮肤病，中医称为"缠腰火丹""蛇串疮"。《外科心法要诀》云："缠腰火丹蛇串名，干湿红黄似珠形，肝心脾肺风热湿，缠腰已遍不能生。"总的病机是湿热。患者因工作操劳及压力，致内生郁火，火热溢于肌表，流窜经络，复感风火邪毒，气血郁闭，湿热外发，而成疱疹。病发于胸胁肋及背部，胁肋是肝胆所主之区，故治宜清利肝胆之湿热，清泻肝胆之实火，选龙胆泻肝汤为基础方治疗。正如《成方便读》云："夫相火寄于肝胆，其性易动，动则猖狂莫制，挟身中素有之湿浊，扰攘下焦，则为种种诸证。"方中以龙胆之大苦大寒，大泻肝胆之实火，清利肝胆之湿热。肝胆属木，木喜条达，邪火抑郁，则木郁不舒，故以柴胡疏肝胆之气，更以黄芩清上，车前子、泽泻引邪热从小肠、膀胱而出。古人治病，泻邪必兼顾正，否则邪去正伤，恐犯药过病所之弊，故以当归、生地黄养肝血，甘草缓中气，且协和各药，使苦寒之性不伤胃气。据《黄帝内经》"诸痛疮痒，皆属于心"，热毒炽盛，走窜体表经络，故以金银花、连翘，清解在表的热毒。忍冬藤、川楝子清肝胆湿热。延胡索活血止痛。组方轻巧，药证相符，契合病机，直指病位，故有良效。

火郁发之，火热之毒，最宜宣之，散之，外治拔火罐，使邪有出路，内外合治，方正法宜，故得速愈。后期用扶正之法治疗，考虑病人操劳，耗伤气血，加之治疗多以清解，故需扶正治疗后遗症状。本病常见后遗神经痛，故早期配合拔罐等外治之法，排邪外出，会减少后遗神经痛的发生。一旦出现后遗神经痛，则可刺血拔罐，还可以火针深刺，使邪有出路，郁邪得解，使病得康复。

七十、丹毒案

姜某，男，52 岁。

初诊日期：2016 年 7 月 19 日。

主症：左小腿红肿热痛 3 天。

病史：曾于 1 年前因左小腿红肿热痛，经市某院诊为"丹毒"，经治后痛消热退，但腿部留有暗红色斑，并较右腿略肿。3 天前出现发热，左小腿红肿热痛，来中医院求诊。来诊时症见：左小腿红肿热痛，身热汗出，口苦咽干，纳食尚可，多梦易醒，二便尚调。面色晦暗，舌红苔黄，脉沉滑小数。查体：体温：37.3℃，左小腿呈非凹陷性水肿，患处皮温高，有触痛。左小腿外侧见 7cm×10cm 椭圆形暗红斑，边界清楚，略肿胀。查血常规：白细胞：13.8×10^9/L；中性粒细胞：7.2×10^9/L。

诊断：丹毒。

证型：湿热内蕴，火毒瘀阻。

治法：清热解毒，祛湿化瘀。

方药：四妙散化裁。

黄柏 10g，苍术 15g，牛膝 15g，薏苡仁 20g，忍冬藤 30g，牡丹皮 15g，连翘 15g，赤芍 15g，刘寄奴 15g，蒲公英 20g，丹参 15g，白花蛇舌草 20g，黄芪 30g，生地黄 20g。7 剂，日 1 剂，水煎，早晚分服。

二诊：药后身热已解，体温 36.6℃，小腿肤热亦退，疼痛大减，颜色转为暗紫，仍有肿胀，舌红苔黄，脉沉滑小数。此时火毒已息，湿瘀仍存，故上方减蒲公英、白花蛇舌草，加益母草 20g，车前子 15g（包煎）以清余毒。

后遵上法，主体不变，略有增减前后服药近月余而痊愈。

【按语】西医学认为本病是由溶血性链球菌从皮肤或黏膜的细微破损处侵入皮内网状淋巴管所引起的急性炎症。中医认为是火毒为患，或夹湿热，或夹风热，或由胎热火毒而发病。本案患者是第二次发病，虽病变局部红肿热痛明显，体温升高，但观其面色晦暗，小腿颜色不是赤红而见暗红，故认为除湿热火毒还有瘀血阻于浮络，此次复发正是上次余邪未清，复感热毒而致。故方中选用牡丹皮、赤芍、刘寄奴等活血药以釜底抽薪。初诊时见身热汗出，小腿红肿热痛剧烈，脉沉滑小数，舌红苔黄等火毒炽盛之象，用忍冬藤、连翘、蒲公英、白花蛇舌草清热解毒，清其火毒。其中忍冬藤是张师之经验用药。张师认为忍冬藤性甘寒，除可清热解毒之外，还有较好的消结通络作用，临床常用于各种疖肿瘰疬，每有验效。这里取忍冬藤而舍金银花就是因其可疏通脉络，与白花蛇舌草相配可外彻皮肤之火毒瘀热。二诊时火毒大减，加益母草、车前子以助黄柏、苍术祛湿化瘀之力。湿邪黏腻重浊又与瘀血互结，欲彻底清除务必坚持药物久服，故治疗3个月方去除病根而痊愈。

七十一、玫瑰糠疹案

李某，女，67 岁。

初诊日期：2013 年 3 月 16 日。

主症：右肋部环形皮疹 1 月余。

病史：1 个月前春节过食海鲜后，右肋部出现环形皮疹，伴瘙痒脱屑。因患者 1 年前曾发此疾，于我市某院诊断为"玫瑰糠疹"，经抗过敏治疗后皮疹消退，遂自服扑尔敏治疗，服药月余，无明显疗效，经友人介绍求治于我处。来诊时症见：右肋部皮肤环形红疹，瘙痒脱屑，头晕耳鸣，鸣声如蝉，神疲乏力，纳呆眠差，小便短黄，大便干结。面黄形瘦，舌淡苔黄，脉弦细滑。查：右肋部散在大小不等的红色斑疹，疹呈椭圆形或不规则圆形，基底颜色不一，鲜红至暗红色，以暗红色居多。表面附有细薄糠秕状鳞屑，长轴与肋骨平行。

既往慢性胃炎多年。

诊断：玫瑰糠疹（风癣）。

证型：血虚生风，湿热蕴藉。

治法：养血润燥，清热祛湿，疏风止痒。

方药：当归饮子化裁。

生黄芪 30g，生地黄 20g，川芎 15g，忍冬藤 20g，当归 15g，赤芍 15g，薏苡仁 20g，制何首乌 15g，连翘 15g，蝉蜕 10g，紫草 15g，牡丹皮 15g，大腹皮 15g，防风 15g，甘草 5g。7 剂，日 1 剂，水煎，早晚分服。

二诊：患者自觉痒感减轻，皮损表面鳞屑亦有好转，未再起新的皮疹。遵上法主体不变，略有加减。

共服药 1 个月，肤疾痊愈，随访四年未见复发。

【按语】玫瑰糠疹是一种原因不明的红斑鳞屑性皮肤病，属于中医风癣的范畴。本案患者为老年女性，来诊时见面黄形瘦，头晕乏力，纳差，耳鸣等一派脾胃虚弱，气血不足之象，本次又因过食鱼虾等辛温发散之品致使血虚生风生燥。脾胃素弱又饮食失度致湿热内生，助热化燥，故癣色多暗，鳞屑量多。选当归饮子为基础方，养血润燥疏风止痒。方药以四物汤、首乌滋阴养血。生黄芪一为补气助血，使气血速生；二为助气行血，使血行风灭；三为益气托毒，使正气得助，邪气得托。加忍冬藤、连翘清热解毒退斑；薏苡仁、大腹皮利湿止痒；蝉蜕助防风散风止痒；牡丹皮、紫草凉血活血，化瘀祛斑。众药合用扶正祛邪，标本兼治，故肤疾痊愈 4 年未发。

七十二、荨麻疹案

王某，女，16 岁，学生。

初诊日期：2002 年 5 月 17 日。

主症：周身风团样丘疹反复发作 3 年余，复发加重 1 周。

病史：3 年前不明原因经常出现周身片状、风团样丘疹，色红而痒，时落时起，部位不定。曾就诊市皮肤病医院，诊为"荨麻疹"，予抗过敏药物口服可以缓解，但病情仍反复发作。近 1 周又出现周身风团样红疹，伴瘙痒，夜间尤甚，丘疹此起彼伏，经市某医院皮肤科对症治疗效果不佳，转投中医。来诊时症见：周身散在大小不一、形状不同的红色风团样扁平皮疹，周边红晕，触之较硬，高出皮而捏之成蜂窝状，部分皮疹融合成片，可见搔抓痕，纳谷不佳，夜寐不宁，小便频数，大便秘结。面黄形瘦，舌红，苔薄白，脉弦细小数。

诊断：荨麻疹（瘾疹）。

证型：风热犯表。

治法：疏风清热止痒。

方药：黄芪 15g，生地黄 15g，荆芥 10g，防风 10g，忍冬藤 15g，赤芍 10g，连翘 10g，桑叶 10g，白鲜皮 10g，牡丹皮 10g，菊花 10g，薄荷 10g（后下），茺蔚子 10g，浮萍 10g，甘草 5g。3 剂，日 1 剂，水煎，早晚分服。

针灸取穴：大椎、陶道、双侧肩胛冈（位于肩胛冈中点）、双侧曲池，以上各穴刺血后拔火罐放血，耳尖穴放血。隔日 1 次，治疗 5 次。

二诊：服药及针灸治疗 2 天后，周身团块风疹大部分已消退，瘙痒亦减，夜寐改善，大便不干。上方加当归 10g，灵芝 15g。7 剂，煎服同前。

服药 1 周，皮肤团疹已消，未再新起，瘙痒亦止，以养血祛风之法调理善后。随访半年，未有复发。

【按语】荨麻疹是由于皮肤、黏膜小血管扩张及渗透性增加而出现的一种局限性水肿反应。临床症状特点是皮肤出现风团，呈鲜红或苍白色，突然发作，时隐时现，伴剧烈瘙痒，消退后不留痕迹。可发生在身体任何部位，急性者，速发速愈；慢性者，可反复发作达数月以上。中医称之为"瘾疹""风疹块""鬼风疙瘩"等。张师认为，本病之发生有禀赋缺陷的内在基础，由外邪引动而发。正如《金匮要略·中风历节病》云："邪气中经，则身痒而瘾疹。"患者多为素体虚弱之人，卫外不固，风邪入侵，其邪气常因人而化，或与寒或与热相兼，搏于肌肤腠理而发。风热多表现为风团色红，风寒多表现为风团色白。本患从症状特点来看属风热之证，故以疏风清热为则。方中荆芥、防风、浮萍、薄荷、桑叶、菊花、茺蔚子、白鲜皮疏风清热止痒。忍冬藤、连翘清热解毒。生地黄、赤芍清热凉血。生甘草清热解毒兼调和诸药。二诊风疹减退，加当归、灵芝补养阴血。

张师对于皮肤疾患常以刺血之法治疗，刺血可以清热解毒，调和气血，祛瘀生新。大椎为手足三阳经与督脉的交会穴，可疏散风邪，解表退热。陶道为督脉与足太阳经交会穴，助大椎疏风清热，《新编针灸学》说："主治与大椎同，为其互助点。"曲池穴是手阳明大肠经之"合穴"，阳明经多气多血，又与肺经相表里，故曲池刺血可疏风解表，调和气血，祛热止痒，《铜人腧穴针灸图经》云："治……刺风瘾疹。""肩胛冈穴"为张师所创之穴，位于肩胛冈中点，穴在手太阳小肠经线上，为后背高骨御风之所，可祛风散邪，刺血又可泻热，张师临床常用此穴治疗上肢和躯干上部的皮肤疾患。耳尖穴放血有疏风清热之功，现代研究认为有抗炎、抗过敏作用。张师在治疗皮肤疾患亦常取耳轮上的穴位放血，臀部以下病变取耳尖，躯干多取轮 1、轮 2、轮 3，头面皮肤疾患多取耳垂。

张师认为慢性荨麻疹为顽疾，其发常见虚邪贼风、鱼腥辛辣、膏粱厚味等外因，但究其内因，当属禀赋缺陷，气血虚弱，营卫不和，易在血虚、血燥基础上生风、生热，故病情缓解后要注意养血祛风善后。同时强调生活、饮食、精神的调理，防止接触诱因，注意防寒保暖，忌食辛辣发物，避免精神刺激等。

七十三、银屑病案

钱某，男，42 岁，工人。

初诊日期：1974 年 4 月 12 日。

主症：周身红斑、瘙痒反复发作 10 余年，复发半个月。

病史：10 多年前无明显诱因全身泛发红斑，大小不一，上覆鳞屑，瘙痒无度，经皮肤研究所诊为"牛皮癣"。后以中西药物内服、外用，以及光疗等，均无明显疗效，常常是很快消退，又迅速复发，后经他人介绍前来中医院刺络门诊求治。来诊时症见：周身泛发指甲大、钱币大之不等皮损红斑，表皮覆盖鳞状白屑厚薄不一，刮之可见点状出血，部分可见有融合成大片状皮损结成的厚痂，纳食尚可，夜寐欠佳，二便调畅。舌淡白，苔薄黄，脉沉细弦略数。

诊断：银屑病（牛皮癣）。

证型：血热风燥。

治法：清热凉血，疏风止痒。

针刺放血治疗，取大椎、陶道、肩胛冈（位于肩胛冈中点）、委中，点刺放血后拔火罐。针刺曲池、阴陵泉。耳尖穴放血。

隔日治疗 1 次，共治疗 16 次，皮疹消退，了无痕迹。

【按语】银屑病是一种常见的慢性红斑鳞屑性皮肤病，中医称为"牛皮癣""白疕"。《医学入门》云："疥癣皆血分热燥，以致风毒客于皮肤。"《医宗金鉴》云："白疕之形如疹疥，色白而痒多不快，固由风邪客皮肤，亦由血燥难荣外。"本病大多由于热毒伏于营血，耗伤阴血，化燥生风，或外邪引动所致。张师治疗银屑病常以刺血之法。刺络出血可以泻火解毒，凉血祛风。本患久病，内有夙根，血热于内，正值春季，阳气升发而风动，外邪引病，血热外泛而成白疕之病，复发处于银屑病进行期。治宜清热凉血，疏风止痒。大椎为督脉穴，又与手足三阳经交会，可疏散风邪，解表退热。陶道为督脉与足太阳经交会穴，可助大椎疏风清热。"肩胛冈穴"为张师所创，位于肩胛冈中点，穴在手太阳小肠经线上，为后背高骨御风之所，可祛风散邪，刺血又可泻热，张师常用此穴治疗上肢和躯干上部的皮肤疾患。曲池穴是手阳明大肠经之"合穴"，可疏风解表，调和气血，祛热止痒。阴陵泉为足太阴脾经之"合穴"，可祛风除湿，凉血止痒。耳尖穴放血有疏风清热之功。

张师认为刺血之法治疗银屑病见效快，副反应少见，从远期疗效来看也可以降低复发率。因其属于顽固性、复发性、慢性疾患，在病情缓解之后仍需注意饮食起居调护，如避免寒冷潮湿，预防感染，忌食辛辣腥膻发物，减少不良精神刺激等。

七十四、不孕症二案

案一： 刘某，女，38 岁，新加坡籍，职员。

初诊日期： 1999 年 11 月 3 日。

主症： 结婚 5 年余不孕。

病史： 结婚 5 年余未孕，月经常常滞后，夜寐欠佳，头晕心悸，四肢乏力，多次去市某妇产医院检查，除雌激素、白细胞偏低外，无明显异常。曾用黄体酮、升白药等无效，也曾用鹿胎膏、暖宫丸、宁坤丹以及中汤剂等亦无果。随年龄增长，内心焦急，在亲友介绍下来中医院门诊请余诊治。来诊时症见：婚后不孕，时头痛头晕，心悸乏力，腰腹冰凉，四末清冷，畏寒喜暖，白带清稀，月经淡少，常淋漓不断，纳呆食少，夜寐欠佳，易醒多梦，小便频数，大便溏薄。面色萎黄，形体瘦弱，舌淡苔白，脉沉细。

诊断： 不孕症。

证型： 心脾两虚，胞宫虚寒。

治法： 补益心脾，温暖胞宫。

方药： 温经汤化裁。

吴茱萸 5g，肉桂 10g（后下），熟地黄 30g，当归 15g，白芍 15g，生晒参

10g，炮姜 10g，炒白术 15g，淫羊藿 15g，黄芪 20g，炒酸枣仁 20g，远志 10g，桑寄生 20g，炒麦芽 15g。7 剂，日 1 剂，水煎，早晚分服。另嘱忌生冷，保持情绪稳定。

带药 1 个月，结果服药 3 周后怀孕，2003 年回国携一子前来感谢。

案二：宋某，女，30 岁。

初诊日期：2012 年 7 月 18 日。

主症：结婚 4 年未孕。

病史：结婚 4 年未孕，月经不准，或前或后，经前胸乳胀痛，少量黄带，时腹隐痛，胸闷心烦，饮食尚可，喜进肥甘，大便或溏或秘，夜寐欠安。妇科检查超声提示"多囊卵巢"，经多方治疗无果而来就诊。来诊时症见：婚后不孕，月经延期，经前情绪不宁，胸乳胀痛，经期小腹坠胀，量少有块，时下少量黄带，胸闷善太息，易怒心烦，身倦体乏，脘腹胀满，能食纳可，夜寐欠安，小便尚可，大便溏软。形体偏盛，舌淡胖，苔薄白，脉沉弦滑。

诊断：不孕症。

证型：肝郁气滞，湿盛痰瘀，冲任壅滞。

治法：疏肝解郁，化湿祛瘀。

方药：柴胡疏肝散化裁。

柴胡 10g，当归 15g，白芍 15g，陈皮 15g，川芎 15g，香附 15g，郁金 15g，薏苡仁 20g，苍术 15g，炒白术 15g，合欢皮 15g，炒酸枣仁 20g，焦栀子 10g，牡丹皮 15g，炒麦芽 15g。7 剂，日 1 剂，水煎，早晚分服。嘱保持情绪稳定，勿食生冷油腻。

后以上方略事增减，连服 90 余剂而得子。

【按语】不孕症病因复杂，最常见的原因是输卵管阻塞、盆腔炎症粘连、子宫内膜异位症、多囊卵巢综合征等。西医对明确病因者多采用药物、手术等方法，对于病因不明之病例常束手无策，中医治疗有独到之处。

案一患者初诊时面色萎黄，形体瘦弱，衣着偏厚，双手冰冷，为一派脾虚、阳虚之象。追问病人月经不调史较长，经常月经延后，加之平素工作劳累，有熬夜之习，惯食生冷，日久耗伤心脾，损伤阳气，脾阳不足，胞宫失于温煦，故胞宫虚寒，不能孕育胎儿，导致不孕。治宜补益心脾、温暖胞宫。方中熟地黄味甘微温质润，滋阴补血，填精益髓；生晒参大补元气、补脾益肺，共为君药。肉桂、吴茱萸、炮姜温暖胞宫，温经散寒为臣药。当归、白芍助熟地黄养血补血；黄芪、炒麦芽、炒白术益气健脾；淫羊藿、桑寄生补肾助阳；炒酸枣仁、远志养心安神，同为佐药。上方看似平和，波澜不惊，但气血得养，胞宫得暖，冲任得固，心神愉悦，则平地而起惊雷，得子迅速，也就不以为然了。

案二不孕的原因主要为多囊卵巢，即无发育成熟的卵泡，临床常伴有月经周期不规律、不孕、多毛、痤疮等症，亦称为"多囊卵巢综合征"，是育龄妇女常见的内分泌紊乱性疾病，是以雄激素过多、卵泡成熟障碍、胰岛素抵抗、月经失调为主要特征的育龄妇女常见病。中医根据其主要临床表现可归属于"月经失调"和"不孕"等范畴。吾在临床治疗不孕症，多以气血双虚，胞宫虚寒为多，但亦有肝郁气滞，痰湿阻滞者。本例病人平素性情内向，遇事抑郁不畅，情志不遂，肝失条达，则致肝气郁结，经气不利，加之病人形体肥胖，肥人多痰湿，懒言少动，湿聚成痰，肝郁气滞，湿盛痰瘀，冲任经脉壅滞，冲任不调，故难孕子。方用柴胡疏肝散化裁，以疏肝调理气机，同时配合健脾化湿之品。方中以柴胡为君，其性味苦、微寒，归肝、胆经，善于疏肝理气，是治疗肝郁之要药。香附理气疏肝，川芎活血行气，二药相合，助柴胡以解肝经之郁滞，并有行气活血止痛之效，使气机条达，郁滞可解，共为臣药。薏苡仁健脾利湿，苍术健脾燥湿，二者合用祛除湿邪，亦为臣药。炒麦芽、炒白术、陈皮理气行滞；当归、白芍养血柔肝，缓急止痛；郁金、合欢皮、焦栀子、炒酸枣仁开郁安神，均为佐药。本例肝郁湿盛，解郁化湿乃治疗之本，因其病程较长，需坚守缓图，终服90余剂而得子。

七十五、功能性子宫出血案

葛某，女，42岁。

初诊日期：2004年3月16日。

主症：月经紊乱、量多2年，阴道流血2个月。

病史：2年来月经周期不准，或前或后，提前居多。近年月事常1个月2次来潮，量多，体质日渐衰弱，面黄不华，夜寐欠安，大便溏薄。今年1月曾因劳累，突然阴道大出血，急至市妇产医院，经查诊为"功能性子宫出血"，经中西药物治疗1个月不见明显效果。后曾赴北京医院治疗，效果依然不理想，病情时好时坏，体力几乎不支，经朋友介绍来中医院高尔基路门诊求治。来诊时症见：阴道下血淋漓不断，量多色淡，少气懒言，语声低弱，心悸气短，纳呆食少，夜寐欠安，小便短频，大便溏薄。面色苍白，呈贫血貌，精神不振，舌淡胖，有齿痕，苔薄白，脉沉细无力。

诊断：功能性子宫出血（崩漏）。

证型：心脾两虚，气虚不摄。

治法：补益心脾，摄血塞流。

方药：黄芪50g，党参20g，薏苡仁20g，白术20g，当归15g，阿胶10g(烊化)，仙鹤草30g，艾叶炭20g，棕榈炭20g，肉桂5g（后下），侧柏炭20g，地榆炭20g，炙甘草10g。7剂，日1剂，水煎，早晚分服。

二诊：服上方3剂出血即止，7剂药尽，诸症平稳，体力恢复。上方去仙鹤草、侧柏炭、地榆炭、棕榈炭、肉桂，加熟地黄30g，白芍15g，川芎10g，远志10g。再予7剂，煎服同前。

三诊：诸症悉除，唯感易于疲乏，不耐劳作。血虚难以速复，故用人参归脾丸口服1个月善后，届时月经正常5天而归。

【按语】功能性子宫出血是因神经内分泌调节紊乱而引起的异常出血，是妇科常见病、多发病。临床表现为月经周期规律失去正常，经期延长，经量过多，甚至不规则阴道流血等。其中医属"崩漏""经期延长""月经过多"等范畴，其病因病机表现为虚证或虚中夹实证，主要有虚、热、瘀三个方面，三者既可互为因果，又可单独致病。本例病人月经失调日久，月经量多，血虚失养，心脾两亏，脾失统血，气虚不摄，以至血液妄行，发为崩漏，主要以虚为主。出血急性期，以益气健脾止血为治法。重用黄芪为君，益气补脾，脾气得健，气虚来复，血有制约。党参、白术助黄芪益气健脾为臣药。薏苡仁健脾利湿；当归、阿胶补血活血，补而不滞；艾叶炭散寒止痛，温经止血；棕榈炭、仙鹤草收敛止血；侧柏炭、地榆炭凉血止血；肉桂引火归元，温暖胞宫，共为佐药。炙甘草调药和中，为使药。此方 3 剂之后出血即止，疗效立见。服用 7 剂后，去止血之药，加养血之品调整。因血虚不能速复，故以人参归脾丸善后。吾用上法治疗气虚为主的功能性子宫出血，屡有效验，可资临证参考。

七十六、痛经案

宋某，女，21 岁，学生。

初诊日期：2012 年 8 月 12 日。

主症：痛经 3 年余。

病史：平素喜好游泳，偏嗜冷饮，经期亦未避寒就衣。3 年前出现经期腹痛，近 1 年来每逢月经来潮第 1 天则现小腹疼痛，绞痛坠胀甚则恶心呕吐，面色蜡黄，外用暖水袋痛可缓解，疼痛发作时服用一般止痛药无效。外院查妇科彩超等相关检查未见器质性病变，曾口服艾附暖宫丸、鹿胎膏、女金丹、益母膏等其效不显，经人介绍前来中医院求治。来诊时症见：经期腹痛，其痛如绞，经血量少有块，其色暗红，四末清冷，腰腹冰凉，喜热恶寒，时时心悸，倦怠乏力，纳食欠佳，夜寐欠安，小便频数，大便溏薄。面黄肌瘦，舌淡苔白，脉沉细。末次月经 7 月 18 日。

诊断：痛经。

证型：心脾两虚，胞宫虚寒。

治法：补益心脾，温暖胞宫。

方药：少腹逐瘀汤化裁。

熟地黄 30g，当归 15g，白芍 20g，小茴香 10g，肉桂 10g（后下），炮姜 10g，炒白术 15g，吴茱萸 5g，生晒参 10g，远志 10g，延胡索 15g，川芎 15g，五灵脂 15g，生蒲黄 10g，乳香 10g，没药 10g，甘草 10g。7 剂，日 1 剂，水煎，早晚分服。另嘱药渣装袋上锅蒸透蒸热，每晚外敷小腹 20 ～ 30 分钟，直至月经来第 3 天停用，下一月经周期前再用。

二诊：服上方 1 周，月经已至 3 天，经前腹痛基本缓解，守原方增损治之。上方去五灵脂、生蒲黄、乳香、没药、延胡索，加香附 15g，郁金 15g，炒麦芽 15g，合欢皮 15g。4 剂，煎服同前。

三诊：月经结束，诸症已平，改艾附暖宫丸、人参归脾丸服用 1 周。

至月经前再按上方上法用之，若月经无虞则可停药，注意腰腹保暖，本法用 3 个月痊愈。

【按语】 痛经是指女性经期前后或行经期间出现的下腹部痉挛性疼痛，或痛引腰骶，临床上分为原发性痛经和继发性痛经两类。原发性痛经也称为功能性痛经，多发生在青春期少女和未婚未育女性，病因目前尚不明确，西医学认为其与体内前列腺素、催产素、雌激素、钙离子、血管加压素等因素有关。本例为原发性痛经，西医主要是对症止痛治疗，缺乏根治方法。痛经在中医学属经行腹痛范畴，《金匮要略·妇人杂病脉症并治》："带下，经水不利，少腹满痛，经一月再见。"《景岳全书·妇人规》："经行腹痛，证有虚实，实者或因寒滞，或因血滞，或因气滞，或因热滞；虚者有因血虚，有因气虚。"阐述了痛经的主要病因病机。本例病人喜好游泳，经期不知保暖，频食冷饮，内外受寒，伤及中阳，进而影响脾胃功能，使心脾两虚，胞宫虚寒，引发痛经。治宜补益心脾，温暖胞宫。本例脾虚血虚血寒为本，血瘀血滞为标。上方重用熟地黄，填骨髓，生精血，补五脏，通血脉，养血扶正；肉桂温经散寒、助阳活血而止痛，二者共为君药。当归、白芍、小茴香、炮姜助君药养血调经，暖宫缓急，是为臣药。吴茱萸功擅散寒；炒白术益气健脾；远志养心安神；瘀血不去，新血不生，故予延胡索、川芎、五灵脂、生蒲黄、乳香、没药活血祛瘀止痛，共为佐药。人参、甘草益气健脾，以资生化之源，阳生阴长，气旺血充，是为佐使。诸药合用，共奏补益心脾、暖宫祛瘀止痛之功。二诊时腹痛缓解，瘀血已去，故去活血化瘀之品，加健脾调气之药，月经间期则可用艾附暖宫丸及人参归脾丸益气、养血、温经。凡月经相关疾病，均可采用经期、月经间期分阶段治疗。本例配合药渣热敷小腹，即胞宫之位，为内、外治法相结合，取得良好效果。

七十七、慢性宫颈炎案

潘某，女，42 岁。

初诊日期：1999 年 2 月 16 日。

主诉：带下异常伴腰腹疼痛 1 年余。

病史：1年多前冬季罹患感冒发烧后，白带开始增多，未予重视及诊治。后病情逐渐加重，白带愈下愈多，并由白变黄，质黏稠，味腥臭，伴腰痛腹痛，外阴瘙痒。去市某妇科医院就诊，经查诊为"宫颈糜烂3度"，予阴道纳药、静脉注射鱼腥草液、冷冻电烫锥切术等治疗，未见明显疗效，后经友人介绍，前来中医院门诊请余诊治。来诊时症见：带下色黄，其质黏稠，气味腥臭，腰骶酸疼，小腹隐痛，外阴瘙痒，食少纳呆，夜寐欠宁，小便频急，大便时溏，排便不爽。面黄形瘦，精神不振，舌淡白，舌黄腻，脉弦滑。

诊断：慢性宫颈炎（带下病）。

证型：脾虚湿下，郁久化热

治法：健脾化湿，清除湿热。

方药：定带汤化裁。

黄柏10g，苍术15g，椿根皮15g，萆薢15g，防己15g，龙胆5g，生地黄20g，川芎10g，白芍15g，龙骨30g（先煎），金银花15g，蒲公英30g，紫花地丁30g，车前子15g（包煎），生甘草10g，7剂，日1剂，水煎，早晚分服。另嘱忌食生冷油腻。

二诊：服药1周，黄带变清稀，不黏，阴痒已除，其热缓解，上方有效，再进7剂。

三诊：黄带变白，量亦减半，饮食增加，腰痛腹痛已愈，乘胜再用，复予7剂。

四诊：诸症悉除，妇科检查示：糜烂已好转，仍有轻微炎症。进健脾燥湿扶正之剂以巩固疗效，药用如下：

黄芪20g，生晒参10g，白术15g，茯苓15g，黄柏10g，苍术15g，薏苡仁20g，牛膝15g，生山药20g，赤芍15g，金银花15g，车前子15g（包煎），防己15g，甘草10g。7剂，煎服同前。

7剂后停药，随访半年，带下及妇科检查正常。

【按语】慢性宫颈炎是最常见的妇科疾病，已婚经产妇中约60%曾患该病。患者常有阴道分泌物增多，淡黄色或脓性，性交出血等症状。妇科检查可发现宫颈黏膜外翻、水肿或呈糜烂样改变。西医主要是应用抗生素治疗，病情易反复。本病主要临床症状是带下增多，色质气味异常改变，中医属于"带下病"范畴。"带下病"病因多因脾胃功能失常，脾虚运化失职，肾阳不足气化失常，影响任督二脉，任脉不固，带脉失约而成。肝脾损伤，湿瘀互结，瘀久化热，损害胞宫，阴部胞脉受损，发为本病。本例病人先予健脾化湿，清除湿热。全方以黄柏为君，清热除湿，切中病机，《神农本草经》记载了黄柏止泻痢，治湿热带下的功用。另外以车前子、苍术、椿根皮加强清热除湿之效，是为臣药。龙胆、萆薢、防己清肝经湿热，利湿化浊；生地黄、川芎、赤芍活血凉血化瘀；龙骨生肌敛疮；金银花、蒲公英、紫花地丁清热解毒利湿，以上共为佐药。甘草调药和中为使药。本方以祛邪为主，待湿热大减，改健脾燥湿扶正之剂巩固疗效。取四君子汤合四妙散化裁，黄芪、生晒参、白术补气健脾。云茯苓，健脾利湿，对于脾虚失运所致带下，应用茯苓有标本兼顾之效。山药补脾健胃，针对宫颈炎造成患者的脾胃虚弱。四妙散利湿解毒，又有清热之功，入脾经，清利而不伤正。赤芍活血凉血，金银花、车前子、防己清热解毒利湿，甘草调药和中。急则清利湿热治标，缓则益气健脾固本，标本兼治，故见良效。

七十八、钩端螺旋体病案

孙某，男，45 岁。

初诊日期：1969 年 8 月 10 日。

主症：头痛、发热 3 天。

病史：日常忙于田间劳作，3 天前劳作后归家出现头痛发热，困倦乏力。自认为感冒，服用解热镇痛药及中药冲剂治疗，病情加重，体温 39.5℃，高热不退，头痛，恶心呕吐，小腿肌肉疼痛。遂于永宁地区医院就诊，并以"发热原因待查"诊断收入院诊疗。入院后查血常规提示白细胞增高，行腰椎穿刺术排除乙脑，后依据其典型临床症状，诊为"钩端螺旋体病"，并予物理降温，静脉滴注青霉素、地塞米松等治疗。2 天后头痛减轻，恶心呕吐基本停止，但仍然高热不退，小腿肌肉疼痛，遂邀中医会诊。诊时症见：头痛发热，渴欲饮冷，恶热喜凉，心烦汗出，腓痛拒按，不欲饮食，小便黄赤，大便秘结。面红目赤，舌红苔黄，脉弦滑数。

诊断：钩端螺旋体病（暑温）。

证型：热炽阳明。

治法：清热生津。

方药：白虎汤化裁。

生石膏50g（先煎），知母15g，忍冬藤20g，芦根20g，薏苡仁20g，生甘草10g。3剂，日1剂，水煎，早、中、晚分服。

二诊：服药1剂，热退身凉，药尽诸症向愈，但觉神疲乏力，时微汗出，口干欲饮。上方去忍冬藤，减生石膏为30g，另加生晒参10g。再予3剂，煎服同前。

三诊：续服2剂已无明显汗出，药尽后仍略感乏力、口干、纳少，余无明显不适，遂予生脉饮合增液汤加减，药用如下：

生晒参10g，五味子10g，麦冬15g，玄参15g，生地黄15g，黄芪15g，防风6g，神曲10g，炒麦芽10g。7剂，煎服同上。

四诊：药后无明显不适，起居如常。告知患者不需用药，嘱其清淡饮食、避免饱餐。

【按语】钩端螺旋体病是由各种不同型别的致病性钩端螺旋体所引起的一种急性全身性感染性疾病。其临床特点为起病急骤，早期有高热，全身酸痛、软弱无力、结膜充血、腓肠肌压痛、表浅淋巴结肿大等钩体毒血症状；中期可伴有肺出血、肺弥漫性出血、心肌炎、溶血性贫血、黄疸，全身出血倾向、肾炎、脑膜炎、呼吸功能衰竭、心力衰竭等靶器官损害表现；晚期多数病例恢复，少数病例可出现发热、眼葡萄膜炎以及脑动脉闭塞性炎症等多种与感染后的变态反应有关的并发症。该患就诊时为早期钩体毒血症，根据其临床表现及发病时间可诊为暑温。现行全国高等中医药院校规划教材《温病学》将暑温定义为"感受暑热病邪所致的急性外感热病"，其特点为初起以阳明气分热盛为主要证候，临床常见壮热、烦渴、汗多、面赤、脉洪大等表现。治暑温初起选用《伤寒杂病论》之白虎汤甚是合理。方中石膏辛、甘、凉，入肺胃二经，功善清解，透热出表，以除阳明气分之热；知母苦寒质润，可助石膏清肺胃热，又滋阴润燥；壮热食气，故佐以甘草益气兼清热。然暑季多雨水，叶天士曾提出"暑必兼湿"，故一诊处方以薏苡仁代替粳米，除护胃之外兼能渗湿。芦根性寒味甘，专入肺胃，兼入于心，善能清热解毒、生津止渴，故大量用之。忍冬藤即金银花藤蔓，性味甘寒，功能清热解毒、疏风通络，张师喜用当归拈痛汤配大量忍冬藤以治疗风湿热痹，此处选用主要针对患者臁痛拒按之症。暑温为温病学派中常见病名，但其在伤寒学派中称之为"中暍"。张仲景在《金匮要略》中讲："太阳中热者，暍是也。汗出不恶寒，身热而渴，白虎加人参汤主之。"细观《伤寒杂病论》可知仲景太阳病有"中风""中寒""中热"之分，方有"桂枝汤""麻黄汤""白虎汤"之别，故后世言白虎汤为阳明经证主方有待商榷。二诊时热退痛止，但尚有微汗出、口干欲饮等症，为余热残存、气津耗伤之象，故原方去忍冬藤，减石膏，加人参，取白虎加人参汤之意，驱邪兼扶正。三诊之时略感乏力、口干、纳少，为热病后期气津两伤之征，故予生脉饮益气养阴，增液汤生津润燥。但方中大量益阴之品，加之脾虚纳少，恐脾不能输布，故另加神曲、炒麦芽以健脾助运。另仿玉屏风散之意，用黄芪益气，配防风助气达表，从而使气载津行，津散周身。四诊病愈，但热病多食则遗，食肉则复，故嘱其清淡饮食、避免饱餐。西医虽将钩端螺旋体病分为三期，但早期经中医治疗，使其跨越症状严重的中期，直接进入恢复期。张师曾多次告诫我们在外感热病领域中医的疗效要优于西医，对外感病的治疗最能突显出一名中医师的临床水平，要想处理好外感病就必须把伤寒、温病熟练掌握并融为一体。

张天文弟子医案

一、产后多汗症案

李某，女，28 岁，大连市长海县人。

初诊日期：2009 年 4 月 14 日。

主症：产后汗出、恶风 1 个月。

病史：1 个月前于医院顺产一女婴，出院回家后，因家中"坐月子"的房间温度较高，又多覆衣被，致睡眠时大汗淋漓，醒后汗止，口渴，饮温开水后口渴缓解。但此后出现明显恶风表现，虽居屋中亦觉风寒侵袭，稍动则汗出气短，恶风更甚，因此每日严闭门窗，严围衣巾，而恶风亦不能减。熬过"满月"来我院就诊，诊时身穿两重棉衣，头包厚围巾。查：面色不华，舌质淡，边有齿痕，苔薄白，脉沉细无力。

诊断：产后多汗症。

证型：气血亏虚，阳虚漏汗。

治法：补气养血，温阳止汗。

方药：桂枝加附子汤合当归补血汤。

桂枝 15g，白芍 15g，生姜 10g，大枣 12 枚，炮附子 10g，黄芪 30g，当归 10g，炙甘草 10g。

服 5 剂，恶风、动则汗出明显减轻。续服 15 剂，恶风、汗出悉除。仍诉体倦乏力，动则尤甚，舌淡，苔薄白，脉虚无力。予八珍汤调理月余而愈。

【按语】《金匮要略·妇人产后病脉证治第二十一》指出："新产血虚，多汗出，喜中风。"说明产后气血双亏，营卫俱虚，腠理不固，故易受风邪侵袭。该患产后，复因大汗伤阳，以致成阳虚漏汗之证。遵张仲景《伤寒论》20 条："太阳病，发汗，遂漏不止，其人恶风，小便难，四肢微急，难以屈伸者，桂枝加附子汤主之。"故予桂枝加附子汤扶阳解表，调和营卫，补阳敛汗；当归补血汤补气生血而愈。

桂枝加附子汤之证，不唯表邪未解，阳气已虚，而且可用于津液不足，筋脉失于濡养之证，治疗中不必救其津液，只需扶阳解表。对此，陆渊雷解释说："津伤而阳不亡者，其津自能再生；阳亡而津不伤者，其津亦无后继，是以良工治病，不患津之伤，而患阳之亡……桂枝加附子汤之证，伤津而兼亡阳也，仲景则回其阳而已，不养其津，学者当深长思之。"

（张有民）

二、复发性口腔溃疡案

谷某，女，72 岁。

初诊日期：2015 年 9 月 8 日。

主症：反复口腔溃疡 10 余年。

病史：10 余年来反复出现口腔溃疡，曾于外院诊为"复发性口腔溃疡"，长期口服清热解毒类药物，效果不明显，来中医院就诊。诊时症见：口腔两颊、舌边可见多个米粒大溃疡，表面覆盖淡黄色假膜，周围充血，自觉灼痛，倦怠乏力，饮食不振，大便溏，形体消瘦，舌体瘦薄，舌淡红少苔，脉细数。

诊断：复发性口腔溃疡（口糜）。

证型：脾胃虚弱，虚火上泛。

治法：补益脾胃，引火归元，导龙入海。

方药：金匮肾气丸合十全大补汤化裁。

熟地黄 15g，山药 15g，山茱萸 6g，茯苓 15g，炙附子 10g，肉桂 1g(后下)，党参 20g，白术 15g，生甘草 10g，当归 15g，白芍 20g，百合 15g，鸡内金 20g，白僵蚕 15g。15 剂，日 1 剂，水煎，分 3 次口服，嘱忌辛辣、生冷、油腻之品，调畅情志。

复诊：半月后复诊，自诉饮食量增加，乏力症状减轻，口腔溃疡基本消失，继服 7 剂巩固疗效。随访 1 年未复发。

【按语】患者久病体弱，长期服用苦寒药物，戕伤阳气，燥竭阴津，致脾肾阴阳俱损，既有阴竭水亏，虚火上泛，又每兼下焦阴寒内盛，逼浮阳上越。此类病人临床常表现恶寒喜暖，倦卧乏力，大便溏薄。查体：口腔溃疡面泛白，往往无红肿热痛。治疗总则宜扶正固本，引火归元，以收燮理阴阳、扶正祛邪之效。验之临床，阴阳两虚，偏阴虚火旺者，当滋阴降火为主；水寒阳浮者，当温肾祛寒、导引浮阳为主，方可得良效。

（张有民）

三、焦虑案

邱某，女，32 岁，职员。

初诊日期：2014 年 3 月 4 日。

主症：焦虑月余，不寐、抑郁半个月。

病史：一个半月前因驾驶中肇事受惊吓且幼子受伤而恚怒、焦虑。半个月来出现少寐，噩梦纷纷，惊醒则心悸气短，日间神情恍惚，默默不语，不思饮食，悲伤欲哭，且自觉胸闷不展，上腹满闷，喉中如物梗阻。月经已延迟 1 个月未行，二便正常。曾在市第七人民医院心理治疗效微，现口服黛力新每日 2 片治疗有效，因惧药物副作用而求治于中医。来诊时查：舌淡，苔白腻，脉弦细。

诊断：焦虑状态（脏躁、不寐、梅核气）。

治法：疏肝解郁，理气化痰，宁心安神。

方药：四逆散合半夏厚朴汤、甘麦大枣汤化裁。

柴胡 10g，枳实 10g，白芍 15g，姜半夏 10g，厚朴 10g，茯神 10g，苏叶 10g，炙甘草 15g，淮小麦 30g，大枣 10g，生龙齿 30g（先煎），琥珀末 1.5g（每晚冲服）。7 剂，日 1 剂，水煎，早晚分服。

二诊：服药后情绪较为稳定，仍夜寐不安，多梦，但无噩梦惊醒，每晚睡眠 3～4 小时；药已见效，嘱黛力新减至早晨服用 1 片，再处前方 14 剂继续服用。

三诊：情绪平稳，已无明显悲伤欲哭，胸闷、脘满、喉中梗塞感亦缓解，睡眠可达 5～6 小时，中午小睡 40～50 分钟。近日月经来潮，量少色暗有瘀块，方中加红花 10g，香附 10g，当归 20g，首乌藤 30g，行气活血，养心安神，续服 14 剂。

四诊：情绪、睡眠基本恢复正常，已于 1 周前停用黛力新，舌淡，苔薄白，脉弦细，予逍遥丸调理善后。

【按语】该患为惊恐及情绪忧思所致诸疾，《素问·举痛论》曰"余知百病生于气也，怒则气上……惊则气乱……思则气结"，故治疗上"木郁达之""结者散之""惊者平之"，选用仲景方四逆散疏肝和胃、透达木郁，半夏厚朴汤理气化痰，甘麦大枣汤补益心脾、宁心安神。茯神易茯苓，重在宁心安神，加生龙齿、琥珀末镇惊安神，诸方合用，面面俱到，可达治疗目的。

（张有民）

四、失眠症二案

案一：刘某，女，26岁，幼儿教师。

初诊日期：2009年9月8日。

主症：不寐5个月。

病史：自幼性格争强好胜，情感敏感细腻。近5个月来因工作与领导沟通不顺利而出现失眠，表现为入睡困难，易醒难再寐，夜寐仅3～4小时。日间则倦怠乏力，精神不宁，工作注意力不集中，心烦易怒，口干口苦，时有干咳少痰，反复出现口腔黏膜或舌体糜烂，创面红色，疼痛难忍，身似寒无寒，似热无热，大便正常，小便黄，食欲欠佳。舌边尖红，苔薄白，脉细数。

诊断：失眠症（百合病、不寐）。

证型：阴虚内热。

治法：清心润肺，益气养阴。

方药：百合地黄汤合导赤散化裁。

百合20g，生地黄15g，西洋参3g，麦冬15g，淡竹叶10g，川牛膝10g，丹参10g，芦根10g，生甘草5g。7剂，每日1剂，水煎，早、晚分服。

二诊：服上方7剂，夜寐渐安，日间心烦易怒减轻，口疮疼痛缓解，无明显寒热表现。

继续服用原方14剂而愈。

【**按语**】该患春季发病，延至秋季来诊，表现为心肺阴虚内热、心火上炎，符合《金匮要略》百合病病机及临床症状。故用百合地黄汤清心润肺，加西洋参、麦冬益气养阴生津，合导赤散清心除烦，芦根清热泻火，生津止渴而利尿，川牛膝导热下行，丹参凉血消痈，除烦安神。

（张有民）

案二：何某，女，52岁。

初诊日期：2010年2月18日。

主症：夜寐不宁，多梦易醒 2 年余。

病史：2 年多前始出现入睡困难，多梦易醒，醒后再难入睡，自服阿普唑仑片 0.8mg 后，可以间断入睡 1～2 小时，日内困倦，心悸胸闷，烦躁。曾到市内西医院就诊，给予氯硝西泮片口服治疗，症状有所好转，但自行停药后，再次出现夜寐不宁，为求中医治疗而来我院。来诊症见：夜寐不宁，难以入睡，多梦易醒，难再入寐，面色少华，心烦心悸，胸胁胀闷，头晕目眩，不欲饮食，二便调。舌质淡暗，苔白，脉细数。

诊断：失眠症（不寐）。

证型：肝郁血虚。

治法：疏肝解郁，养血安神。

方药：柴胡 10g，生地黄 20g，白芍 15g，川芎 15g，远志 10g，炒酸枣仁 20g，云茯苓 15g，焦栀子 10g，牡丹皮 10g，当归 15g，磁石 10g（先煎），甘草 5g。7 剂，日 1 剂，水煎，早晚分服。

二诊：服上方 7 剂，夜寐渐安，日内心烦好转，心悸减轻，守上方，加郁金 10g，柏子仁 20g，继续服 7 剂。

三诊：服药 2 周，症状明显好转，夜寐 5～6 小时，无心烦，心悸。

【按语】失眠症，即中医所说的不寐，中医学认为人的寤寐变化以人体营气和卫气的运行为基础，《灵枢·营卫生会》："卫气行于阴二十五度，行于阳二十五度，分为昼夜，故气至阳而起，至阴而止。"凡影响营卫气血阴阳的正常运行，使神不安舍，都会导致失眠。《类证治裁·不寐》云："阳气自动而之静，则寐；阴气自静而之动，则寤。不寐者，病在阳不交阴也。"可见阳盛阴伤，阴阳不交，致不寐。肝藏血，血舍魂，情志过度易伤五脏静气，人之七情，内伤首伤于肝，可致肝之阴阳失衡，魂舍不藏，而发生不寐。肝为多气多郁之脏，肝气疏畅，则血府自藏，神明安养，眠安神爽。正如王冰云"肝藏血，心行之，人动则血运于诸经，人静则血归于肝脏。"说明人的生理节律调控是通过肝的藏血功能来完成的。若忧思过度，肝气郁结，调达失畅，则上扰神明而不寐。肝藏阴血，以滋养神魂。肝之阴血不足，则不能藏魂而寐；肝阴虚而生内热，肝血虚则神无所养，阴血虚则虚热内扰，故烦而不寐。故本病以情绪波动为主因，恼怒忧思，肝郁气滞，不得疏泄，气郁化火，肝为藏血之脏，火郁损伤肝血，使肝郁血虚。方中柴胡疏肝解郁；当归、白芍养血柔肝，尤其当归芳香可行气，味甘可以缓急，是治肝郁之要药；生地黄、牡丹皮重在柔肝滋阴益肾；酸枣仁养血安神；茯苓健脾安神；川芎为血中气药，活血化瘀，兼治血郁；栀子清热泻火，治火郁；远志既宁心安神又通肾气，为交通心肾，安神定志之佳品；磁石镇惊安神；甘草益气补中，调和诸药。诸药合用，改善患者的失眠症状，缓解患者的焦虑症状，使中枢神经系统调节正常，诸症消失。

（徐楠）

五、牙龈疼痛案

王某，男性，21岁。

初诊日期：2016年9月6日。

主症：牙龈疼痛1年，加重3天。

病史：牙龈疼痛间断发作1年，发作诱因与上火、熬夜有关，自服止痛药、消炎药、牛黄解毒片等效果不佳，曾到北京就诊也无明显效果。3天前外感后牙龈疼痛加重，口服止痛片无效，为求中医治疗来诊。症见：牙龈疼痛，无红肿，疼痛甚则连及面颊，喜凉恶热，情绪急躁，纳可，夜寐欠宁，大便干燥，舌红，苔薄白，脉浮小数。

诊断：牙龈疼痛。

证型：风火上炎。

治法：清热解毒，祛风止痛。

方药：忍冬藤30g，川芎30g，当归20g，白芍30g，细辛3g，防风15g，柴胡10g，生大黄10g，连翘15g，生甘草10g。7剂，每日1剂，水煎，早、晚分服。

二诊：1周后复诊，患者母亲高兴地说："太好了，跑了这么多地方可算有救了。"述患者服药3剂后疼痛明显减轻，7剂后基本痊愈。效不更方，继续服用7剂巩固疗效。

数月后因再次发作而来诊，仍以前方为基础方加减治疗1个月，效果满意，痊愈。

【按语】牙龈疼痛常见病机为风火、胃火或虚火上炎。该患平日多有熬夜，内生郁热，久而化火，火热炎上而发牙龈疼痛。本次为外感所诱再发疼痛，病机比较清楚。本方为张天文主任的常用方剂，忍冬藤又名银花藤，功效与金银花相似，具有清热疏风、通络止痛的作用，张师常用其治疗面瘫、面痛、风湿热痹等症。作为本方的君药，用量至30g以发挥其最大功效。川芎辛温升散，能上行头目，祛风止痛，与当归组成芎归饮，是治疗头面疼痛的主方。配伍防风、细辛祛风止痛；白芍养血缓急止痛；柴胡疏肝解郁；连翘清热解毒，祛上焦诸热，为疮家圣药；生大黄清热泻火解毒；生甘草调和药性，缓急止痛。诸药合用，共奏功效。

（廉治军）

六、精神分裂症案

李某，女，60岁。

初诊日期：2015年7月7日。

主症：精神异常2年余。

病史：家属代诉，患者2年前因家人去世受刺激出现精神异常，多疑易惊，自言自语，头痛，失眠，时有幻听幻视。曾于专科医院就诊，诊为"精神分裂症"，住院治疗后好转出院，但时有发作。来诊时症见：精神萎靡不振，喃喃自语，答非所问，不能安坐，形体消瘦，面色萎黄，纳少，夜寐欠宁，二便调。舌红，苔黄少津，脉细数。

诊断：精神分裂症（郁证）。

证型：痰热内扰。

治法：清热化痰安神。

方药：温胆汤化裁。

法半夏10g，竹茹15g，枳实10g，陈皮15g，茯苓20g，黄连6g，郁金10g，石菖蒲10g，合欢花15g，生姜5片，大枣5枚。7剂，日1剂，水煎，早、晚分服。

二诊：患者精神好转，夜间能安睡。守上方，加远志 10g，酸枣仁 15g，继服 7 剂，佐以心理治疗。

服药期间仅发作 1 次。上方服用 1 个月后改为丸剂巩固疗效，随访 1 年未发作。

【按语】精神分裂症病因不明，症状各异，涉及情感、认知、行为等多方面的障碍以及精神活动的不协调，属中医"郁证"范畴，多数医家常用疏肝解郁或重镇安神立法处方。张天文主任认为"怪病多由痰作祟"，临证常用二陈汤衍生系列方治疗痰证，温胆汤是其中之一，从药物的组成分析，名为温胆，实为清胆。其实，不论温胆与清胆之方，均应兼顾胆喜静恶扰及"以温为常候"的生理特点，总以和顺胆气为主，和即温也，无温胆之药而复胆腑温和之性。再分析病情，该患因情志刺激，肝气郁结，木旺克土，脾胃运化失司，湿聚生痰，郁久生热，扰乱胆府，心神不宁。"凡十一脏，皆取决于胆"，胆气顺则五脏六腑皆顺，胆气逆则五脏六腑皆逆。使用温胆汤，清化痰热之邪，调畅气机，胆腑安宁，佐以心理治疗，则诸症尽除。

（廉治军）

七、胸腔巨大淋巴结引发的顽固性咳嗽案

周某，男，68 岁。

初诊日期：2014 年 9 月 29 日。

主症：咳嗽 3 年，加重伴咳痰、胸闷、哮鸣 2 个月。

病史：发现胸腔内的巨大淋巴结病 4 年，未做进一步详细诊治。3 年前出现以刺激性干咳为主的咳嗽，咳甚则胁痛，于大连医科大学附属二院经全面检查，除发现胸腔纵隔巨大淋巴结外，未见异常，考虑为肿大的淋巴结压迫刺激气管所致咳嗽。予舒利迭吸入及镇咳剂治疗，咳嗽略有缓解。近 2 个月出现咳嗽加重，咳则胸闷，伴有哮鸣，咳甚汗出痛引两胁，咳少许白痰，咳嗽夜重，不发热，夜寐不宁，大便成形，日 1 次，口干欲饮。舌暗红，苔薄白，双脉弦甚而滑。

诊断：咳嗽。

证型：肝火犯肺，痰浊阻滞。

治法：清泻肝火，宣降肺气，化痰止咳。

方药：黛蛤散合清气化痰汤化裁。

蛤壳 10g，青黛 2g（冲服），瓜蒌 25g，枳壳 10g，茯苓 20g，法半夏 10g，桔梗 10g，杏仁 10g，陈皮 10g，天花粉 15g，当归 10g，生甘草 10g。7 剂，日 1 剂，水煎，早、晚分服。

服药 2 天，咳嗽哮鸣均止，遂停用舒利迭喷雾剂及止咳药。服药 7 天，无咳嗽、咳痰，症状完全缓解。2 个月后电话随访，未有复发。

【按语】咳嗽是肺系疾病的主要症状，但此患给我的感觉是脉象弦得厉害，不能单纯考虑肺的问题。《素问·咳论》曰："五脏六腑皆令人咳，非独肺也。"本案久咳，属内伤咳嗽。按其脉弦甚，弦脉在脏应肝。其临床表现亦符合肝咳特点，《素问·咳论》云："肝咳之状，咳而两胁下痛。"肝气主升，肺气主降，升降协调则气机调畅。若肝失升发，气机郁滞，木火刑金，则肺失清肃，而见咳嗽，多以干咳为主，可伴咽干、胁痛等症。肺失肃降，肺气行水失常，聚而生痰，痰浊阻滞气道则胸闷、哮鸣。故当以清泻肝火，宣肺降气，化痰止咳为则。

以黛蛤散清肝利肺，青黛咸寒，清肝火，泻肺热，《本草求真》云其"大泻肝经实火及散肝经郁火"；蛤壳入肺经，清肺化痰，《神农本草经》言其"主咳逆上气"。清气化痰汤清肺化痰，理气止咳。瓜蒌甘寒，清肺化痰。陈皮、半夏、桔梗理气止咳，燥湿化痰。杏仁宣降肺气，止咳平喘。当归主咳逆上气。天花粉清热生津，宁肺止咳。生甘草清解兼调和诸药。方药对证，7 剂咳止，3 年之顽疾得愈。

咳嗽反射弧由咳嗽外周感受器、迷走传入神经、咳嗽高级中枢、传出神经及效应器（膈肌、喉、胸部和腹肌群等）构成。喉、气管及肺外支气管的神经末梢感受器对气道机械轻微变化十分敏感，本案正是由于纵隔肿大的淋巴结对气管的压迫机械性刺激诱发了咳嗽。西医对于此病只有镇咳对症治疗，疗效也不佳，而通过中医辨证治疗却获得了意想不到的效果，这也是西医难以理解和解释的。

（刘波）

八、嗜酸性粒细胞增多症案

张某，女，58岁。

初诊日期：2012年12月7日。

主症：低热、腹痛、腹泻20余日。

病史：20余天前无明显诱因出现腹部隐隐作痛，痛则欲便，便稀（无脓血、无里急后重），便后痛缓，有腹胀肠鸣，日便5～6次。随后几日出现低热，37.8℃左右。12月3日于当地金州区第一医院检查血常规示："WBC：10.24×10⁹/L，嗜酸性粒细胞：5.25×10⁹/L，嗜酸性粒细胞比率：51.3%，红系及血小板正常"，便常规正常，未见虫卵，腹部彩超肝、胆、脾、胰未见异常，胸片正常。12月6日于大连医科大学附属一院复查血常规："WBC：12.93×10⁹/L，嗜酸性粒细胞：7.45×10⁹/L，嗜酸性粒细胞比率：57.6%"，骨髓穿刺细胞学检查："提示嗜酸性粒细胞增多症"。为求中医治疗于12月7日来诊，症见：低热37.5℃，腹部隐痛，痛甚欲便，便溏，大便日3～4行，乏力，易汗，纳可，寐可，舌淡红，苔薄白，脉细弱。

诊断：嗜酸性粒细胞增多症（泄泻）。

证型：脾气虚弱，肝郁乘侮。

治法：健脾温中，柔肝止泻。

方药：理中汤合痛泻要方化裁。

党参15g，炒白术15g，葛根15g，干姜5g，炒山药10g，桂枝15g，防风10g，陈皮10g，炒白芍15g，仙鹤草15g，炙甘草10g。7剂，日1剂，水煎，早晚分服。

二诊：自行服药2周复诊，服药1周身热退，腹痛止，现乏力改善，大便略溏，日2～3次，纳佳，寐宁，舌淡红，苔薄白，脉细弱。12月17日于当地医院查血常规："WBC：10.15×10⁹/L，嗜酸性粒细胞：5.61×10⁹/L，嗜酸性粒细胞比率：48%"。仍以脾虚为主，以黄芪建中汤、痛泻要方合过敏煎化裁。方药：党参15g，炙黄芪15g，炒白术15g，防风10g，炒白芍15g，乌梅10g，白僵蚕10g，仙鹤草20g，银柴胡10g，桂枝15g，陈皮15g，炙甘草10g。14剂，日1

剂，水煎，早晚分服。

三诊：2013 年 1 月 4 日查血常规："WBC：5.42×10^9/L，嗜酸性粒细胞：0.49×10^9/L，嗜酸性粒细胞比率：9.04%"。无明显不适症状，精力好，大便日1 行，成形，寐欠宁，舌淡红，苔薄白少津，脉细弱。上方减少桂枝、陈皮用量（因舌少津），加灵芝补虚安神。方药：党参 15g，炙黄芪 15g，炒白术 15g，防风 10g，炒白芍 15g，乌梅 10g，白僵蚕 10g，仙鹤草 20g，银柴胡 10g，桂枝10g，陈皮 10g，灵芝 10g，炙甘草 10g。14 剂，日 1 剂，水煎，早晚分服。

四诊：2013 年 1 月 18 日查血常规："WBC：4.86×10^9/L，嗜酸性粒细胞：0.27×10^9/L，嗜酸性粒细胞比率：5.6%"。纳佳，偶有胃泛酸感，大便日 1 行，成形，寐欠宁，夜半易醒，舌淡红，苔薄白，双脉寸细关尺弱。前方去桂枝，加茯苓 10g，14 剂，日 1 剂，水煎，早晚分服。

2 周后患者电话告知身无不适，复查血常规已正常，未再服药。1 年后患者带家属来我院诊病时见面，诉 1 年来身体健康。

【按语】嗜酸性粒细胞占白细胞总数的 0.5% ～ 5%，其绝对值为 0 ～ 0.5×10^9/L。嗜酸性粒细胞增多症可见于多种疾病，如寄生虫感染、支气管哮喘、荨麻疹、湿疹、银屑病等免疫相关疾患，恶性肿瘤，白血病，嗜酸细胞胃肠炎等。本案以消化道症状为主要表现，其中医症状符合脾虚肝郁的特点，故以健脾温中，柔肝止泻为则。以理中汤温中祛寒，补气健脾；以痛泻要方补脾柔肝，祛湿止泻。加葛根鼓舞胃气，升阳止泻；桂枝温阳止痛；仙鹤草补虚止泻。二诊服药 14 剂后症状缓解明显，但血常规改善不大，考虑到嗜酸性粒细胞增多与免疫疾患相关，故二诊以黄芪建中汤、痛泻要方合过敏煎化裁。黄芪建中汤与痛泻要方相合，温中补虚，柔肝祛湿，理脾虚之本；过敏煎抗炎、抗过敏，治本病之标。过敏煎为名中医祝谌予所创，为治疗过敏性疾患的验方，药仅防风、银柴胡、乌梅、五味子、甘草五味。寒温并用，有散有收，祛邪而不伤正，凉营而不敛邪，使邪祛而血静。二诊方中有白僵蚕、仙鹤草两味要药。白僵蚕味辛苦气薄，喜燥恶湿，得天地清化之气，轻浮而升阳中之阳，故能胜风除湿、清热解郁，配防风轻清升浮，适合脾之特性，且白僵菌含有的甾体 α - 羟基化酶系可以合成类皮质激素，可抗过敏、抗炎症；仙鹤草味苦、涩，性平，有敛涩之性，能涩肠止泄止痢，药性平和，兼有补虚强壮作用，适合患者的消化道症状和体虚体质，现代研究有消除黏膜水肿、促进溃疡愈合、解除平滑肌痉挛、镇痛及调节体液免疫的作用。三诊时加入灵芝，除补养气血、治虚安神之外，现代研究其一方面具有免疫增强和免疫恢复作用，另一方面又具有抗变态反应的作用，对机体的免疫状态起着双向调节作用。经方药调整，三诊、四诊时血常规明显改善。前后用药2个月，病情痊愈。

嗜酸性粒细胞增多症是较少见的疾病，本人在本案之后又治疗了2例，均经西医没有查到原发病因，所以患者也认同中医治疗，而且都取得了较好的效果。此2例的嗜酸性粒细胞比率在治疗1个月后，分别从就诊时的51.7%和20%降至8.71%和7.11%。中医治病强调辨病与辨证相结合，当症消或无症之时，理化检查的异常要从辨病着手，方可彻底治愈疾病。

（刘波）

九、顽固性面瘫案

王某，男，62岁，公务员。

初诊日期：2014年3月12日。

主症：右侧口眼㖞斜4个月。

病史：患者4个月前晨起刷牙时发现口眼㖞斜，右侧口角漏水，遂就诊当地某医院，诊断为"面神经麻痹"，经口服中药、输液、针灸、中药外敷等治疗未见好转，来我院进一步求治。症见：右侧额纹完全消失，不能皱额，眼睑不能闭合，眼裂约2mm，右侧嘴角明显歪向左侧，右侧鼻唇沟明显变浅，不能蹙鼻，鼓腮时漏气，右耳后及耳垂下疼痛，舌质淡，舌体稍大，苔薄白，脉沉。

诊断：面神经麻痹（面瘫）。

证型：气虚血瘀。

治法：益气活血通络。

针灸取穴及治疗：取左侧卧位，患侧取阳白透鱼腰，太阳透地仓，地仓透颊车，人中透地仓，承浆透地仓、上迎香透地仓，头维、风池、合谷（左侧）、太冲（双）、足三里（双）、牵正。牵正穴用温针灸。耳后风池穴处用TDP照射。

每次留针半小时，取针后用针灸针 10 支组成一束，在眼睑闭合不利的上下眼睑处轻轻点刺，以局部潮红而无出血为度。治疗隔日 1 次。嘱患者定时进行局部穴位按摩和在手指辅助下的皱额、蹙鼻、示齿等训练。

一个月后右耳后及耳垂下疼痛消失，右侧额纹略有恢复，可轻轻皱额，眼睑闭合完全，右侧鼻唇沟显现，不能蹙鼻，鼓腮时仍漏气。调整治疗方案：取仰卧位，患侧取阳白透鱼腰，太阳透地仓，地仓透颊车，人中透地仓，承浆透地仓、上迎香透地仓，头维、风池、中脘、关元、天枢（双）、合谷（左）、太冲（双）、足三里（双）。中脘穴用温针灸。电针分两组，第一组头维（正极）和阳白（负极）；第二组太阳（正极）和地仓（负极），频率 1Hz，时间为 15 分钟，以局部可见肌肉微微跳动为度。腹部用 TDP 灯照射。治疗隔日 1 次进行。

2 个月后面瘫基本恢复，停止治疗。

【按语】临床把面神经麻痹经过 1～3 个月甚至长达半年之久的常规治疗，未见明显恢复的称为"顽固性面瘫"或"难治性面瘫"。本例患者经 4 个月治疗，表情肌没有任何恢复，属顽固性面瘫。牵正穴为治疗面瘫经验效穴，其穴位深层为面神经颊支，通过温针灸温补气血、振奋机体阳气，减轻局部炎性水肿，促进面神经功能恢复。"四关穴"为治疗面瘫要穴，其中合谷属手阳明大肠经，此经循行"贯颊，入下齿中；还出挟口交人中，左之右、右之左，上挟鼻孔。"肝主筋，其经"从目系，下颊里，环唇内"，太冲为肝经原穴，有调肝经经气、养经筋的作用。合谷属阳调气，太冲属阴养血，两个穴位配合可平衡阴阳，气血并调，升降并举。中脘穴是腹针理论体系中神龟头部所伏之处，人体头面五官的对应点就在中脘穴附近，因此在中脘穴处施以温针灸能治疗头面五官病症。配合关元、天枢、足三里等穴起到补益气血、扶正祛邪的目的。

在毫针透刺治疗结束起针后，将针组成一束，在闭合不利的上下眼睑处轻轻点刺，此法仿梅花针之意，点刺强度可由轻到重，便于把控，更有利于细微部位的神经肌肉功能恢复。电针在顽固性面瘫治疗中普遍使用，有些患者为尽快痊愈，往往会忍受很大的电流刺激，因此不能简单地"以患者能够耐受为度"作为电流强度判定标准，应以面部肌肉微见收缩为度。

（程少民）

十、神经性耳鸣案

杨某，女，32岁，教师。

初诊日期：2014年3月12日。

主症：突发右耳耳鸣1周。

病史：1周前突发右耳耳鸣，就诊当地医院耳鼻喉科，经专科检查、电测听、脑CT等诊断为"神经性耳鸣"，予对症输液改善循环等治疗，效果不显，遂就诊我院针灸科。症见：右耳耳鸣，如闻潮声，夜寐则宁，情绪激动时加重，晨起口苦、咽干，时有右侧枕顶部疼痛，无听力下降。舌质淡红，苔薄黄，脉弦。触诊时发现上颈段右侧有明显肌紧张，触之有胀厚感，在寰椎右侧横突处有明显压痛，并有右侧高于对侧的隆起感。颈椎开口位X线片见齿状突偏歪，齿突到两侧块间距不等宽；两侧寰枢关节间隙不等宽，右侧寰枢关节间隙宽于左侧。

诊断：①神经性耳鸣；②寰枢关节紊乱。

证型：肝火上扰。

治法：清肝泻火，疏通耳窍。

治疗：首先根据寰枢关节错位情况进行寰枢关节整复术，然后进行针刺。选穴：右侧风池、耳门、听宫、率谷、百会、阳陵泉、丘墟、太冲等穴。电针取风池、听宫两穴，频率2Hz。治疗30分钟，每日1次。

第1次复位后耳鸣症状明显缓解，又经2天针刺治疗后耳鸣完全消失。

【按语】神经性耳鸣的病因大多考虑为血管源性、损伤性、外伤性、感染性等原因造成的，临床多以血管源性为多。西医学在治疗神经性耳鸣时常首选血管扩张剂，增加局部缺血组织的血流量，减轻血管内膜水肿及改善内淋巴循环，以维持组织细胞的正常功能。而供应耳部的血液主要来自椎动脉，椎动脉向上行走至寰椎横突孔上面弯向后内，通过椎动脉沟经枕骨大孔入颅，错位的寰椎使经过椎动脉沟的血管受到挤压或牵扯。耳枕部的风池穴为椎动脉经过处，是重要的神经血管集中部位，是治疗脑供血不足引发头痛、眩晕、中风诸症的常用穴。针刺风池穴可以使椎动脉血流加快，从而增加脑的血液供应；纠正寰枢关节紊乱则可直接改善被扭转或牵扯的椎动脉的血流状况，从而达到治疗目的，两者有殊途同归之意。本例患者为教师，颈椎病为其职业易患疾病，根据颈椎 X 光片及局部触诊，针刺风池和使用手法纠正寰枢关节错位结合进行，共同提高疗效。百会穴归属督脉，别名"三阳五会"，有开窍醒脑之功效。手、足少阳经绕行于耳之前后，手太阳经"却入耳中"，故取风池、耳门、听宫之耳部穴，再取阳陵泉、丘墟、太冲等穴，近端与远端取穴相结合，清肝泻火，疏通耳窍。

（程少民）

十一、枕神经痛案

姜某，女，59 岁，家庭妇女。

初诊日期：2016 年 11 月 10 日。

主症：头痛反复发作 10 余日。

病史：10 余日前因与人争吵，情绪不畅导致头痛发作，位于后枕部，呈刺痛、跳痛样，并由后枕部放射至顶部、颞部，左侧较重，时轻时重，反复发作，伴口干口苦、胸胁胀满，未及时就诊，自行口服止痛片治疗，病情反渐加重，发作频繁，疼痛剧烈，夜不能寐。遂由家属送入我院急诊，行脑 CT 检查未见明显异常，以"头痛原因待查"为诊断收入院。入院后完善相关检查，仅血常规中白细胞及中性粒细胞略高，余项检查均大致正常，诊为"枕神经痛"，予丹参川芎嗪静脉滴注，头痛宁胶囊、甲钴胺片、卡马西平片、龙胆泻肝汤化裁汤剂口服及针刺。治疗 3 日后，仍无明显疗效，且夜间左侧疼痛加剧，需加服 2 粒布洛芬方能稍缓，勉强入睡。中药汤剂调整为谷青汤继续治疗 3 日，亦无疗效。时症见：头痛频发，刺痛跳痛，由枕及顶颞部，左侧较重，夜间加重，白睛微红，口干口苦，胸胁胀满，心烦急躁，倦怠懒言，不欲饮食，夜不能寐，小便尚可，大便溏黏。面白体胖，舌尖略红，舌体胖大，苔腻略黄。

诊断：枕神经痛（头痛）。

证型：肝失疏泄，乘脾侮肺。

治法：养血达木，清金暖土。

方药：侯氏黑散加减。

菊花45g，黄芩10g，生牡蛎10g（先煎），人参5g，白术15g，茯苓10g，桂枝5g，干姜5g，细辛5g，当归10g，川芎5g，桔梗15g，防风15g，延胡索10g，炙甘草10g。3剂，日1剂，水煎，早晚分服。

服药半剂，头痛大减，夜未索药，亦可入寐。3剂药尽，头痛基本痊愈，仅夜间稍痛，睡眠无障碍。停静脉滴注及所有口服药，复予上方7剂，煎服同前，药未尽病愈出院。

【按语】枕神经痛是指枕大神经分布范围内阵发性或持续性疼痛，也可在持续性疼痛基础上阵发性加剧，并伴有后枕部即枕大神经出口处有明显压痛。常由受凉、潮湿、劳累、情绪激动、不良姿势的睡眠等因素诱发。该病可归属于中医学"头痛"。本案患者发病之前与人争吵，情绪不畅，肝失疏泄，郁而上亢。人之气机本肝升于左而肺降于右，奈何肝失疏泄，上亢于左，肺降不及，气机郁滞，郁而化火。依据五轮学说，白睛属肺，患者白睛微红，提示肺中有热。然肺属金性凉，以火为患，热灼肺金，欲降不能，气郁更甚。火郁于左，上炎脑窍，故见头痛，左重于右。然其火热为邪，仅为局部，其病位在人身之左上，余处不热反寒，由其溲清便溏可知。若单为火热，入夜阳退阴盛，病应缓解，而该患头痛夜间不减反重，必兼阴寒之邪为患。寒在何处？其人面白体胖，为《金匮要略》之"尊荣人"，其特点是"骨弱肌肤盛"，"骨弱"指肝肾亏虚，"肌肤盛"为脾虚湿盛。故知其素体脾阳虚，土虚不能生金，肺气平素亦弱，此亦符合发病之机。夜间阳虚，土更不能化金，肺降之机能更弱，故疼痛加重。若以战为喻，可谓外有强敌，内无良将，且粮草不足。其病情复杂，寒热不一，多脏为病，故单用龙胆泻肝汤之苦寒清利无效，仅凭谷青汤之辛凉疏散亦无功。侯氏黑散以大量菊花为君，一般认为菊花味苦、甘，性微寒，但菊花盛开于秋，最得金气，其味辛性凉，善入肺经。此非凭空臆测，《中药大辞典》言菊花性凉，《天宝单方图》《本草图经》皆言菊花味辛。一味菊花既可清散肺热，又可助肺降抑肝升，有佐金平木之效。又伍以黄芩助菊花清热，配以牡蛎协菊花平肝。此三者可为战时之猛将，且一主二副。人参、茯苓、白术、桂枝、炙甘草，虽仅五味药，但实为两名方，四君子汤健脾益气，苓桂术甘汤运脾利湿。五药合用亦有培土生金之意，可为战时之粮草官。干姜、细辛辛温通散之品，以祛寒通脉止痛。肝体阴而用阳，养肝之血，体阴必壮，其用当强。当归、川芎养血活血补肝体，助肝之疏泄，疏泄正常，上亢之力必减。经言："火郁发之"，故配以桔梗、防风，发已成之郁火。以上四药如同直接弱化敌方之悍将。原方之上又加一味延胡索，取其活血行气止痛之意。真乃用药如用兵也。侯氏黑散是一张被埋没的名方，特别适用于当下白领女性。因其一为生活工作压力大，易肝失疏泄；二为穿衣为美弃暖，易受寒伤阳；三为饮食不节，易损脾生湿。

（刘阳）

十二、急性支气管炎、前巩膜炎案

鲁某，女，63 岁。

初诊日期：2017 年 4 月 16 日。

主症：咽痛、咳嗽、咳痰 5 天，右目红赤 2 天。

病史：5 天前因气温骤降，未及时添衣，感受寒凉，遂出现鼻塞流涕等症，自诊为感冒，并服用氨麻美敏片治疗，药后略有汗出，鼻塞流涕缓解，但出现咽干而痛。续用上药治疗 2 天，症状未见好转，反增咳嗽，咳吐黄痰，声音嘶哑，又加服头孢丙烯分散片抗炎，治疗 1 天后仍无改善，又出现右目红赤，自以为结膜炎，用左氧氟沙星滴眼液滴眼，2 日后无明显疗效，来我处求诊。来诊时症见：右目红赤略痛，咽干咽痛，声音嘶哑，咳嗽咳痰，痰黄易出，时有汗出，微恶风寒，纳食尚可，夜寐欠安，二便尚调。面色微红，舌暗红，苔薄黄，脉浮滑略数。查：体温 36.7℃，右巩膜充血，咽部充血，双肺呼吸音粗。

诊断：急性支气管炎（咳嗽）、前巩膜炎（火疳）。

证型：风寒外袭，郁而化热。

治法：疏风清热。

方药：麻杏石甘汤加减。

生麻黄 15g（先煎去沫），苦杏仁 15g，生石膏 50g（先煎），炙甘草 10g。3 剂，日 1 剂，水煎，早晚分服。

服药 1 剂，目红大减，咳嗽好转，服药期间未曾出汗。再进 1 剂，目红消失，偶有咳嗽，少量白痰，服药后略有汗出，遂停药。

【按语】急性支气管炎是病毒或细菌等病原体感染所致的支气管黏膜炎症，临床以咳嗽或伴有支气管分泌物增多为特征。其往往继发于上呼吸道感染之后，中医可据临床症状诊为咳嗽。巩膜炎是以眼红和视力下降为始发症状，进而出现眼痛为主要特点的巩膜感染性疾病，隶属于中医之火疳病。本病病位为白睛，根据中医五轮学说，白睛属肺，故其多因肺热亢盛，上炎白睛而成。该患发病前曾外感风寒，风寒袭肺，肺卫之气不达其外窍，故鼻塞流涕。后因治疗不当及其体质特点，遂郁而化热。肺属金，其性凉降，以火为邪，郁热扰肺，肺失宣降，津液不布，聚而成痰，故见咳嗽咳痰。咽为肺胃之门户，肺不布津，咽失濡养，故咽干而痛。患者时有汗出，汗出不彻，郁热不得宣散，而目之白睛应肺，肺热熏之，故其红赤。何以仅右目红赤？缘其肺降于右，肝升于左，故肺主右而肝主左，火热亦当由右及左，故右目先红。若其误而不治，目红必再现于左。麻杏石甘汤首见于仲景之《伤寒杂病论》第63条："发汗后，不可更行桂枝汤。汗出而喘，无大热者，可与麻黄杏仁甘草石膏汤。"以及第162条："下后，不可更行桂枝汤，若汗出而喘，无大热者，可与麻黄杏子甘草石膏汤。"由经文可知，其是用来治疗发汗后或下之后，邪入肺化热，肺失宣降所致咳喘之疾。经中所言"无大热者"是与白虎汤证的鉴别。方中麻黄味辛性温，辛则能散，故其能宣肺而散邪热，有"火郁发之"之义。然其性温，故配伍性凉之石膏，且用量倍于麻黄，使宣肺而不助热，清肺而不留邪。杏仁善降肺气，一可使肺热不上熏于目，二可止咳化痰。炙甘草可调和诸药寒温宣降之性。另仲景言其编写《伤寒杂病论》时撰用《素问》，麻杏石甘汤组方机理可能源自《素问·至真要大论》："寒司于地，热反胜之，治以咸冷，佐以甘辛，以苦平之。"当今杏林中人称麻杏石甘汤可治郁热，能疗寒包火，大概亦是以此为据。

（刘阳）

十三、恐惧性神经症案

王某，女性，45岁。

初诊日期：2010年9月20日。

主症：失眠、恐惧、心悸 1 年余。

病史：1 年前于惊吓而后出现失眠易惊，心悸怔忡，胸闷气短，不敢独自在家，不敢出门，每天必须由家人陪同。曾于大连医科大学附属一院就诊，口服西药治疗，但上症不见缓解，严重影响日常工作及生活。为求中医治疗而来我院。来诊症见：表情惊恐，心悸怔忡，面黄体瘦，声音细弱，不欲饮食，失眠易惊，舌质淡，苔白，脉沉细。

诊断：恐惧型神经症。

证型：心胆气虚。

治法：理气化痰，养心清胆。

方药：半夏 10g，陈皮 10g，茯苓 15g，甘草 5g，枳实 10g，竹茹 10g，生晒参 10g，珍珠母 20g（先煎），酸枣仁 20g，远志 10g，琥珀 3g（冲服）。7 剂，每日 1 剂，水煎，早晚分服。

二诊：服上方 7 剂，上症好转，守方继服。

服药治疗 1 月余，诸症好转，间断调理巩固疗效，随访 2 年未见复发。

【按语】本病中医学可归属于"胆怯""善恐""惊恐""恐证""郁证"等病证范畴，脏腑定位在胆。胆为中精之府，其性升发而主决断。在病理情况下胆多为阳亢火旺之府，而火热煎熬其精汁又易为痰，故胆病多郁、多痰、多情志之变。痰分为有形、无形两类，《丹溪心法》云："痰随气行，无处不到。"可见不论有形之痰，无形之痰均可与气同行同流，广泛凝聚，留伏在各个组织器官，变化多端，产生各种病症。而二陈汤就是治疗痰病的基础方。本病运用的是二陈汤的衍化方，温胆汤（《三因极一病证方论》）。本温胆汤是从《备急千金要方》中温胆汤衍化而成，"大病后，虚惊不得眠，此胆寒故也"，故曰温胆。方中半夏和胃降逆，燥湿化痰为君；竹茹清胆和胃，止呕除烦为臣；陈皮，枳实理气化痰，茯苓健脾渗湿为佐；甘草调和诸药为使；生晒参补气健脾；珍珠母、琥珀镇惊安神；酸枣仁养血安神；远志开窍祛痰醒脑。诸药共用治疗胆怯易惊，心烦不寐，心悸怔忡，惊悸不安之胆郁痰扰证。使痰清气调，则神安症消。

（徐楠）

十四、食道神经官能症案

陈某，女，42岁。

就诊日期：2015年6月3日。

主症：从咽部到剑突下堵塞胀闷感2个月。

病史：2个月前患感冒后，出现咽部异物堵塞感，剑突下亦有胀闷堵塞不适感，并有食欲减退，心烦，大便稀溏不成形，小便如常，无口干、口苦，夜眠可。曾于中心医院五官科就诊，查咽喉部未见异常，胃镜检查示"浅表性胃炎"。自服气滞胃痛冲剂，可略减轻，停药即症状加重。服用胃肠动力药及质子泵抑制类药效果不佳。查：剑突下软，无压痛。齿痕舌，舌质红，苔薄白，脉短滑。

诊断：食道神经官能症（痞证）。

证型：痰湿滞阻，太阴脾虚。

治法：开滞化痰，健脾扶正。

方药：半夏泻心汤合半夏厚朴汤化裁。

姜半夏15g，党参15g，黄芩15g，黄连10g，炙甘草10g，桔梗20g，桂枝20g，干姜15g，大枣6个。6剂，日1剂，水煎，早晚分服。

服前方，病人自觉咽部及剑突下堵闷感均明显缓解，大便稀溏也好转。效不更方，仍以首诊方治疗。继服6剂，诸证悉除。

【按语】本案的临床表现与食道神经官能症相符，食道神经官能症（神经症）也称为癔球症，主要表现为有咽及食管堵塞感或咽下不适、咽下困难，吐之不出，且检查无明显异常发现。患者多伴神情抑郁，食欲差。其中医属于痞症范畴，痞证在张仲景《伤寒论》中所论较多。149条云："伤寒五六日，呕而发热者，柴胡汤证具，而以他药下之……但满而不痛者，此为痞，柴胡不中与之，宜半夏泻心汤。"此方所治之痞，是小柴胡汤误下，损伤中阳，少阳邪热乘虚内陷，致寒热错杂于中，脾胃升降失常，气机痞塞，形成心下痞，是中焦气机痞塞，与患者剑下胀闷堵塞不适相符。其咽部异物堵塞感，是为痰气交阻所致，又与半夏厚朴汤主治症状相符，《金匮要略·妇人杂病脉证并治》云："妇人咽中如有炙脔，半夏厚朴汤主之。"此病人病起于感冒之后，虽外感之证已经解，但由于治法问题，导致痰气交阻于咽和心下（剑突下），滞而不散，故病人有咽部异物堵塞感，心下堵闷痞塞感。病人又有大便稀溏，食欲减退之脾虚症，本质是正虚邪实，治宜补虚泻实。因此选用治疗痰湿滞阻，痞、利兼有的半夏泻心汤，辛开苦降，化痰湿，健脾扶正。因咽部痰气交阻，又合半夏厚朴汤。结合病人病情由感冒发展而来，因此结合药证，选用桂枝、桔梗。关于桂枝功用，《神农本草经》："牡桂，味辛，温，主上气咳逆，结气，喉痹吐吸。利关节，补中益气。"桔梗功用，《神农本草经》："味辛，微温。主胸胁痛如刀刺，腹满，肠鸣幽幽，惊恐悸气。"咽部痰气交阻，偏于正虚，而桂枝恰可治上气咳逆，结气，喉痹吐吸，并有补中益气之功，伍桔梗以开结散气滞，祛痰止咳。辨证合拍，方药得当，故病得速愈。

（景方建）

十五、荨麻疹案

穆某，男，46 岁。

初诊日期，2016 年 1 月 4 日。

主症：周身反复起片状丘疹，伴瘙痒 2 年余。

病史：2 年前于上海进修时，因天气阴冷及劳累等因素，身上起片状红色丘疹，伴瘙痒。后每于阴天或受风寒发作，遇热时或休息不好时也有发作，发作不定时，除头面部及手足外，周身皮肤都有发病，发作时皮肤上可见片状红色斑丘疹，有的融合成大片，无渗出，无脱屑，经服用抗过敏药或休息，可自行消退。每日须靠抗过敏药维持，也曾服过中药，效果欠佳，病人深以为苦。查：舌质红，苔薄白，脉浮细而滑。

诊断：荨麻疹（瘾疹）。

证型：表风寒，里郁热，兼湿郁。

治法：解表祛风寒，化湿清郁热。

方药：麻黄升麻汤加味。

麻黄 10g，桂枝 15g，升麻 10g，当归 10g，知母 10g，黄芩 10g，玉竹 10g，天冬 10g，石菖蒲 10g，白芍 15g，生石膏 15g（先煎），白术 15g，干姜 10g，僵蚕 10g，姜黄 10g，地肤子 15g，茯苓 15g，甘草 10g。7 剂，日 1 剂，水煎，早

晚分服。

服前方，诸症有减轻，但仍需要吃抗过敏药。以上方为底，每次略作调整，服45剂，终得痊愈。

【按语】此病人的病情发生，和天气阴冷及劳累有关，病发无规律，且周身皮肤泛发瘾疹，每次发作时起红色片状丘疹。根据病人情况，曾考虑是否是桂枝麻黄各半汤证，经仔细辨证，发现病人有在气分的郁热不得散的情况，因此排除了桂枝麻黄各半汤。以往中医治疗中多以祛风养血止痒为主，不效的原因是没有解散在表郁塞玄府之风寒，也没有清在气分之热。反复探析病机，辨证认为，在表有风寒郁闭玄府，且气分有郁热不得散，又有血虚和湿邪夹杂，在仲景方中，符合此病机的，唯麻黄升麻汤，参看《伤寒论》原文357条云："伤寒六七日，大下之后，寸脉沉而迟，手足厥逆，下部脉不至，喉咽不利，唾脓血，泄利不止者，为难治，麻黄升麻汤主之。"本方可发越郁阳，清肺温脾。病机相符，方药贴切，即可使用。考虑瘙痒重，加僵蚕、地肤子祛风止痒；加姜黄辛温通表，活血祛湿。因病久缠绵，久服抗过敏药，已然有依赖，在使用中药汤剂后，逐渐让病人停抗过敏药，终以中医使病得以根治。

（景方建）

十六、慢性肥厚性咽炎案

张某，女，32岁。

初诊日期：2015年5月4日。

主症：反复咽部刺痒咳嗽2年余。

病史：2年多前无明显诱因出现咽痒咳嗽，时咳时止，未在意。1年前症状加重至每天咳嗽，咽部刺痒难受，至市某院就诊，经查后确诊为"慢性肥厚性咽炎"。1年来，用口服药、漱口水、激素雾化等多种治疗皆无长效。亦曾服用中药3月余，前医辨为虚火上扰，治以滋阴清热，服药时咳嗽略减，停药后恢复如初，后经友人介绍寻余诊治。来诊时，患者面色萎黄，咽中刺痒，干咳频作，连声作呛，咽干少痰，晨起恶心有痰，痰中时有血丝。纳可，便干日1行，寐尚可，月经调，无汗出。查咽黏膜红赤充血，咽后壁淋巴滤泡显著增生，咽侧索充血肥厚。舌红无苔，脉细紧小数。

诊断：慢性肥厚性咽炎（咳嗽）。

证型：风燥伤阴。

治法：滋阴润燥，疏风止咳。

方药：百合 30g，紫菀 15g，款冬花 15g，荆芥穗 15g，麦冬 15g，桔梗 10g，浙贝母 10g，蝉蜕 10g，僵蚕 10g，乌梅 15g，木蝴蝶 10g，茜草 15g。日 1 剂，水煎，早晚分服。

用药 1 周后咽部刺痒感大减，无痒感时咳亦不作。效不更方，原方连服 1 个月诸症得解，随访 1 年无复发。

【按语】慢性肥厚性咽炎又称慢性颗粒性咽炎，是一类较为多见的慢性咽炎，属于中医"肺燥咳嗽"的范畴。本案患者咽部刺痒感明显，咳声连续急促，此为风邪袭肺之特点。咽后壁见大量淋巴滤泡，此"气泡"亦可看作风盛之象。兼有干咳痰少，痰中夹有血丝，咽黏膜红赤充血，此乃风邪化燥伤阴动血。故其病机为风邪侵肺，日久不息，燥伤阴动血，以致肺气失于宣降，发为咳嗽。治疗药选百合、紫菀、款冬花、麦冬、浙贝母滋阴润燥，润肺止咳。其中百合、麦冬、浙贝母滋润中都带有一股清劲之气，于此中清燥润肺最为合适。荆芥穗、木蝴蝶、蝉蜕、僵蚕祛风利咽。乌梅酸甘化阴，敛肺止咳。茜草一可凉血清燥，二可止血化瘀，三可行血以息风。方中桔梗、蝉蜕、乌梅、僵蚕四药相伍，正合肺"宣、发、肃、降"之功，使肺气升降有序，而咳自止。本病治疗当滋阴润燥与疏风止咳并重，方能标本兼治，以拔其根。

（王俊）

十七、多发胸腰椎压扁骨折（脆性骨折）案

于某，女，74 岁。

初诊日期：2015 年 8 月 3 日。

主症：腰背疼痛，不能行走 12 天。

病史：患者 3 年前，不明原因出现腰背疼痛，劳累后加重。12 天前久坐长途汽车回家后，腰背疼痛剧烈，不可忍受，不可站立，不能行走。急送市某院，

经查胸椎、腰椎骨质疏松，胸腰椎 MRI 示："T5、T10 ～ L1 椎体压扁骨折，其中 T10、T11、T12 骨折椎体较新近，T12/L1 椎间盘突出"。因骨折椎体较多，恐其不能耐受手术，又因患慢性支气管炎，不能注射"骨密达"保守治疗，遂予出院。出院后腰背疼痛未能缓解，仍不可站立行走，故求治于中医。诊时，患者面白体胖，腰背疼痛剧烈，翻身加重，夜不能寐，不能站立，勉强可坐。后背隆起明显，隆起部按之疼痛加重，疼痛呈酸胀刀割样，压迫前胸，稍有活动则放射至两肋。时有咳喘，胸闷腹胀，纳少便少，舌红苔暗，脉象弦紧。

既往慢性支气管炎病 40 余年，现仍反复咳喘，平日用糖皮质激素控制。

诊断：多发胸腰椎压扁骨折。

证型：气虚血瘀，督脉受损。

治法：益气通督，活血止痛。

方药：黄芪 45g，当归 15g，鹿角片 30g，丹参 15g，泽兰 15g，苏木 15g，桃仁 15g，红花 15g，狗脊 30g，土鳖虫 15g，明乳香、没药各 10g。日 1 剂，水煎早晚分服。

针灸治疗每周 5 次，取穴：百会、大椎、大杼、神道、筋缩、命门、夹脊（T10 ～ L1）、肾俞、委中、悬钟。

二诊：针药并用 2 周后，患者疼痛大减，已可下地行走，翻身或活动不慎时仍有放射痛。舌红苔暗，脉象沉弦。急症已解，汤剂改膏剂，补肾壮骨，活血通督，以求缓图。拟方熟地黄 120g，当归 60g，桑寄生 120g，补骨脂 120g，骨碎补 120g，鹿角胶 60g，丹参 60g，苏木 60g，桃仁 60g，红花 60g，狗脊 120g，伸筋草 40g，川续断 90g，肉苁蓉 90g，仙灵脾 60g，赤芍 60g，黑芝麻 90g，蜂蜜 200mL（收膏）。以上为 1 料，熬膏后可服用 1 个月，每日早、晚各服 12mL。遵上法治疗 10 个月，患者各角度活动自如，无痛感，唯骨密度仍低。

【按语】脆性骨折是指无外伤或轻微外伤情况下引起的骨折。本病多发生在老年人，是骨质疏松症的最严重后果。胸腰部脊柱骨折后往往会压迫相应的神经导致活动受限，中医认为此乃督脉受损，气血停滞而致。督脉为"阳脉之海"，督脉受损，诸阳经皆不足，则活动受限，故治疗重点在活血通督。方选通督活血汤加减，以行气血通督脉。在原方中加入土鳖虫、乳香、没药为张师在治疗痹症常用的活血止痛之药对。运用于此，即能活血止痛又可祛瘀生新，续骨疗伤，一举两的。二诊时，督脉已通，瘀血渐消，然骨质疏松之病根仍存，故舍汤剂而用膏剂，补肾壮骨以固其本。针灸取穴仍遵活血通督之意，选百会以其为诸阳之会，能通诸阳经；用长针自大椎起，沿皮向下透刺，经神道、筋缩至命门，以疏通督脉；刺夹脊活运局部气血以消肿疗伤，缓解受压神经，和委中远近相配，上下通达故可使其站立行走；大杼为骨之会，补骨壮骨，肾俞健肾壮骨，悬钟补髓壮骨，共壮骨治本。本病的首选治疗方案虽非针药，但只要认证准确，并有持之以恒的信心，则必有效验。

（王俊）

十八、梅杰综合征案

周某，女，60岁。

初诊日期：2017年2月10日。

主症：双眼睑下垂、痉挛抽动，眼睑无力2年。

病史：2年前无诱因出现右侧眼睑痉挛抽动，渐及双眼，后逐渐出现眼睑下垂无力，在阳光下症状加重，多方求医，曾在北京宣武医院确诊为"梅杰综合征"，建议手术治疗植入磁场内电极，病人拒绝。为求中医治疗来诊，症见：双侧眼睑痉挛抽动，眼睑下垂无力，畏光，焦虑，睡眠欠佳，口苦，进食差，胃胀，便干，舌质淡，边有齿痕，苔白腻，脉弦细。

诊断：梅杰综合征（痉证）。

证型：脾胃虚弱。

治法：健脾益气，止痉安神。

方药：补中益气汤化裁。

黄芪20g，天麻10g，白芍20g，当归10g，升麻5g，白术30g，陈皮10g，柴胡6g，党参20g，葛根20g，浮小麦30g，珍珠母20g（先煎），枳壳10g，焦栀子5g，柏子仁10g，炒酸枣仁10g，炙甘草10g。7剂，日1剂，水煎，早晚分服。

二诊：1周之后，病人高兴复诊，精神状态明显好转，自觉眼睑下垂好转，原方 14 剂续服。

三诊：服药 2 周，眼睑抽动减轻，眼睑略垂，纳佳，便调，寐宁。上方去焦栀子续服 1 个月。

后症状明显改善，虽未痊愈，患者亦喜。

【按语】梅杰综合征又称睑痉挛－口下颌肌张力障碍综合征，好发于老年妇女，以两侧睑痉挛为主症，且伴以口、舌、面肌、下颌及颈部肌张力障碍，可见噘嘴、咧嘴、缩唇、露牙等口周异常多动，发病前有眼部不适症状。此病在西医治疗方面存在局限性与非特异性，中医依据证候可归属于筋惕肉眴的范畴，相当于胞轮振跳，又称脾轮振跳目，然绝不可等同而视之。眼睑中医称之为眼胞，《黄帝内经》称为约束。张介宾曰："约束，眼胞也，能开能合，为肌肉之精，主于脾也。"眼肌痉挛俗称眼皮跳动。《景岳全书·痉症》篇曰："凡属阴虚血少之辈，不能营养筋脉，以致搐挛僵仆者，皆是此症。"可见，此病属于中医学的痉证范畴。

本病的病因概括起来有内伤与外感之不同。一般外感发痉，其证多实；内伤致痉，其证多虚，过劳久视睡眠不足，情绪激动等情况均可诱发本病。就经络定位而言，责之为肝脾二经病变。《灵枢·经脉》曰："肝足厥阴之脉，循喉咙之后，上入颃颡，连目系，上出额，与督脉会于巅。其支者：从目系下颊里，环唇内。"《素问·痿论》曰："脾主身之肌肉"；《素问·痹论》曰："肌痹不已，复感于邪，内舍于脾"，可见肌肉病变与脾关系最密切。由此可见，本病在肝脾二经，胞睑在五轮中为肉轮，在脏属脾，脾为后天之本，气血生化之源。肝藏血，诸风掉眩皆属于肝，肝脾气血亏虚，血虚生风，虚风上犯清空，扰乱头面经脉，气血运行失常而发病。

脾为后天之本，气血生化之源，五脏六腑之精皆赖脾运而上乘于目，方用补中益气汤健脾益气，升阳举废。加浮小麦、珍珠母、柏子仁、炒酸枣仁养心安神，枳壳理气，焦栀子清心火，白芍养肝血，天麻息肝风，葛根鼓舞脾胃，升发清阳。全方以脾胃为中心，兼顾肝脏，使脾气得升，肝阴得柔，风气得息，故能显效。

（董晓瑜）

十九、小舞蹈病案

张某，男，14 岁。

初诊日期：2015 年 3 月 6 日。

主症：挤眉弄眼，手、足不自主舞动 2 年。

病史：2 年前无明显诱因不时出现挤眉弄眼，皱额、瞬目，当时未予介意，后症状逐渐加重，发作频繁，说话时喉间咯咯做响，两手有不自主的舞动，时而内收，时而外展，手指时而伸屈，腿部也有不自主的活动。曾四处求医，诊断为"小舞蹈病"，未予西医治疗，经多方中医治疗，效果不佳而来诊。病人平素多动不宁，性情急躁，注意力不集中，学习成绩差。症见：手、足不自主舞动，挤眉弄眼，急躁易怒，注意力不集中，口干，舌质偏红，苔黄腻，脉弦滑。

诊断：小舞蹈病（颤震）。

证型：风痰入络。

治法：化痰祛风通络。

方药：姜半夏 30g，天麻 30g，茯苓 40g，白术 40g，白附子 30g，天南星 45g，远志 30g，全蝎 30g，珍珠母 15g，川贝母 30g，龙齿 30g，石菖蒲 30g。上 12 味药研末，每服 1～1.5g，每日 2 次，温开水送服。

二诊：病人服药 3 个月后，症状明显好转，坐在诊室十分安静，不自主运动基本消失，病人家属要求继续服用药物，巩固疗效，上方白附子、全蝎、姜半夏减量至 15g，服法同前。

【按语】小舞蹈病又称风湿性舞蹈病，多见于儿童和青少年，表现为不自主无规律的急速舞蹈样动作、肌张力降低和精神障碍。病变主要影响大脑皮层、基底节及小脑，由椎体外系功能失调所致。舞蹈病属于中医学"风病"范畴，临床上分为外风和内风。本病属于内风，以"挤眉弄眼，手、足不自主舞动"为主诉，证属风痰入络之颤震，病程较长，风邪深入经络，脾失健运，聚湿生痰，风邪携痰，故见诸症。经云"诸风掉眩，皆属于肝。"治疗上化痰祛风通络，因疾病病程较长，对于这种"透经入络"的老痰要用"峻厉制炼之方"。方中选用白附子、姜半夏、天南星、全蝎、川贝母化痰息风，茯苓、白术健运脾胃，配合珍珠母、远志、石菖蒲安神定志，天麻平肝息风。叶天士云："初病气结在经，久病血伤入络""新邪宜急散，宿邪宜缓攻。"此方散剂小量服用，既达搜剔入络之目的又合缓攻之治疗原则，因法随证立，方从法出，故效如桴鼓。随诊患者后又服小剂量散剂 3 个月，诸症均消失，未再复发。

（董晓瑜）

二十、嗳气案

李某，男，36 岁。

初诊日期：2010 年 5 月 8 日。

主症：持续性嗳气 1 年余。

病史：1 年多前饮食过多后出现嗳气，之后嗳气竟呈持续性，每日嗳气频作，时轻时重，兼有胸脘痞闷，睡眠时亦无法终止发作，常常于睡眠中因嗳气而醒，睡眠不实，多梦，于社交中常常感到尴尬，非常苦恼。曾于外院查胃镜示："浅表性胃炎"，服用泮托拉唑、吗丁啉、香砂养胃丸等均无效，经人介绍来诊。症见：嗳气频频，胸脘痞闷，多梦易醒，郁郁不乐，舌淡暗，苔薄黄微腻，脉弦细。

既往：高血压病史 10 余年。

诊断：功能性嗳气（嗳气）。

证型：胃气上逆，心神不宁。

治法：和胃降逆，宁心安神。

针刺处方：内关、中脘、气海、天枢、足三里。上穴平补平泻，针刺得气为度，20 分钟时行针 1 次，留针 40 分钟。

病人首次针刺过程中自然入睡，嗳气即明显减轻。

5 月 10 日二诊：病人诉嗳气减轻十之七八，情绪大好，睡眠转佳，再次针刺 1 次治愈。随访 3 个月无复发。

【按语】嗳气最常见的原因是功能性疾病，如消化不良、功能性嗳气等，当一些器质性疾病影响消化功能时，也会出现频繁嗳气，如消化性溃疡、胃癌、反流性食道炎等，因此持续性嗳气需要查胃镜排除器质性病因。本例病人胃镜检查未发现器质性疾病，故考虑为功能性嗳气。《素问·宣明五气篇》："心为噫"，《说文》："噫，饱食息也。"《素问·脉解》云："所谓上走心为噫者，阴盛而上走于阳明，阳明络属心，故曰上走心为噫也。"嗳气为胃气上逆所致，足阳明胃经络于心，心之气血失调，胃气不和，则会出现气逆而噫，发为嗳气。足阳明胃经与足太阴脾经互为表里，脾能健运，则胃之和降功能正常，反之，脾失健运，可致胃失和降，而胃气上逆，嗳气频作。故嗳气发生与脾、胃、心三脏密切相关。针刺治疗嗳气疗效显著，本例病人取内关为心包络之穴，八脉交会穴之一，心主血脉，又主神明，心与心包互为表里，其气相通，心不受邪，心包代心受邪而为病，故内关可宁心安神、行气导滞，另内关通于阴维脉，阴维脉联系足三阴经，会于任脉，与阳明经相合，故内关亦可治疗胃系疾病。腑会中脘，中脘穴可通行腑气，条畅气机，和胃降逆。足三里为足阳明胃经合穴，为治疗胃系疾病之要穴，其配中脘、内关，有益气健脾、和胃降逆、宽中理气的作用。任脉与冲脉同起胞宫，向后与督脉、足少阴之脉相并，与足三阴、手三阴经相连，为"诸阴之海"，脏属阳，腑为阴，故任脉之穴可调整六腑之功能。气海属任脉，位于下焦，有行气通腑之功。天枢是大肠之募穴，为阳明之脉气所发，主疏调肠腑，理气行滞，肠腑通畅，有助于胃腑之和降。上穴配伍应用治疗长达 1 年之嗳气，效果立竿见影，显示出针刺治疗气机失调类胃病的优势。

（王洁）

二十二、精神性眩晕案

宋某，女，72 岁。

初诊日期：2015 年 9 月 14 日。

主症：头晕伴头昏反复发作 4 个月，加重 1 周。

病史：4 月前情绪刺激后出现头晕头昏，伴情绪急躁，胸闷气短，心悸汗出，持续性，时轻时重，于外院诊断为"抑郁焦虑症"。近 1 个月症状明显，口服黛力新后症状有所缓解，近 1 周停药后，头晕头昏明显，活动后加重，胸闷心悸，时有胸痛，倦怠乏力，为求中医治疗来诊。症见：头晕头昏，动则加重，胸闷气短，胸痛时发，心悸汗出，舌淡暗，苔薄黄，脉弦细。过度换气15秒即出现头晕明显加重。汉密尔顿抑郁、焦虑量表提示存在抑郁焦虑。

既往高血压病史10余年。

诊断：精神源性眩晕（眩晕）。

证型：脾虚肝旺，气机失调。

治法：疏肝健脾，理气和中。

处方：柴胡10g，当归10g，白芍15g，姜半夏10g，黄芩10g，茯苓15g，黄连5g，葛根15g，丹参30g，合欢皮15g，桂枝10g，生龙骨、牡蛎各30g（先煎），枳实15g，远志10g，炙甘草10g。7剂，日1剂，水煎，早、晚分服。

二诊：病人头晕、头昏减轻，胸闷、胸痛缓解，仍口干心烦，汗出，舌淡暗，苔薄黄，脉弦细。上方加生地黄20g，百合15g。

转归：上方加减应用4周后，病人头晕头昏基本缓解，口干心烦汗出明显减轻，无胸痛胸闷，临床治愈。随访半年无复发。

【按语】精神源性眩晕是临床上慢性持续性头晕的常见病因，也是长期以来困扰临床诊断治疗的一类疾病。西医上多归于抑郁焦虑范畴治疗，但抗抑郁焦虑药存在疗程长，停药困难，以及治疗过程中病人耐受性差的情况。中医历来重视情志因素在疾病过程中的作用，病机多责之于肝脾。本例病人中医属于"眩晕"范畴，老年女性，情绪刺激后，肝失疏泄，气机失调，肝旺乘脾，脾虚失运，肝脾失调，肝阳上亢引发眩晕；治宜疏肝健脾，理气和中。本方以柴胡疏肝解郁，调达肝气；半夏燥湿健脾，共为君药。当归甘辛苦温，养血和血；白芍酸苦微寒，柔肝缓急，养血敛阴，为臣药。茯苓健脾去湿，使脾可运化，气血有源；黄芩、黄连清上、中焦之郁热，除烦；枳实理气和中，调理气机；桂枝配白芍调和营卫气血；龙骨入肝敛魂，收敛浮越之气，收阳中之阴，专走足厥阴经，兼入手足少阴经；牡蛎甘涩入肝，与龙骨相配，可重镇安神；远志宁心安神；葛根舒筋解肌；合欢皮味甘苦、性平，归心、肝经，可安神解郁，共为佐药。炙甘草益气补中，调和诸药，是为使药。二诊时病人诉口干心烦，汗出，加生地黄、百合养心阴、清虚热、宁心神。前后加减治疗4周而愈。临床上慢性头晕中精神源性非常多见，此类型头晕多与肝、脾、心三脏有关，治疗上疏肝健脾，宁心安神为主，轻症数周可愈，重症则需要治疗数月，治疗过程中重视心理疏导，治疗效果良好。

（王洁）

附："头手足三联运动针法"

主治：中风。

头部取穴：百会透正营；正营透曲鬓；正营透囟会；目窗透神庭。

手部取穴：内关透外关，合谷透劳宫。

足部取穴：太冲透涌泉，太溪透昆仑。

针刺方法：头部用 φ0.4mm×50mm 毫针，按上述穴位分四段透刺，针后捻转，每根针捻转 2 分钟，捻转频率 150～200 转/分钟，间隔 15 分钟后再捻转，共留针 1 小时。在头部穴位针刺后，针刺患侧内关透外关，合谷透劳宫，太冲透涌泉，太溪透昆仑，得气后再大幅度提插并捻转，稍停数秒再小幅度轻轻捻转，使针感不散，留针 0.5 小时。硬瘫患者针刺患肢时刺激量宜轻，避免加重痉挛，或按缪刺法，间断针刺健侧肢体穴位。留针期间鼓励患者进行主动或被动活动患肢，不能活动者用意念想象患肢运动。最后较缓起针，按捺针孔。

作用机理：主取百会穴，百会乃督脉主穴、又为手足三阳经及足厥阴之会，针朝患侧，过足太阳至足少阳，一穴系三经，督统诸阳，醒脑活络，畅流气血为君；二取足少阳、阳维脉之会目窗与正营，针朝督脉之神庭、囟会穴，乃过足少阳，催发少阳之气，清利头目以息风为臣；再取督脉、太阳、阳明之会神庭穴，针朝百会，强化督统向阳作用，以为佐使，如此则重点调动了头三阳经之经气，激发诸阳以领全身。另外遵照"上病下取"原则，辅选远端诸穴，如肝经太冲透肾经涌泉穴，平肝潜阳息风而调血压；针肾经太溪透膀胱经昆仑，从阴引阳，以滋水涵木；刺大肠经原穴合谷透心包经荥穴劳宫，再刺心包经的络穴内关透三焦经的络穴外关，行气活血，开窍醒神并以此强化阳末之经气，促使瘫肢精细动作之恢复。在此基础上，鼓励患者做患肢的自主运动，调动其主观能动性，更有利于康复。

后 记

张天文主任医师出身于中医世家，父亲张惠民先生是新中国成立前东北地区的著名中医。张天文主任幼承家学，后又进入中医专科学校深造，并成为第一批全国名老中医谷铭三主任医师的学术继承人。从事中医临床工作 50 多年，学验俱丰，学术上推崇张仲景经方和《医宗金鉴》时方，临床强调从整体出发，辨证灵活，针药并施，针法独特。特别是在中风治疗中提出了中枢论，并根据多年的临床经验，独创了"头手足三联运动针法"，在中风病的治疗中取得显著效果，由他主持的"三联运动针法治疗脑梗死的临床研究"的课题在 2001 年度被立项为国家中医药管理局中医临床诊疗技术整理与研究项目。2004 年被授予省名中医称号，2008 年被指定为第四批全国老中医药专家学术经验继承工作指导老师。2016 年 10 月张天文全国名老中医药专家传承工作室成立。

张天文主任年逾古稀，仍坚持在临床第一线，每周出诊六天，每日诊疗逾百人次。临证之余不辞辛苦，携众弟子日以继夜整理医案，笔耕不辍，今天终于完稿。作为弟子，我们为老师感到高兴和自豪。老师能毫不保留地把 50 多年的临床经验奉献给后学，是期望吾辈能在老师的肩膀上站高望远，也是对吾辈的激励和鞭策。我们在老师的谆谆教诲下，一定要勤奋学习，熟读经典，跟随名师，努力实践，使中医传承后继有人，使祖国医学发扬光大。

张天文主任临床针药俱精，但本书详于药而略于针，老师之用针经验冀专书再述。

张天文传承工作室的建设以及本书的编写得到大连市中医医院的大力支

持。本书由张有民院长亲自作序，众弟子廉治军、刘阳、王俊、王洁、程少民、景方建、董晓瑜、徐楠等也参与了医案的整理编写等工作，在此一并感谢。

弟子　刘波

2017 年 5 月 28 日